全国中医药行业高等教育"十二五"创新教材

"十二五"江苏省高等学校重点教材

中药制药化学

（供中药及相关专业用）

主　编　彭国平（南京中医药大学）

副主编　萧　伟（江苏康缘药业股份有限公司）

倪　健（北京中医药大学）

中国中医药出版社

·北京·

图书在版编目（CIP）数据

中药制药化学 / 彭国平主编 . -- 北京 : 中国中医药出版社，2016.2
全国中医药行业高等教育“十二五”创新教材
ISBN 978-7-5132-2677-6

Ⅰ . ①中… Ⅱ . ①彭… Ⅲ . ①中成药- 制药工业- 化学工程- 中医学院- 教材 Ⅳ . ① TQ461

中国版本图书馆 CIP 数据核字 (2015) 第 159664 号

中国中医药出版社出版
北京市朝阳区北三环东路 28 号易亨大厦 16 层
邮政编码 100013
传真 010 64405750
三河市鑫金马印刷有限公司印刷
各地新华书店经销
*
开本 787×1092 1/16 印张 19.75 字数 440 千字
2016 年 2 月第 1 版 2016 年 2 月第 1 次印刷
书号 ISBN 978-7-5132-2677-6
*
定价 48.00 元
网址 www.cptcm.com

如有印装质量问题请与本社出版部调换

社长热线 010 64405720
购书热线 010 64065415 010 64065413
微信服务号 zgzyycbs
书店网址 csln.net/qksd/
官方微博 http://e.weibo.com/cptcm
淘宝天猫网址 http://zgzyycbs.tmall.com

《中药制药化学》编委会

主　编　彭国平（南京中医药大学）

副主编　萧　伟（江苏康缘药业股份有限公司）

倪　健（北京中医药大学）

编　委　（按姓氏拼音排序）

冯年平（上海中医药大学）

李存玉（南京中医药大学）

刘利根（中国药科大学）

罗永明（江西中医药大学）

欧阳臻（江苏大学）

王举涛（安徽中医药大学）

叶　强（成都中医药大学）

张英丰（广州中医药大学）

郑云枫（南京中医药大学）

周桂芬（浙江中医药大学）

编写说明

为满足高等教育对应用型人才的需求，由南京中医药大学联合多所院校，组织一批在教学一线具有丰富经验的优秀教师，联合制药企业，以实际需求为出发点，编写本教材。《中药制药化学》一书为“十二五”江苏省高等学校重点教材（新编）(编号：2014-2-030）之一。

中药制药化学是以中医药理论为指导，从现代化学角度诠释中药生产过程中复杂成分体系对药物（提取物及制剂）质量影响的一门应用性学科。本教材主要针对中药制药生产过程中涉及的化学原理，系统介绍影响生产过程的中药成分理化性质，如极性与溶解性、挥发性、升华性、酸碱性、大分子物质及其化学反应，如氧化、水解、分解、聚合、缩合、异构化等成分转化规律，解析中药成分溶液体系，如缔合态与复合物、多相溶液等对生产过程的作用与影响，阐述了硅胶、氧化铝、大孔树脂、离子交换树脂、聚酰胺、活性炭、键合硅胶、葡聚糖凝胶等主要吸附剂的吸附理论及其在中药精制分离中的应用。

为适应实际工作需要，本教材创新地从分子间作用力理论阐述中药成分的理化性质，解析常见吸附剂的吸附原理；系统介绍了中药制药过程的化学反应；从中药复杂成分溶液存在状态及多相体系论述中药复杂溶液体系及其对制药过程的影响。教材将理论与实例相结合，内容适当，结构安排合理，实用性和可操作性强。

参加本书编写的院校及单位包括南京中医药大学、江苏康缘药业股份有限公司、北京中医药大学、中国药科大学、江苏大学、上海中医药大学、江西中医药大学、成都中医药大学、广州中医药大学、浙江中医药大学、安徽中医药大学。南京中医药大学的刘庆普、汪芳、朱林、朱成、魏娟花、时浩、瞿其扬、方诗琦、仲欢欢、陈亚军、姜苏，江西中医药大学张普照，江苏康缘药业股份有限公司王振中等参与了很多辅助工作，许多同仁对本书也提出了不少宝贵意见和建议，在此一并深表感谢！

本书供中医药高等院校中药专业使用，也可作为中药生产企业及相关行业人员的学习及参考用书。

本教材在编写过程中参考了大量文献，但其中相当比例的内容是编委们从生产实践中总结出来的，是具有原创性的一本教材。但由于编者水平有限，且为本学科的首部教材，不足之处在所难免，敬请读者提出宝贵意见，以便再版时更正。

《中药制药化学》编委会

2015 年 9 月

目　录

绪　论 001

1.1.1 成分间的相互作用是影响中药生产的关键 …… 002
1.1.2 中药制药化学的研究内容与地位 …… 003
1.1.3 《中药制药化学》学习方略 …… 003

01 分子间作用力 005

1.1 分子间作用力的种类 006

1.1.1 范德华力 …… 006
1.1.2 氢键 …… 009
1.1.3 其他作用力 …… 012

1.2 影响分子间作用力的因素 015

1.2.1 分子大小 …… 015
1.2.2 基团分布 …… 015
1.2.3 结构特征 …… 016
1.2.4 分子的相态 …… 016

1.3 介质中分子间作用力的平衡 018

1.3.1 介质中分子间作用力的平衡体系 …… 018
1.3.2 分子作用力平衡理论的应用 …… 019

1.4 分子间作用力对成分理化性质的影响 021

1.4.1 结晶与晶型 …… 021
1.4.2 溶解度 …… 021
1.4.3 沸点 …… 021
1.4.4 熔点 …… 022
1.4.5 升华点 …… 022
1.4.6 吸湿性 …… 022
1.4.7 黏度 …… 023
1.4.8 密度 …… 023
1.4.9 超临界状态 …… 023

02 极性与溶解性 031

2.1 键的极性 032

2.1.1 化学键 …… 032
2.1.2 分子极性 …… 037

2.2 成分的溶解性 039

2.2.1 物质的溶解性 039

2.2.2 水溶性与脂溶性 041

2.2.3 “相似相溶”规则 042

2.2.4 溶解过程中的体系平衡 043

2.2.5 影响因素 043

2.3 制药过程中成分溶解性的变化 046

2.3.1 增溶现象 046

2.3.2 盐析现象 048

2.3.3 助溶现象 048

2.3.4 混合溶媒提取 049

2.3.5 混合溶媒沉淀 050

03 挥发性和升华性 053

3.1 中药成分的挥发性 054

3.1.1 挥发性与分子性质的关系 050

3.1.2 中药中主要挥发性成分 055

3.2 中药成分的升华性 058

3.2.1 蒽醌类 059

3.2.2 香豆素类 059

3.2.3 其他类 060

3.3 中药制药过程对挥发性成分的影响 060

3.3.1 干燥 061

3.3.2 加工炮制 062

3.3.3 提取 063

3.3.4 分离 065

3.3.5 浓缩 067

3.3.6 溶液 pH 值 067

3.3.7 制剂与包装 067

04 酸碱性 073

4.1 中药酸、碱性成分 076

4.1.1 中药酸性成分 076

4.1.2 中药碱性成分 081

4.1.3 中药酸碱两性化合物 083

4.2 中药酸碱性成分在溶液中的存在状态 085

4.2.1 离子态和分子态 085

4.2.2 酸碱性成分的存在状态对其理化性质的影响 …… 088

4.3 酸碱性成分对中药制药的影响 089

4.3.1 酸碱性对提取的影响 …… 089
4.3.2 酸碱性对分离的影响 …… 090
4.3.3 酸碱性对制剂成型的影响 …… 092

4.4 非水介质对成分酸碱性的影响 094

4.4.1 质子性溶剂 …… 094
4.4.2 溶剂酸碱性对成分酸碱性的影响 …… 094
4.4.3 中药成分在乙醇中的酸碱性 …… 094

4.5 酸碱复合盐 096

4.5.1 中药酸碱复合盐 …… 096
4.5.2 复盐对中药制药工艺的影响 …… 099

4.6 实 例 100

4.6.1 黄芩苷的纯化 …… 100
4.6.2 甘草盐酸的纯化 …… 100
4.6.3 麻黄碱类成分的分离 …… 101
4.6.4 桑叶中活性成分的分离 …… 102
4.6.5 改善银杏二萜内酯葡胺注射液的溶解性 …… 102

05 氧化反应 107

5.1 氧化反应概述 108

5.1.1 氧化反应的概念 …… 108
5.1.2 氧化反应的机理 …… 108
5.1.3 影响氧化反应的因素 …… 110

5.2 中药成分的氧化反应 111

5.2.1 酚的氧化反应机理 …… 111
5.2.2 双键的氧化反应 …… 116
5.2.3 醛的氧化反应 …… 120
5.2.4 氮的氧化反应 …… 121

5.3 生产过程中促氧化及抗氧化反应 122

5.3.1 影响氧化反应的因素 …… 122
5.3.2 中药制药过程的促氧化反应 …… 123
5.3.3 生产过程中的抗氧化反应 …… 123
5.3.4 生产过程中的促氧化 …… 126

5.4 实 例 127

5.4.1 丹参中丹酚酸 B 稳定性的改善 …… 127
5.4.2 黄芩苷的转化原理 …… 127
5.4.3 天然色素的稳定化 …… 128

06 水解与分解 131

6.1 水解反应的类型与机理 132

6.1.1 苷的水解反应机理 …… 132

6.1.2 酯的水解反应机理 …… 135

6.1.3 肽键的水解反应机理 …… 136

6.2 中药成分的水解反应 138

6.2.1 苷的水解反应 …… 138

6.2.2 酯的水解反应 …… 140

6.2.3 蛋白质的水解反应 …… 142

6.2.4 其他水解反应 …… 142

6.3 中药中主要的分解反应 144

6.4 水解和分解反应的影响因素 145

6.4.1 水解和分解反应对中药成分的影响 …… 145

6.4.2 影响水解反应的因素 …… 145

6.4.3 水解反应的生产应用 …… 146

6.5 实例 146

6.5.1 苦杏仁苷的酶解反应 …… 146

6.5.2 黄芪甲苷的水解反应 …… 147

6.5.3 阿胶的水解反应 …… 148

07 缩合与聚合 153

7.1 缩合反应 154

7.1.1 美拉德反应 …… 154

7.1.2 羟醛缩合 …… 157

7.1.3 缩合鞣质 …… 158

7.1.4 芪类缩合 …… 159

7.1.5 其他缩合 …… 159

7.2 聚合反应 160

08 其他转化反应 165

8.1 异构化反应 166

8.1.1 构造异构 …… 166

8.1.2 构型异构 …… 168

8.2 脱小基团反应 171

8.2.1 苦杏仁苷 …… 171

8.2.2 芥子苷 …… 172

8.2.3 葡萄糖 ……172
8.2.4 藁本内酯 ……173
8.2.5 小檗碱 ……173
8.2.6 丙二酸单酰基人参皂苷 ……174
8.2.7 白术内酯 ……174
8.3 位移转化反应 175
8.3.1 绿原酸 ……175
8.3.2 黄酮碳苷类的重排 ……176
8.4 置换反应 176
8.5 加成转化 177
8.5.1 黄曲霉素 B_1 ……177
8.5.2 共轭季铵碱 ……177
09 大分子物质 181
9.1 中药中大分子物质的结构与分类 182
9.1.1 多糖 ……182
9.1.2 蛋白质及多肽 ……182
9.1.3 其他类大分子 ……182
9.2 大分子物质的理化性质 183
9.2.1 多糖的理化性质 ……183
9.2.2 蛋白质与多肽的理化性质 ……185
9.3 大分子物质的提取与分离 187
9.3.1 活性大分子类物质的提取 ……187
9.3.2 大分子杂质的去除方法 ……189
9.4 实 例 193
9.4.1 不同制备工艺对清络通痹复方水提液精制效果的比较 ……193
9.4.2 树脂 - 超滤技术联用精制 5 种中药提取液 ……194
9.4.3 桑叶多糖等部位的筛选 ……195
9.4.4 舒络粉针制备工艺中鞣质等大分子杂质的去除 ……197
9.4.5 七叶皂苷注射液有效部位制备工艺 ……198
10 缔合态与复合物 203
10.1 中药复杂成分溶液体系存在状态 204
10.1.1 缔合态 ……204
10.1.2 缔合态的分类 ……204
10.1.3 复合物 ……208
10.1.4 中药成分的缔合态与复合物的理化性质 ……209

10.2 缔合态与复合物对中药制药过程的影响 213
10.2.1 提取效率 213
10.2.2 超微孔过滤 215
10.2.3 吸附树脂分离 217
10.3 实 例 218
10.3.1 复盐醇沉 218
10.3.2 复盐影响成分提取率 218
10.3.3 复方提取与单煎提取对提取率的影响 218
10.3.4 改善含冰片制剂的稳定性 219
10.3.5 改善复方甘草麻黄碱片的提取率 219
10.3.6 改善通宣理肺口服液的澄明度 219
10.3.7 荆芥挥发油胶囊的制备 219
10.3.8 对中药注射剂制备的影响 220
10.3.9 磷脂复合物 221
11 溶液体系 227
11.1 溶液的概念和分类 228
11.1.1 真溶液 228
11.1.2 混合溶液 229
11.2 混合溶液的特征 231
11.2.1 光散射特征 231
11.2.2 稳定性 231
11.2.3 稳定性的改善 232
11.3 溶液复杂体系及其理化因素 233
11.3.1 微粒 233
11.3.2 胶团 234
11.3.3 电性 234
11.3.4 黏度 234
11.3.5 表面张力 235
11.4 复杂体系对制药过程的影响 235
11.4.1 提取 235
11.4.2 醇沉过程与其对成分的影响 236
11.4.3 醇提水沉 239
11.4.4 絮凝法沉淀 239
11.4.5 过滤 240
11.4.6 离心 240
11.4.7 超滤 240
11.4.8 浓缩 241

11.4.9 醇提液回收 …… 241
11.4.10 树脂吸附 …… 241
11.4.11 液体制剂的稳定性 …… 242

11.5 实 例 243

11.5.1 甘草酸溶液的超滤纯化处理 …… 243
11.5.2 改善银杏内酯及银杏二萜内酯葡甲胺注射液的溶解性 …… 244
11.5.3 改善鱼腥草注射液的溶解性 …… 244
11.5.4 提升注射用混悬乳剂的稳定性 …… 245
11.5.5 当归挥发油的树脂吸附法富集 …… 245

12 中药的吸附与分离 251

12.1 常用吸附剂 252

12.1.1 硅胶 …… 252
12.1.2 氧化铝 …… 254
12.1.3 活性炭 …… 257
12.1.4 聚酰胺 …… 259
12.1.5 大孔吸附树脂 …… 261
12.1.6 离子交换树脂 …… 263
12.1.7 键合硅胶 …… 265
12.1.8 葡聚糖凝胶 …… 267

12.2 吸附中的作用力体系 268

12.2.1 溶质与溶剂之间 …… 268
12.2.2 溶质与吸附剂之间 …… 268
12.2.3 吸附中的作用力平衡体系 …… 268

12.3 吸附分离形式 269

12.3.1 静态吸附分离 …… 269
12.3.2 色谱分离 …… 270

12.4 实 例 272

13 制剂实例 279

13.1 热毒宁注射液的制备 280

13.1.1 中间体 1 的制备 …… 281
13.1.2 中间体 2 的制备 …… 284

13.2 丹参注射液及丹参滴注液的制备 285

13.2.1 制备工艺 …… 286
13.2.2 工艺分析 …… 287

13.3 芎菊上清片的制备 289
13.3.1 制备工艺 291
13.3.2 工艺分析 291

中药制药化学实验 294

实验 1 绿原酸的成分转化试验 294
(1) 实验目的 294
(2) 仪器与试剂 294
(3) 实验内容 294
(4) 结果分析与讨论 295
(5) 实验小结及指导性建议 295
(6) 拓展 295

实验 2 复合盐用于甘草、黄连的提取时对有效成分的影响 296
(1) 实验目的 296
(2) 仪器与试剂 296
(3) 实验内容 296
(4) 结果分析与讨论 297
(5) 实验小结及指导性建议 297
(6) 拓展 297

实验 3 不同工艺过程对芍药中芍药苷的影响 298
(1) 实验目的 298
(2) 仪器与试剂 298
(3) 实验内容 298
(4) 结果分析与讨论 299
(5) 实验小结及指导性建议 299
(6) 拓展 299

实验 4 蒸馏法与溶剂法提取挥发油的效果对比 300
(1) 实验目的 300
(2) 仪器与试剂 300
(3) 实验内容 300
(4) 结果分析与讨论 301
(5) 实验小结及指导性建议 301
(6) 拓展 301

绪论

《中药制药化学》是根据中药制药生产环节如药材加工、提取分离、浓缩干燥、制剂成型等对产品质量影响而设置的一门新课程，是从事中药生产操作、过程控制、质量管理以及工艺设计等工作必需的专业知识。本课程运用现代化学、物理化学理论诠释制药工艺过程对中药产品药效物质的影响，进而阐述中药质量优劣的一门应用性理论学科。课程涉及无机化学、物理化学、有机化学、高等有机化学、中药化学、中药药剂学、现代色谱分离技术等多学科的交叉，实用性强。

1.1.1 成分间的相互作用是影响中药生产的关键

中药产品质量的均一性控制非常困难。中成药一般由多味中药饮片制成，所含成分复杂多样，以一个或数个成分为指标并不能真正代表产品质量。因为在生产过程中，各成分的转移与转变不是平行或同步的，采用相同工艺但由于操作过程的差异，最终产品的成分组成也可能会存在较大的差异，导致产品的疗效不同。因此常常不能简单地用指标性成分评定产品的质量或均一性，而应通过控制生产来保证产品的均一性。只有在掌握生产设备、工艺参数、操作方式等对成分转移与转变影响规律的基础上，进而对生产过程进行合理控制，实现工艺过程的高度统一，才能保证药品质量的相对均一。这就是“中药质量是生产出来的，而不是检验出来的”的真正含义。

中药制剂的生产过程长、步骤多、工艺复杂，大多采用了现代工艺与技术。在生产过程中，影响中药制剂质量的主要因素是工艺步骤中的成分转移与转变。一种情况是将中药材中的成分转移到制剂之中；另一种情况是将原料中的成分，如大分子无效成分、杂质成分及有害性成分尽量少地转移到产品之中；同时还存在成分在生产过程中发生结构变化的情况。所谓成分转移，是指在中药生产过程中成分进入到下一步工艺时所占的比例，如提取率、萃取率、保留率、去杂率、转移率等均是针对成分转移的表述。一般情况下，药材原料中各成分进入到终产品的比例用总转移率来表示，有的也简称为转移率。成分转变，是指中药成分的变化，中药中原有成分在各生产环节中变化成了其他成分。中药成分间的相互转变直接影响提取率、萃取率、保留率等，而转变成新的结构时就会影响药物的疗效或安全性。因此，中药制药过程每步工艺的实施，均会对产品质量产生较大的影响，这其中存在一定的规律性，这也是有别于化学制药的特色理论。中药制药化学的重点不仅仅在于学习制药工程与设备的技术原理，而是掌握中药生产过程中各技术方法、操作过程对产品质量影响的规律。

以泡绿茶为例，泡茶的本质是将茶叶中的成分转移到溶液中的过程，泡茶的流程蕴含着茶成分的转移规律。如茶的味道与水温密切相关，说明温度会影响茶溶液的组成；此外，茶的质量还与水质有关，水中的无机离子与微量有机物会影响茶溶液成分组成或存在状态。刚沏出来的茶是青绿色的，存放时间久了色泽会加深，甚至变成棕色，继续放置还会析出茶垢，茶的味道也完全变了。简单的一杯茶通过静置就发生如此明显的变化，而中药生产步骤多、时间长，受多种影响因素，其变化要比茶水复杂得多。如果不能深入理解制备工艺对药物成分组成的影响，就无法合理设计制备流程或通过过程控制保障产品质量。

在中药制药工艺中还存在溶剂选择、提取方式（分煎、合煎）等问题。基于溶解度理论，可能比较容易理解醇提取物与水提物间的成分不同。但是基于中药复杂溶液理论的分煎、合煎则就更为复杂了。比如，古方人参平肺散复方提取时，由于成分间缔合作用，影响知母中芒果苷的成分溶出，结果提取率很低，而将知母单煎，芒果苷的含量比复方煎煮提高一倍以上。再比如复合物的影响，一些含酸性成分的饮片与含生物碱类的中药合煎时，如甘草与黄连合煎将大大降低生物碱的煎出率。此外是否合煎还会影响成分的化学反应，例如人参与黄芪复方提取时，人参可以促使黄芪中的成分向黄芪甲苷转变，大大提高了黄芪甲苷的提取率。中药制药过程中成分转移的影响及化学反应是中药制药化学的主要内容。

只有掌握这些理论，才能有效地控制成分的转移及化学反应的发生与进程，生产出产品质量相对均一的产品。

1.1.2 中药制药化学的研究内容与地位

中药制药的生产过程，就是采用化学技术与工程设备制备中药药效物质，再以适宜剂型制成成品的工业化过程，其核心内容是药效物质的制备，在这个过程中化学成分的物理效应和化学作用，是影响药品质量的决定因素。中药制药过程中饮片所含化学成分会在药材加工、提取、分离、纯化、浓缩、干燥、成型等过程中相互作用，从而影响有效成分的转移与转变。因此，中药制药化学研究的主要内容包括中药成分的理化特征，如分子作用力、极性与溶解性、酸碱性、挥发性、升华性、大分子特性等；生产过程中的化学反应，如缔合、复合、氧化、缩合、异构化、分解等；中药溶液体系对中药质量的复杂影响，如分子存在状态及多相溶液体系等；还从分子作用力角度全面解析了中药制药生产中主要吸附剂的吸附分离原理。

中药制药化学以成分的理化作用与化学反应为切入点，对生产过程与产品质量的关联性进行深入挖掘，进而提升理论，为中药制剂生产工艺的实施与过程控制提供了理论基础，在中药制药专业知识结构中占有非常重要的地位。

从生产质量控制角度来看，它是中药生产QA、QC岗位及生产管理人员必备的重要学习书籍。

1.1.3《中药制药化学》学习方略

通过本课程的学习，逐步掌握中药制药过程所涉及的中药成分理化性质及其应用规律，熟悉生产过程中常见的化学反应与原理，了解中药复杂成分溶液体系对制药过程的影响，提高实际生产过程中识别问题、分析问题、解决问题的能力，开拓专业视野，提升中药制药的生产过程控制、工艺设计及质量管理等方面的综合应用能力。

（1）强化实例，拓展能力

中药制药化学是用现代化学理论诠释生产过程中工艺对中药（饮片、提取物及制剂）质量影响的一门学科，中药化学与有机化学是其先导课程。中药化学重在阐述中药成分的结构分类、分离及结构鉴定等理论，有机化学重在介绍有机物的主要结构类型、化学性质、化学反应与原理及有机合成途径。中药制药化学是从成分的理化性质、溶液体系特征等来研究中药制药过程中成分与生产工艺之间的相互影响与变化规律，与生产实际联系紧密，重在应用。

中药制药过程多为复杂成分及多相分布体系，目前的研究尚处于初始阶段，因而中药制药化学仍属一门新兴学科。本书在阐述复杂溶液体系、复杂多相体系、复杂成分反应时，多以实例分析来帮助理解，也是本书的一大特色。因此，在学习过程中，要充分利用文献检索平台，查阅实例，拓展知识，加深理解，提高分析问题的能力。

（2）单元为基，综合为本

《中药制药化学》一书由分子间作用力、极性与溶解性、挥发性与升华性、酸碱性、缔合态与复合物、氧化反应、水解与降解、缩合与聚合、复杂溶液体系等多个章节组成，各章节既相对独立，又共同为中药复杂溶液体系的终极目标服务。在生产过程中，这些理化性质的影响不是独立的，大多同时发生。在学习过程中，既要充分掌握中药成分在制药过程中的理化性质、成分转化特征等内容，又应注意相互间的联系，要充分重视各部分内容的融合与综合应用，掌握制药过程中成分转移与转变规律，以适应今后中药制药生产的工艺设计和研发、过程质量控制的实际工作需求。

（3）理论先导，实践为重

中药制药化学是一门理论性和应用性很强的课程，在学习过程中，应充分重视实践在课程中的地位。《中药制药化学》所选择的实验项目是从生产过程中出现的代表性问题总结与提炼而来，希望通过实验进一步加深对课堂理论内容的理解，体验生产工艺常见因素对药物质量的影响。因而分析实验、实践结果及查阅相关资料进行解释是提升能力的捷径，在掌握理论的基础上，总结和讨论本课程的内容与实验结果，深入反思与探究，方能掌握本课程的精华。

本教材收录了部分实验内容，在教学经验积累的基础上，采用了开放性综合实验形式，可以通过实验启迪科研思维。实际上每一章均可以设计相关的实验，建议在学习过程中，在理解书本理论的基础上，结合实例，查阅文献，自主设计，完成开题报告，并协作完成研究性、设计性实验，在实践中提高专业素质。

01

分子间作用力

中药制药化学主要研究中药化学成分的理化性质及其在提取、分离、纯化、浓缩、干燥等生产过程中成分转化规律。物质的理化性质是由分子间作用力决定的，如若分子间作用力不同，物质的熔点、沸点也会不一样，从而影响其挥发性、升华性等理化性质；分子间作用力的差异也会影响其提取分离过程，包括提取溶剂、分离技术的选择等。因此，分子间作用力理论是整个中药制药理论中最重要的基础理论。

1.1 分子间作用力的种类

分子间作用力（Intermolecular force），亦称分子间引力，简称分子间力，指存在于分子与分子之间或高分子化合物分子内官能团之间的作用力。分子间作用力实质是一种电性吸引力，主要表现为极性键两端的原子具有部分电性特征，产生静电吸引力，它主要包括范德华力和氢键。

1.1.1 范德华力

范德华力是分子间的一种吸引力，它比化学键弱得多。一般来说，某物质的范德华力越大，则它的熔点、沸点就越高。对于组成和结构相似的物质，范德华力一般随着相对分子质量的增大而增强。范德华力是在修正范德华方程时提出的，普遍存在于任何固、液、气态分子之间，与距离的六次方成反比（见图 1-1）。

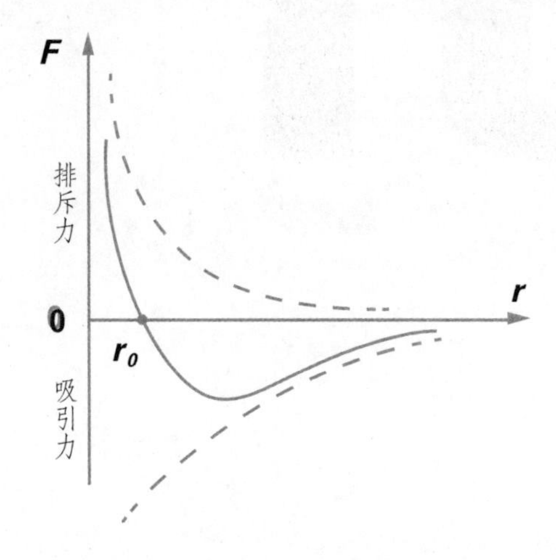

图 1-1　分子间作用力与距离的关系示意图

注：图中排斥力用正值表示，吸引力用负值表示。F 为排斥力和吸引力的合力，即分子力。F 为正值时，表示合力为排斥力；F 为负值时，表示合力为吸引力。

分子间作用力与分子间距离直接相关，由此可知，在不同相态（如水在气态、液态、固态）下，分子间作用力也不同。同样，中药溶液中成分之间的相互作用与药液浓度直接相关。

（1）取向力

取向力发生在极性分子与极性分子之间。由于极性分子的电性分布不均匀，一端带正电，一端带负电，形成偶极。因此，当两个极性分子相互接近时，由于同极相斥，异极相吸，两分子将发生相对转动。一个偶极分子的正极吸引另一个偶极分子的负极，分子按一定方向排列，称为“取向”。在偶极分子之间，由于静电引力而互相吸引，接近一定距离后，排斥力和吸引力会达到相对平衡，从而使体系能量变为最小值，分子更趋稳定。这种由于极性分子的取向而产生的分子间作用力，叫做取向力。取向力大小与分子的极性和温度有关，极性分子的偶极矩愈大，取向力愈大；温度愈高，取向力愈小。

思考题 1-1

试比较 H_2、CH_4、$CH_3CH_2OCH_2CH_3$、$CHCl_3$ 分子中哪些分子存在取向力？

（2）诱导力

极性分子和非极性分子之间、极性分子和极性分子之间都存在诱导力。在极性分子和非极性分子之间，由于极性分子偶极所产生的电场对非极性分子发生影响，使非极性分子电子云变形（即电子云被吸向极性分子偶极的正电一极），结果使非极性分子的电子云与原子核发生相对位移，本来非极性分子中的正、负电荷重心是重合的，相对位移后就不再重合，使非极性分子产生了偶极。这种电荷重心的相对位移叫做“变形”，因变形而产生的偶极，叫做诱导偶极，以区别极性分子中原有的固有偶极。这种由于诱导偶极而产生的作用力，叫做诱导力。诱导力是分子的固有偶极与诱导偶极间的作用力，它的大小与分子的极性和变形性等有关。它随分子偶极矩和变形极化率的增大而增大，而随分子间距的增大而急剧减小。

思考题 1-2

试分析，与取向力相比，为什么说诱导力很小甚至可以忽略。

同样，在极性分子和极性分子之间，除了取向力外，由于极性分子的相互影响，每个分子也会进一步发生变形，产生诱导偶极。其结果使分子的偶极矩增大，既具有取向力又具有诱导力。

可以从诱导力角度，理解超临界 CO_2 流体中加入挟带剂乙醇，不仅仅是增加了乙醇分子的作用力，也使 CO_2 分子的作用力发生变化，从而改变了溶剂效应。

（3）色散力

非极性分子之间也有相互作用力。一般来看，非极性分子不具有偶极，它们之间似乎不会产生引力，然而事实远非如此。某些由非极性分子组成的物质，如苯在室温下是液体，碘、萘是固体；在低温下，N_2、O_2、H_2 和稀有气体等都能凝结为液体甚至固体，这些都说明非极性分子之间也存在着分子间引力。根据近代量子力学统计的观点可以正确理解色散力的来源和本质。从宏观上看，非极性分子的正、负电荷中心是重合在一起的，电子云是对称分布的。但电荷的这种对称分布只是一段时间的统计平均值，由于组成分子的电子和原子核总是处于不断运动之中，在某一瞬间，出现正、负电荷中心不重合而产生的偶极叫瞬时偶极。这种瞬时偶极之间的相互作用力，叫做色散力。色散力是分子的瞬时偶极间的作用力，它的大小与分子的变形性等因素有关。一般分子量越大、分子内所含的电子数越多、双键及共轭双键越多，分子的变形性就越大，色散力亦越大。

思考题 1-3

为什么说所有有机分子均存在色散力？

甲烷、三氯甲烷均具有色散力，但三氯甲烷还有更强的取向力，所以后者沸点高很多。

取向力、诱导力及色散力这三种力究竟哪个占主导，要看分子的结构特征，对大多数非极性分子来说，色散力是主要的。但强极性分子，取向力会占较大比重，诱导力在取向力基础上拓展，与取向力相比通常要小很多，所以与取向力相比，诱导力可以忽略。

极性分子之间存在色散力、诱导力和取向力；极性分子与非极性分子间存在色散力和诱导力；而非极性分子间是色散力。

范德华力无饱和性和方向性，存在于一切分子之间。它是一种电性引力，它比化学键弱得多，是近程力，各类有机物之间均存在色散力。

1.1.2 氢键

氢键是当氢原子与电负性很强、原子半径很小、负电荷比较集中的杂原子X形成共价键时，X原子和氢原子之间的共用电子对绝大部分偏向了X原子，这样相当于氢原子带部分正电荷，它和另一个基团中的电负性较大的Y（或X）原子产生的静电引力。通式可以用X—H…Y表示，其中X—H是共价键，H…Y是氢键。氢键具有饱和性和方向性。

通常能形成氢键的氢原子必须是与强电负性原子相连接，如F、O、N、S等。图1-2就是9种常见的氢键形式。

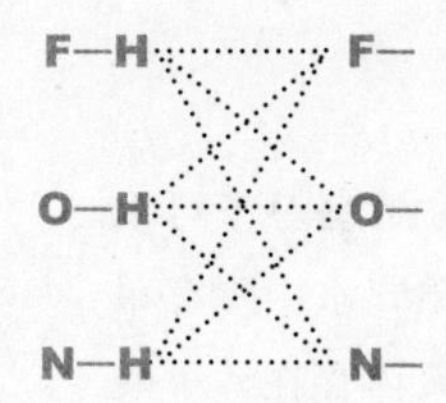

图1-2 9种常见的氢键示意图（—表示共价键，…表示氢键）

在通式X—H…Y中，X和Y代表O、N、S、F等电负性大、原子半径较小，且含孤对电子的原子。

由于X的电负性很强，使得X—H的键合电子对强烈偏向X原子，氢原子核就从键合电子云中“裸露”出来，成为一个带部分正电荷的“裸露”氢核，同时Y原子的电负性越强、半径越小，其孤对电子的负电场就越集中而强烈，带正电荷的“裸露”氢原子核与Y原子间因电性作用力而相互靠近，从而共享孤对电子而形成氢键。

除氢原子外的其他原子，由于核外包裹着电子，原子核不能“裸露”，不能近距离接触，无法形成氢键。氢键形成有两个基本条件：一是“裸露”氢原子及电负性强、半径小的杂原子；二是两者空间上能相互接近。

思考题 1-4

分析如果极性分子之间可以形成氢键的氢与氧无法靠近，他们之间的作用力是什么类型？

根据氢键形成的条件可知，氢键既可以存在于小分子之间，如水分子与水分子之间；也可存在于小分子与大分子之间，如细胞中的水分子可通过氢键与蛋白质、淀粉等大分子结合在一起形成结合水；还可存在于大分子内部，如蛋白质、核酸等大分子的不同基团之间。

大多数中药化学成分中含O、N、S原子，有如下氢键存在：

O—H···O　O—H···N　O—H···S

N—H···N　N—H···O　N—H···S

S—H···S　S—H···N　S—H···O

氢键具有方向性，这一点和一般分子间力有所不同，也是形成结晶态水的主要作用力。此外，氢键还是化合物与生物体靶点结合的主要形式。

思考题 1-5

乙醚、乙醇相比较，为什么乙醇的氢键明显强于乙醚分子，原因何在？

试从电性决定引力大小角度，分析O、S、N所产生的9种氢键中哪种氢键比较强？

（1）分子间氢键

分子之间生成的氢键称为分子间氢键。有些分子可以通过分子间氢键缔合成多聚体。例如常温下，水中除有单个H_2O外，尚有$(H_2O)_2$、$(H_2O)_3$等多聚体存在；甲酸还可形成二聚物：

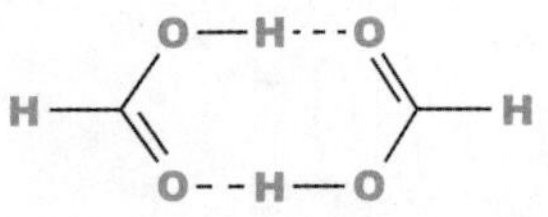

缔合甲酸

由于分子缔合使分子的变形性及“分子量”增加，分子间作用力也发生变化，物质的熔点和沸点随之升高。

思考题

1-6　为什么冷水缔合态水分子含量高于热水？

1-7　从分子缔合态角度分析水的结冰过程，解释“姆佩姆巴效应”的合理性。

溶液中分子的理化特征有时与分子在溶液中的存在状态有关，如水分子就存在缔合影响的奇异自然现象。

你知道冷水和热水哪杯水结冰更快吗？我们一般都以为冷水结冰快，其实不然，是热水先结冰。如果不信，你就做个实验验证一下。

首先拿出两个杯子，分别倒入冷水和热水，然后把它们放进冰箱的冷冻室里（最好有透视玻璃观察），观察水杯的变化，半个小时后会发现热水杯里开始结了一层薄薄的冰，这就是“姆佩姆巴效应”。

（2）分子内氢键

某些化合物的分子内，只要符合形成氢键的两个条件，都可以形成分子内氢键，称之为分子内氢键。例如，邻羟基苯甲酸分子中可能出现所示的分子内氢键。分子内氢键不可能同共价键那样成一直线，其往往在分子内形成较稳定的多原子环状结构，此类化合物的熔、沸点较低。苯酚的邻位上有—OH、—COOH、—NO_2、—CHO 等官能团取代，都可以形成分子内氢键。

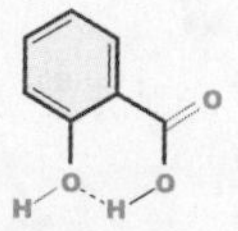

邻羟基苯甲酸

活泼氢如形成分子内氢键，则它与其他分子间的氢键效应减弱，甚至可改变活泼氢的化学性质，如酸碱性。

（3）氢键的特点

① 饱和性和方向性

由于氢原子的体积小，1 个氢原子只能形成 1 个氢键。

若氢原子两侧是电负性极大的原子，就会产生负电排斥，使两个原子在氢原子两侧趋于直线排列。除非其他外力有较大影响时，才可能改变方向。

② 氢键的强度

氢键基本上属于静电吸引作用的范围，比化学键的键能小，比一般分子间作用力大。介于化学键和分子间作用力之间，强度与电负性相关（表 1–1）。

表 1–1 常见氢键的键能

氢键类型	F—H···F	O—H···O	N—H···N
键能（kJ/mol）	28.0	18.8	5.4

尽管不能适用于所有情况，但氢键的强度一般随着 X—H 的酸性以及 Y 的碱性的增加而增加。

分子间氢键的大小由两方面因素决定：一是与氢相连接的 X 原子性质，其决定氢所带部分正电性的大小，二是另一个分子 Y 的负电性大小。最终氢键大小主要由“氢电性大小”与“Y 电性大小”绝对值中最小的一个决定。

思考题

1-8 给水分子与其他分子中的—OH、—NH、—SH 基团形成的氢键强度排序。

为了加深理解，可以将电性引力类比磁性吸力。磁铁间吸附力的大小取决于其中最小磁块的大小，电性吸引力也是如此。

能形成氢键作用的化合物溶于水以后，氢键发生变化，体系中存在着化合物与化合物、化合物与水分子之间的氢键竞争作用，如果化合物本身分子间氢键的作用力较小，溶于水后，会大大减弱甚至完全消失，因为分子通常更易与形成强氢键的水竞争，尤其是当溶剂分子占主导地位的时候。如糖分子溶于水后，很难通过浓缩析出结晶（糖分子之间的氢键不如糖分子与水分子间的氢键强，无法占主导地位）。

1.1.3 其他作用力

（1）刷型作用力

刷型作用力是指与大共轭体系特性相联系的特殊色散力。从宏观上看，π 键无论正、负电荷中心是否重合在一起，其电子云均是易漂移的。分子中的电子云处于不断运动之中，在某一瞬间，会出现正、负电荷中心不重合，瞬间的正、负电荷中心不重合而产生的偶极叫瞬时偶极。同时分子内的极性键也加速这种趋向性漂移，诱导分子内产生更大的偶极。大 π 键的瞬时偶极吸引力特别强的特征，称为刷型作用力，它比一般分子变形产生的力要强得多，有时占分子间作用力的主导地位。

一般说来，共轭体系越大，电子云变形性也就越大，刷型作用力就越大。

下述结构中从左往右，化合物的共轭体系依次变大，刷型作用力依次增强。

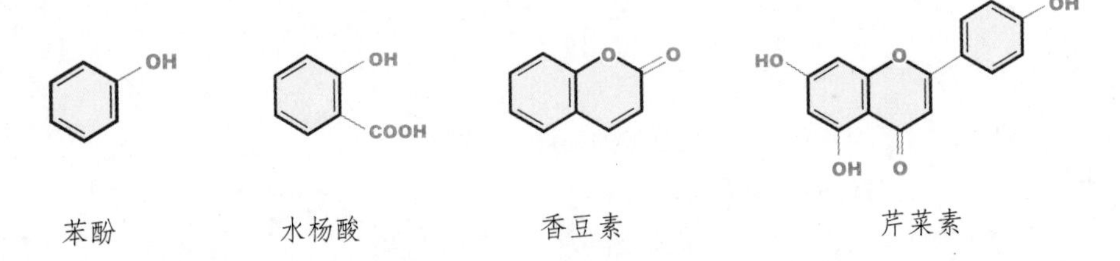

（2）亲和力

分子之间作用力因结构相互匹配或立体结构相互契合，分子间易于接近，由于分子间作用力与距离六次方成反比，相互贴近的分子间作用力要远远强于一般分子间作用力，这种分子之间能相互贴近而产生的特殊作用力称为亲和力。

酶与基质、抗原与抗体、激素与受体、外源凝集素与多糖类，以及核酸碱基对等相互间的专一相互作用均属于亲和力，生物亲和色谱就是基于此原理。

亲和力也表现在小分子之间，主要是平面结构之间、烷烃与烷烃链之间等等。形成亲和力可以是多种分子间作用力的综合，并不是特指一种类型的分子间作用力。

（3）离子电性引力

离子化合物中，正负离子存在离子电性与离子电性或极性电性间的作用力，甚至离子交换。一般情况下，离子电性引力远远大于氢键。

水分子的氢键作用力是比较强的，但是水还带有离子电性，因水分子间存在电离平衡，其作用还可以表现为离子作用力，离子化合物与 H^+ 或 OH^- 的离子作用力又远远高于水分子的氢键效应，这就是离子化合物水溶性好的原因。

水的电离平衡式：

$$H_2O \rightleftharpoons H^+ + OH^-$$

思考题

1-9 举例说明，自然界中哪些常见物质存在着明显的亲和力？

1-10 水分子存在缔合态与电离平衡，试分析一杯纯水的组成。

1-11 为什么水溶液中酸、碱性溶质在不同的分子状态与水分子之间作用力不同？举例分析此现象。

水提供了离子作用的正离子与负离子，因此氢正离子、氢氧根负离子可以与酸、碱类化合物如氨离子、胺离子、酚酸负离子、羧酸负离子等产生很强的离子键，此时，氢键显得无足轻重。

有机溶剂如乙醇与水不同，分子间作用力以色散力为主，一方面离子化合物间离子作用力较强，另一方面离子键极性比水更强，比水有更强的疏有机溶剂性质，因此盐类化合物在极性有机溶剂中的溶解度很小。

（4）分子包埋力

分子包埋力是分子形状相互影响产生相对移动的阻碍力。

锥筒型分子构成一个洞穴或立体螺旋结构空穴，与特定分子可形成包埋复合物的作用力。其本质也是在空间上，分子与分子之间作用力的相互契合。

环糊精可构成一定孔径的洞穴，使分子嵌入环糊精洞穴中，甚至对立体结构的异构体，具有识别手性结构的能力；纤维素形成的螺旋结构，其空间的包埋力也在手性化合物分离时常常用到。常见溶剂分子间作用力见表 1–2。

表 1–2 常见溶剂分子间作用力大小

	色散力	取向力	氢键	刷型作用力	亲和力	离子力
水	+	++	++++	–	–	+++++
甲醇	++	+	+++	–	–	–
乙酸乙酯	+++	++	++	–	–	–
吡啶	+++	+	+	++	–	++

注：作用力强度用“+”的多少表示，不存在时用“–”表示。

思考题

1-12 比较各组化合物分子间作用力大小：异丙醇、正丁醇、乙醇；乙醇、乙醚、乙腈；四氢呋喃、丙酮、三氯甲烷；苯、正己烷、环己烷。 这些溶剂中哪些能与水相互溶解。

1-13 举例讨论酸、碱性成分在不同 pH 值条件下作用力的变化？

1-14 从氢键形成的两个条件出发，讨论什么样的结构存在分子内氢键？结晶水是如何形成的？

1-15 分子中的结晶水是否会影响其理化性质？举例说明该分子物质与其结晶水物质分别溶于水后，溶液组成是否一样？

1-16 从溶液中分子状态来分析乙酸的水溶液组成。

1.2 影响分子间作用力的因素

1.2.1 分子大小

分子间作用力与其分子大小有关，特别是在分子运动时，产生显著影响。

一般情况下，极性相近的分子，分子越大，瞬时偶极矩就越大，即色散力越大，分子渗透性（扩散性）越弱，浓度极差不容易趋于平衡；分子越大，产生的运动阻力越大，分子移动性越弱，随流动相洗脱的速度越小。

对于中药成分，分子越大，黏度越强，其随流动相的移动性越差，提取越困难。因此，在提取时，小分子成分容易向介质中扩散；而色谱分离时，成分分子越大，滞留时间越长，选择性越强，易与其他成分分离。

思考题

1-17 甲醇、乙醇、丙醇、丁醇等醇类化合物，为什么其渗透性依次减弱？

1-18 乙酸乙酯的极性远远小于芍药苷，预测 C_{18} 色谱柱（甲醇 - 水为流动相）分析成分时，哪个的保留时间长？

1.2.2 基团分布

极性基团在分子中分布的情况对分子间作用力也有明显影响。强极性基团分布越分散，这些基团越易发挥出相应的作用力，与其他分子间的作用力也越加明显。主要差异是分子间氢键的形成、强极性基团的外露以及作用力点的位置。

思考题 1-19

比较邻二苯酚、间二苯酚、对二苯酚三个化合物在水溶液中与水分子间作用力的大小，并预测 C_{18} 色谱柱（甲醇 - 水为流动相）分析此成分时，保留时间顺序？

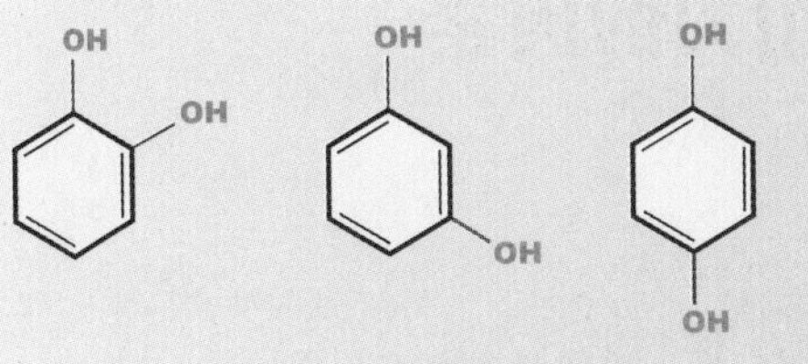

邻二苯酚　间二苯酚　对二苯酚

1.2.3 结构特征

（1）构架因素

框架因素与分子作用力直接相关，如黄酮、蒽醌等，是有较大平面结构的刚性骨架，分子间作用力强，难以扩散，与溶剂之间的作用力弱，一般溶于溶剂时较困难。

（2）分子空间结构

主要表现在分子之间极性差异与立体契合程度，如生物亲和色谱中的抗原和抗体、酶与基质、激素与受体等，以及不同手性、顺反异构体，它们具有不同的分子间作用力。

分子包埋力也属于分子结构间的影响，如手性色谱的分离原理就是基于空间结构所致作用力的差异。

（3）有序排列

分子之间从有序排列的化合物，分子具有定向性的强作用力，牵引分子做有序排列，结构有趋向性或刚性排布，容易形成结晶。

一般结晶的分子间作用力强于无定型粉末分子间的作用力。

（4）小分子间的相互作用

不同成分的小分子之间氢键、色散力较强，相互之间作用力易形成“分子团”，其表现的是分子团的理化性质，如水蒸气蒸馏等。

1.2.4 分子的相态

相态就是物质的状态，是物质在一定温度、压力下所处的相对稳定的状态。气态、液态、固态是物质的三态，相应的物质分别称为气体、液体、固体，它们是以分子或原子为基元的 3 种聚集状态，水汽、水、冰是常见的同一物质的三态。此外，还有超临界状态，它基本上仍属于气态，但又不同于一般气体，是一种介于固液之间的特殊流体，密度与液体相近，扩散系数近似气体。

物质处于不同的相态，分子间的作用力也迥然不同。

以水为例，分子式为 H_2O。水可以是固体，即冰（常压，0℃以下）；在特定条件下进行有序排列，则形成结晶，如雪花、雾松；常态的水为液体（常压，0℃~100℃）；水加热沸腾蒸发后形成水蒸气，为气态水（常压，100℃以上）。如将水蒸气在高温下增压，压力使气态分子间距离大大缩小，但高温又使其分子间不能凝聚，呈现非气非液状态，则为超临界水态。

分子间距离是气态 > 超临界状态 > 液态 > 固体，其中，液态水与固态水为例外。

固态： 分子相互固定排列，分子间作用力强（随温度升高而降低，到一定温度时融化），一定温度下分子间距离（体积）固定，形状固定。

结晶： 特殊固态，分子间是方向性的氢键、离子力，分子间作用力更强，质地坚硬。作用力主要表现为氢键、离子作用以及强分子间作用力。

液态： 分子可以任意流动，一定温度下分子间距离（体积）固定、形状不固定。作用力主要表现为氢键及各种分子间作用力、离子力。

气态： 分子激烈移动，分子间距大且可变，体积与容器相等，形状不固定。

超临界状态： 超临界状态与气态接近，但分子间距较小，因而存在较强的分子间作用力。作用力形式与液态一致，主要表现为氢键及各种分子间作用力、离子力。

思考题 1-20

根据乙烷、乙醚、乙醇、乙酸、乙二酸、苯、苯酚、对二苯酚、苯甲酸的结构，试分析各自的作用力特点，并判断这些化合物常温下的相态。

1.3 介质中分子间作用力的平衡

1.3.1 介质中分子间作用力的平衡体系

（1）二元体系：同类成分与介质之间的平衡体系

思考题 1-21

从分子作用力分析，正丁醇与叔丁醇哪个水溶性更大？

在单一成分与介质的二元体系中，存在成分之间以及成分与介质之间的相互作用力。对于单一成分，分子间作用力不能很大，否则难以溶解。二元体系的作用力相对简单，一般情况下，高纯度的化合物的溶解性会有所下降。

如芦丁的水溶性比芍药苷的水溶性差，是因为芦丁母核是平面共轭结构，分子之间作用力较强，由此水溶性较差；而芍药苷由于分子中氧原子的暴露，易与水形成氢键，且芍药苷分子之间分子契合性差作用力弱，因此水溶性较好。其次，如大黄酸，有大的平面结构，分子间作用力强，甲醇溶解时，也比较困难，有时必须辅以超声处理，才能加速溶解。

（2）三元体系：复杂成分、同类成分与介质之间的平衡体系

两类不同的成分与介质的三元体系中，存在不同成分之间、同类成分之间以及不同成分与介质之间的相互作用力。三元体系的作用力比二元体系作用力复杂，存在着相互影响，因此一般情况下混合物溶解度大于其纯品溶解度。

在中药提取过程中，中药成分之间的相互作用能产生沉淀、吸附、增溶等作用。如磷脂是天然表面活性剂，富含磷脂的中药对其他成分具有乳化或增溶作用；鞣质与蛋白质相混合时易产生沉淀，鞣质与皂苷结合形成沉淀，这些都是三元体系。

（3）多元双相体系：复杂成分、吸附剂与介质之间的平衡体系

不同成分、吸附剂与介质是多元体系，存在不同成分之间、同类成分之间、不同成分与吸附剂以及不同成分与介质之间的相互作用力，相互影响更为复杂。若混合物溶液与吸附剂之间是多元体系，相互间有作用力的竞争。

分离甘草中的黄酮与皂苷时，若先用大孔树脂进行吸附，那么黄酮和皂苷都会吸附在树脂上，如选择聚酰胺树脂，由于特殊氢键作用黄酮被吸附在树脂柱上，流出液再上大孔树脂，皂苷被吸附，从而实现两者分离的目的。

（4）多元多相体系：分子之间、介质与介质之间、分子与不同介质之间的平衡体系

成分与两类不同介质可形成多相体系，存在同类成分之间、不同成分之间、成分与不同介质之间以及不同介质之间的相互作用力竞争。

萃取是利用混合物中各成分在两种互不相溶的溶剂中分配系数的不同而达到分离的方法，如乙酸乙酯和水的两相萃取，原理即为多相体系间的作用力竞争。

多元多相体系还有种情况是中药的复杂溶液，如同时存在悬浮粒子、胶体、沉淀等微粒的中药复杂溶液，如醇沉过程中含有悬浮颗粒与沉淀的溶液均是固液同时存在多种分子之间相互作用力的多元多相体系。

1.3.2 分子作用力平衡理论的应用

自然界中分子之间相互作用，离不开分子作用力平衡理论。在中药制药化学理论体系中，分子作用力平衡是最重要的基本理论，主要涉及以下方面。

（1）中药成分的理化性质

中药成分的理化性质是由分子间作用力平衡直接决定的。如溶解度就是化合物与溶剂间二元体系平衡的具体参数，无论是水溶性还是脂溶性，均是成分之间、成分与溶剂之间作用力竞争的结果。同时，成分的挥发性与升华性也与分子间作用力直接相关，相态、沸点、熔点等，均是分子在一定环境下作用力平衡的具体体现。

（2）中药成分的提取

中药成分提取是多元多相体系作用力的平衡。需从两个方面理解中药成分在提取过程中的溶出过程。一是静态平衡，植物组织（大多数植物是组织纤维与所含成分的复合体）类似于固相吸附剂，成分与植物组织之间存在吸附作用力，而溶剂和成分之间是成分向溶液迁移的溶出作用力。二是动态平衡，是指成分从植物组织中向溶液中迁移的过程，除了静态作用力平衡外，植物组织的包埋、空间效应及界面效应，均会影响成分向溶液中的迁移。

在水溶性多糖提取时，尽管成分与水之间的静态作用力较强，使用沸水提取时由于多糖糊化、成分黏性、组织包埋及界面的综合效应，热水提取反而比沸水提取效果好。

（3）溶液中成分存在状态

中药成分在药液中，并不能简单理解为单分子的溶解行为，它难以游离于其他成分而自由地移动。一般分为两种情况：一是不含固体微粒或乳滴的澄清溶液，各种成分根据分子间作用力特点，在溶液中可能会以单分子态（或单离子态）、缔合态（多分子聚集在一起分散在溶液中）及酸碱复合盐等三种形式，如葡萄糖在水溶液中一般以单分子态分布在溶液中；而大部分皂苷具有表面活性剂性质，脂链相互聚集形成外缘亲水内部亲脂的胶束，以多分子缔合形式存在；部分有机酸及有机碱（如甘草酸与麻黄碱）由于离子力效应，在溶液中形成复盐，以中性复合分子的形式存在于溶液中，并不以自由离子态存在。二是溶液中还存在微粒或乳滴，与上述溶液相比增加了多相效应，以固体微粒为例，溶液中的微粒类似于吸附剂，有些成分会因吸附效应富集在固体微粒的表面。

（4）色谱或精制分离

色谱分离是成分与流动相、固定相三者间作用力累积竞争的结果。吸附分离是在原溶液平衡体系中增加了吸附平衡，而萃取分离是在溶液平衡体系中增加了二相之间的分配效应。

（5）膜分离的吸附效应

膜分离是孔径过滤，只有成分与水之间的作用力远远大于成分与膜的吸附力时，成分的吸附效应才能忽略。如果膜与成分间的作用力影响到成分在膜孔中的迁移，则不一定呈现出按分子大小截留的规律。例如，黄芩苷在pH值7.5以上的水溶液中大部分以离子态形式存在，与水的作用力远远大于与膜的作用力，30 kDa超滤膜透过率在90%以上，而在pH值7.0的溶液中仅部分为游离态，与水的作用力大大降低，膜的吸附作用力影响成分透过，同样超滤膜的透过率下降到60%左右。

思考题1-22

为什么膜孔径的分子量测定时，不考虑膜的吸附性？

1.4 分子间作用力对成分理化性质的影响

1.4.1 结晶与晶型

从动力学上讲，范德华力即分子间的吸引力，因没有方向性和饱和性，使分子有序排列的趋向降低，影响结晶能力，或使结晶变得很缓慢。分子链的刚性可以具有一定的结晶性表现；从热力学上讲，氢键是有方向性的分子间力，利于分子有序排列形成稳定的结晶。

晶型的不同，分子间作用力也不同，物质的理化性质如熔点、溶解度、稳定性也不同。有些化合物结晶直接影响药物在体内的溶出速度、生物利用度、作用时间以及毒副作用等。

1.4.2 溶解度

溶质溶于溶剂是溶剂分子与溶质分子之间的相互作用代替了溶质分子之间相互作用的过程。显然，只有它们彼此之间作用力相近时，溶质才易于溶解在溶剂中，否则不易溶，甚至不溶，即“相似相溶”规律。

水分子和低级醇分子间能形成氢键，所以甲醇、乙醇等都能与水互溶，但随着烃基的增多，羟基在整个分子中所占比例减少，形成氢键的能力也相对减弱，所以随着碳原子数的增多，脂肪链间的作用力增加，醇在水中的溶解度降低。

葡萄糖、果糖分子内均含有六个碳原子，它们在水中均有相当大的溶解度，而同样有六个碳的正己烷、苯在水中的溶解度要小得多，除了前两个化合物有较大的极性外，主要是可以和水形成氢键，从而影响溶解度。

1.4.3 沸点

（1）范德华力越大，沸点越高

随着分子量的增大，瞬时偶极增加，色散力也增大，沸点也升高，如 CH_3Cl、CH_3CH_2Cl、$CH_3CH_2CH_2Cl$ 沸点分别是 −24.2℃、12.27℃、46.6℃。

若分子量相同，但因为分子结构不同，分子间接触面积不同，也会引起沸点的不同。如新戊烷和正戊烷相比，分子接触面积较小，色散力也较小，沸点也较低，它们的沸点分别是 9.5℃ 和 36.07℃。

(2) 分子间氢键使有机物的沸点升高

醇与卤代烃相比，由于氢键的存在，使醇的沸点比同碳数卤代烃高。如饱和一元羧酸的沸点比同碳原子的醇还要高，原因是羧酸分子间氢键更强，一氯甲烷的沸点为12.27℃，乙酸的沸点是117.9℃，乙醇的沸点是78.5℃。

1.4.4 熔点

(1) 范德华力越大，熔点越高

直链烷烃随碳原子数的增加，色散力逐渐增强，熔点逐步升高。如正丁烷、正戊烷、正己烷、正庚烷、正辛烷熔点分别是−138.4℃、−129.12℃、−95.0℃、−90.6℃、−56.8℃。

(2) 分子间氢键使有机物熔点升高

分子间能形成氢键的物质，一般都具有较高的熔点和沸点，这是因为固体熔化或液体气化时除了破坏分子间作用力外，还必须破坏分子间氢键，从而需要消耗更多的能量。所以在同类化合物中能形成分子间氢键的物质，其沸点、熔点比不能形成分子间氢键的要高。

如邻硝基苯酚可形成分子内氢键，熔点较低为45.3℃~45.7℃，对硝基苯酚可形成分子间氢键，熔点为114.9℃~115.6℃，分子内氢键可影响分子间氢键的形成，所以使熔点下降。

思考题 1-23

苯酚的熔点比苯高出很多，乙酸的熔点比乙酸乙酯高出很多，请查阅文献，在夏冬它们分别处于什么状态?

1.4.5 升华点

升华是固体处于表面的一部分分子受到其他同种分子或气体分子的撞击，使能量超过其他分子，而克服分子间作用力运动到空气中造成的现象。碘单质升华是通过破坏分子间作用力，即加热使碘分子获得更多的能量，使分子间作用力形成新的平衡。

思考题 1-24

川芎嗪具升华性，但盐酸川芎嗪没有升华性，分析其本质原因。

1.4.6 吸湿性

吸湿性是指物质在空气中吸收或放出水汽的能力。

(1) 直接吸收水

主要是由亲水基团的作用而吸附的水分子，如—OH、—COOH、—CONH—、—NH_2等基团，由于氢键作用力，与水分子结合力较强，放出能量较多。

（2）间接吸收水

主要指其他被吸附的水分子，由水分子再吸附水分子。

（3）其他亲水基团所吸引的水分子

其他亲水基团所吸引的水分子主要依靠范德华力，因与水的结合力较弱，放出能量较少。

思考题 1-25

中药提取物含有哪类成分时比较容易吸湿？

1.4.7 黏度

黏度指的是物质在外力作用下流动的难易程度，一般是跟分子量、分子结构有关，分子量越大，黏度越大；分子结构越紧密，黏度也会增大。对于小分子物质，主要是由分子间作用力决定的，当分子间形成氢键时，分子间作用力增大，流动性减小，黏度增大。一般情况下能形成分子间氢键的物质比不能形成分子间氢键的物质黏度大。醇和羧酸能形成分子间氢键，而烷烃、酮和酯等则不能，因此，醇和羧酸的黏度比分子量相同的烷烃、酮和酯大。甘油磷酸 $[OP(OH)_3^-]$、浓硫酸 $[O_2S(OH)_2]$ 等多羟基化合物，由于分子间可形成众多氢键，这些物质通常为黏稠状液体。

1.4.8 密度

物质的分子间作用力越大，分子排列越紧密，则密度越大。直链烷烃分子随着碳原子数增多，分子间作用力增大，密度变大。

分子间的氢键也产生同样影响。例如，醇能形成分子间氢键，分子之间的距离缩短，体积变小，因此低碳醇的密度比分子量相近的烷烃高。

羧酸能形成强氢键，因此羧酸的密度比相应的烷烃和醚高，比相应的醇也大。伯胺和仲胺能形成分子间氢键，叔胺则不能，因此在分子和形状相近的伯、仲和叔胺中，伯胺密度最大，叔胺最小。

1.4.9 超临界状态

当气体的温度降低到一定程度时，有可能使分子间的吸引作用大于分子间的排斥作用，使气体变为液体，这种当分子间的吸引作用等于分子间的排斥作用时，所许可存在的最高温度叫做该气体的临界温度。当高于临界温度时无论外加多大的压力，都不能使气体液化。在临界温度下使气体液化所需的最低压力，叫做临界压力。不同的气体，它们的临界温度和临界压力也不相同，临界温度较高的气体，如氨、氯气、二氧化碳、二氧化硫和乙炔等气体，在常温下（低于它们的临界温度）加压就能液化，临界温度较低的气体，如氧气、一氧化碳等，需经压缩并冷却到一定温度以下才能液化。

超临界流体有几十种，最为常见的是 CO_2 和 H_2O，具有价廉易得、安全无毒等特点，应用较为广泛。

超临界水，是指当压力和温度达到一定值时，因高温而膨胀的水的密度和因高压而被压缩的水蒸气的密度正好相同时的水。此时，气态水和液态水没有区别，完全交融在一起，成为一种新的呈现高压高温状态的液体。

思考题 1-26

表 1-3 中列出了一些常见分子的临界温度、压力、沸点，其中二氧化碳的临界温度 T_C=31.3℃，而水的临界温度 T_C=374.2℃，两者临界温度差异大，缘由是什么？

表 1-3 常见分子的临界温度、压力、沸点

分子	临界温度（℃）	临界压力 (atm)	沸点（℃）
N_2	−147.0	33.5	−195.6
CO_2	31.3	72.9	−78.5
C_2H_6	32.3	48.2	−88.6
NH_3	132.3	111.3	−33.5
CH_3OH	240.0	78.5	64.7
H_2O	374.2	218.3	100.0

本章小结

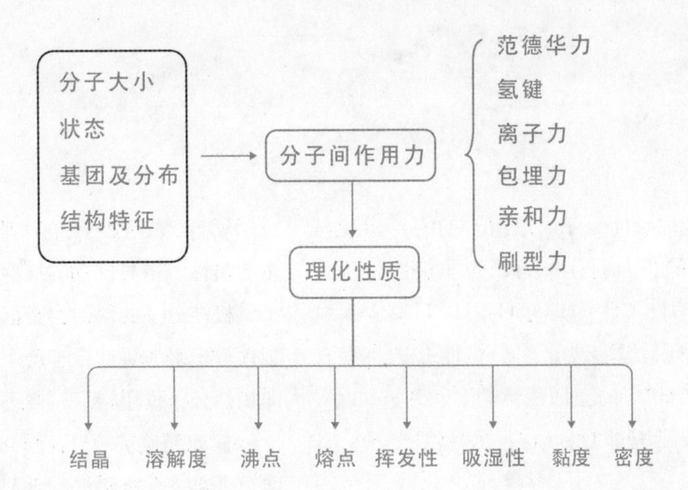

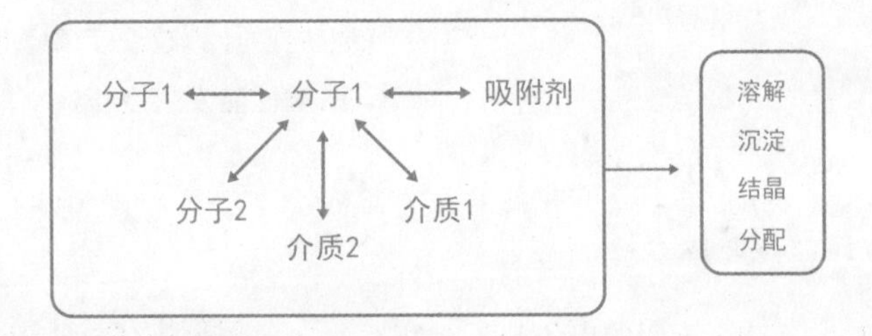

综合题

1-1 试从下列化合物中，分析各化合物的作用力特点？讨论它们的水溶性与脂溶性，指出一般条件下的相态。

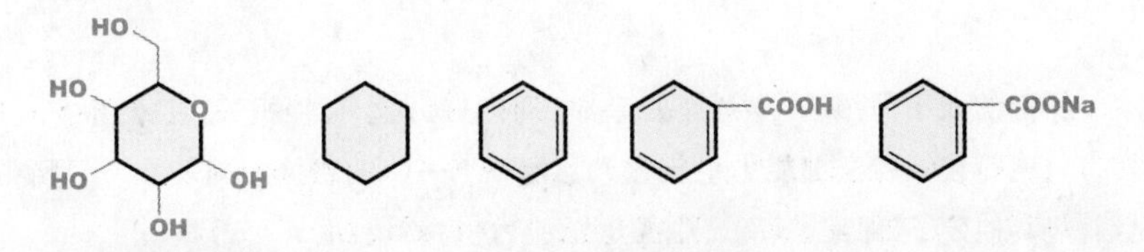

1-2 试比较常见溶剂甲醇与乙腈、氯仿与乙酸乙酯、苯与环己烷、丙酮与四氢呋喃的作用力特点。

1-3 用分子作用力平衡理论，解释相似相溶规律及溶剂排斥效应。

习题答案

【思考题】

1-1

H_2 是非极性分子，没有取向力；CH_4 呈完全对称的正四面体排列，为非极性分子，没有取向力；$CH_3CH_2OCH_2CH_3$ 有 2 个碳氧极性键，且呈一定夹角，是极性分子，存在取向力；$CHCl_3$ 的正四面体，1 个为氢，另 3 个为 C—Cl，是非对称结构，为极性分子，有取向力。

1-2

诱导力是极性分子对其他分子诱导产生的极性，诱导产生的偏移电荷比原电荷要小，极性分子的诱导力要远远小于取向力。极性分子对非极性分子产生的诱导，改变了非极性分子作用特点，则不可以忽略。

例如超临界 CO_2 流体中加入乙醇，乙醇分子诱导乙醇所生产的诱导力与其取向力相比，可以忽略，但是乙醇对 CO_2 所产生的诱导力改变了 CO_2 的作用力特点，其溶解性能发生变化。

1-3

共价键的电子在原子间的电子轨道上高速地运动，瞬间分子正、负电荷中心不重合，所有有机分子均能产生这种瞬时偶极，因此，所有的有机分子均存在色散力。

1-4

氢键形成有两个基本条件：一是“裸露”氢原子及电负性强的杂原子，二是这两个原子能够相互靠到相当于化学键的距离。

分子之间的作用力与分子间的距离的六次方成反比，只有达到这种短距离时才能产生氢键。如果两者间不能相互接近，则作用力属取向力。

1-5

氢键的大小与“裸露”氢原子及杂原子的电荷大小直接相关，乙醇中 O—H 为强极性键，氧的负电荷较大，氢键能力也较强；乙醚中 C—O 的极性相对较小，氧所带的负电荷也较小，与其他分子“裸露”氢所产生的氢键能力也相对较弱。

氢键的大小与“裸露”氢原子及杂原子的电荷大小直接相关，尤其与其中最小的电荷直接相关，在含—OH、—NH、—SH 的结构中，9 种氢键的强弱为：最强的是 O—H…O—H；较强的是 O—H…S—H、S—H…O—H 、S—H…S—H，较弱的是 O—H…N—H、N—H…O—H 、N—H…S—H、S—H…N—H 、N—H…N—H。

1-6

热胀冷缩，温度降低，分子间距离缩短，且分子运动性减弱，分子间相对接近且易于成氢键，形成缔合水的几率增大，因此，冷水中的缔合态水分子含量高于热水溶液。

1-7

水在零度时结冰，实际过程是水分子在一定温度下定向有序排列的结晶过程，缔合分子干扰了这种定向排列，且缔合分子要断裂氢键形成自由单个水分子后，才能参与这种定向排列，因此久置的冷水分子排列相对困难。

1-8

氧的电负性最大，氮次之，硫最弱，形成氢键强度排序是：

HO—H···O—H ＞ O—H···S—H ＞ O—H···N—H。

1-9

分子之间结构相匹配使分子间相互接触面积大或距离近，其作用力远远大于一般的色散力，这种亲和力自然界也是常见的，如抗原抗体、纤维（具有强度）、柏油（固态）等。

1-10

纯水的组成包括游离的单个水分子，多种形式的缔合水分子、氢离子、氢氧根离子，缔合氢离子、缔合氢氧根离子。

1-11

例如苯甲酸，具有脂溶性，水溶性较小，但苯甲酸钠水溶性较强，因为游离态时分子间作用力如氢键、范德华力等，而离子态时分子与水离子间多出了很强的离子作用力。

1-12

按色散力大小排序：正丁醇＞异丙醇＞乙醇。

按氢键大小排序：乙醇＞乙腈＞乙醚。

取向力及色散力综合排序：四氢呋喃＞三氯甲烷＞丙酮。

按色散力及分子契合性综合排序：苯＞环己烷＞正己烷。

与水能形成强烈氢键的溶剂为水溶性溶剂，如异丙醇、乙醇、丙酮、乙腈。

1-13

如苯甲酸，在酸性条件下为游离的分子态，以氢键、取向力、色散力为主，而在中性或碱性条件下成盐，以离子作用力为主，氢键、取向力、色散力相比较弱。

同样，乙胺在碱性条件下为游离的分子态，以氢键、取向力、色散力为主，而在中性或酸性条件下成盐，以离子作用力为主，氢键、取向力、色散力相对较弱。

1-14

分子结构中能提供的空间及位置，能与一个水分子形成二个氢键的，才能形成结晶水。

水分子与化合物结构形成一个氢键比较容易，形成第二个氢键比较困难，相当于一个水分子两端正好“卡”在了分子结构的空间位置上。结晶水的分子间作用力比一般氢键强很多，类似于一个整体分子。

1-15

化合物与其结晶水化合物在有些方面性质差异很大，结晶水会影响化合物的理化性质。

结晶水类似于一个整体分子，溶于水后短时间内仍然以结晶水分子态存在，与非结晶水化合物溶液不一样。

如无水甘露醇与结晶水甘露醇的粉针成型性不一样。

1-16

纯水的组成有游离的单个水分子，多种形式的缔合水分子、氢离子、氢氧根离子，缔合氢离子、缔合氢氧根离子。

乙酸水溶液在纯水组成的基础上多出了游离乙酸分子，缔合乙酸分子、水与乙酸缔合分子、乙酸根离子、缔合乙酸根离子、水缔合乙酸根离子。

1-17

甲醇、乙醇、丙醇、丁醇随分子增大，色散力增强，分子间作用力增大，分子间“约束”能力增强，在其他分子间的运动能力下降，渗透性减弱。

1-18

乙酸乙酯极性虽然小，但由于分子小，与 C_{18} 间的色散力小，一般在前沿形成溶剂峰，而芍药苷分子较大，与 C_{18} 色谱柱间的色散力强，保留时间长。

色谱分离不能简单看化合物极性，分子间作用力是分离的根本原因。

1-19

相对流动相的氢键作用，对位羟基最强，间位空间稍有影响，邻位由于内氢键及空间阻碍最难形成。

因此保留时间长短顺序是：邻二苯酚 > 间二苯酚 > 对二苯酚。

1-20

乙烷：色散力；气态。

乙醚：色散力、取向力、诱导力（弱）；液态，沸点低。

乙醇：氢键、色散力、取向力、诱导力（弱）；液态。

乙酸：离子力、氢键、色散力、取向力、诱导力（弱）；液态，低温时固态。

乙二酸：离子力、氢键、色散力、取向力、诱导力（弱）；固态。

苯：色散力（强）；液态。

苯酚：色散力（强）、氢键、取向力、诱导力，固态；高温液态。

对二苯酚：离子力、色散力（强）、氢键、取向力、诱导力；固态。
苯甲酸：离子力、色散力（强）、氢键（强）、取向力、诱导力；固态。

1-21

一个醇羟基与水分子形成氢键，正丁醇碳链相互契合，叔丁基相互契合性差，分子间作用小，故叔丁醇因分子间作用力弱而水溶性大。

1-22

膜孔径检测一般用聚乙二醇或球蛋白，均为水溶性成分，与水的氢键、离子作用力等非常强，远远强于膜材质对成分的吸附力，因此在检测时不考虑膜的吸附性。

1-23

苯酚比苯多出了很强的氢键作用，乙酸同样也比乙酸乙酯多出了氢键效应，因此熔点上升，在冬天气温低时均呈固体状态，夏天苯酚为液态。

1-24

川芎嗪游离态时主要为色散力，分子间作用力弱，在遇到空气分子碰击吸收能量时能够转化为气态分子，具有升华性；而盐酸川芎嗪主要为离子作用力，分子间作用力很强，故没有升华性。

1-25

中药提取物一般含有胶质、多糖及蛋白多肽，这些分子能提供很多氢键位点，易与水形成氢键，容易吸收空气中水分子，具有引湿性。

1-26

分子的临界温度、压力、沸点等数值主要与分子间作用力相关。

二氧化碳为非极性分子，分子间作用力主要是色散力，沸点低，临界温度也低（31.3℃），而水的氢键很强，沸点高，临界温度更高（374.2℃）。

【综合题】

1-1

葡萄糖：氢键、取向力、色散力（诱导力）。水溶性，固态。
环己烷：色散力。脂溶性，液态。
苯：色散力（刷型力）。脂溶性，液态。
苯酚：氢键、取向力、色散力（刷型力）。有一定脂溶性与水溶性，固态。
苯甲酸：离子作用力（强）、氢键、取向力、色散力（刷型力）。水溶性，固态。

1-2

甲醇（CH_3OH）：氢键；分子小渗透力强，有取向力及色散力。与水互溶。

乙腈（CH_3CN）：分子之间不能形成氢键，与供氢体能形成氢键；分子小渗透力强，有取向力，色散力相对较强。与水互溶。

氯仿（$CHCl_3$）：分子之间主要是取向力及色散力，与化合物、溶剂均不能形成氢键；分子小渗透力强。与水不互溶。

乙酸乙酯（$CH_3COOCH_2CH_3$）：分子之间不能形成氢键，与供氢体能形成氢键；分子相对大，渗透力相对较弱，有取向力，色散力相对较强。与水不互溶。

苯：色散力较强，分子渗透力弱，易产生诱导力。与水不互溶。

环已烷：色散力相对较弱，分子渗透力弱，脂溶性更强，与水不互溶。

丙酮：分子之间不能形成氢键，与供氢体能形成氢键；分子小渗透力强，有取向力、色散力强。与水互溶。

四氢呋喃：分子之间不能形成氢键，与供氢体能形成氢键；分子渗透相对较强，有取向力、色散力强。脂溶性更强，与水不互溶。

1-3

溶液体系是分子之间作用力平衡的结果。以 A 表示强极性溶剂，B 表示弱极性溶剂；α 表示强极性分子，b 弱极性分子。

在强极性溶剂中，A 与 A 之间存在氢键、取向力，A 与 α 之间存在氢键、取向力，二者作用力相当，α 在 A 中具有一定的溶解性，即为相似相溶。

在强极性溶剂中，A 与 b 之间主要为色散力，作用力小于 b 与 b 之间的色散力，则相互不溶。

在弱极性溶剂中，B 与 α 之间主要为色散力，α 与 α 之间存在氢键、取向力，远远大于 B 与 α 作用力，则相互不溶。

在弱极性溶剂中，B 与 b 之间主要为色散力， b 与 b 之间也为色散力，二者作用力相当，相互不溶。b 在 B 中具有一定的溶解性，即为相似相溶。

上述作用力也可以从溶剂角度分析，就是溶剂排斥效应：A 与 A 之间存在氢键、取向力，作用力远远大于 A 与 b 之间的色散力，溶剂分子相互作用，将弱极性分子排斥在溶剂中，相互不溶。

02

极性与溶解性

物质的性质取决于组成分子的性质，而分子的性质又是由分子的结构决定的。其中溶解性是影响药物制剂的关键性质，涉及中药生产的大部分工艺过程，如提取、浓缩、水沉、醇沉、配液及制剂成型等。尽管从表面上看，溶解性与分子的极性相关，但其本质仍然在于分子间的相互作用力。相似相溶原理是对“非极性分子易溶于非极性溶剂、极性分子易溶于极性溶剂”这一溶解性特点的高度概括，但在实际生产应用中，仅凭此理论解释溶解性还远远不够。

2.1 键的极性

离子键和共价键理论是分子最基本的结构理论，分子的理化性质是由组成其的原子决定。其中键的极性和分子极性密切相关，化学键、分子结构与溶解性的关系是本节的主要内容。

2.1.1 化学键

(1) 原子电负性

原子在分子中吸引电子到自己周围的能力称为电负性。除非两个原子及其取代基完全相同，否则成键的两个原子之间的电子云是不对称的。

相对于两个原子之间等距离的等分平面，电子云必然会偏向成键的一侧或另一侧，具体偏向哪一侧取决于哪侧原子对电子云有更大的吸引力。

以 C—H 共价键为例，成键电子云偏向碳，因此碳原子带部分负电荷，氢原子带部分正电荷，见图 2-1。

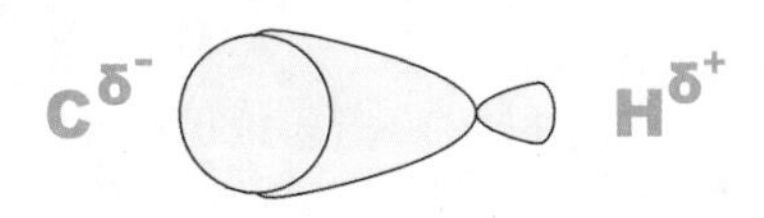

图 2-1　C—H 共价键

一般来说，非金属元素电负性在 2.0 以上。电负性差值小于 1.7 的两种原子之间形成共价键，是共价化合物；电负性差值大于 1.7 的两种原子之间形成离子键，为离子化合物。电负性是衡量化学键的重要标志，常见元素的原子电负性见表 2-1。

表2-1　常见元素的原子电负性

	F	Cl	Br	I	H
电负性	3.98	3.16	2.96	2.66	2.15

电负性并非恒定不变。如s轨道上的电子受到原子核的吸引力比p轨道上的电子更强，杂化轨道中s轨道的成分越多，该元素显示出的电负性越强；如果某原子与强电负性原子相连，会使自身电子云密度下降，则增强了自身的电负性。

（2）共价键

成键原子通过电子共享、形成共用电子对而形成的化学键称为共价键，共价键服从"八隅律"。甲烷、乙烯、乙炔等有机化合物都可以用共享电子对表示其相应的结构，结构式表示如下：

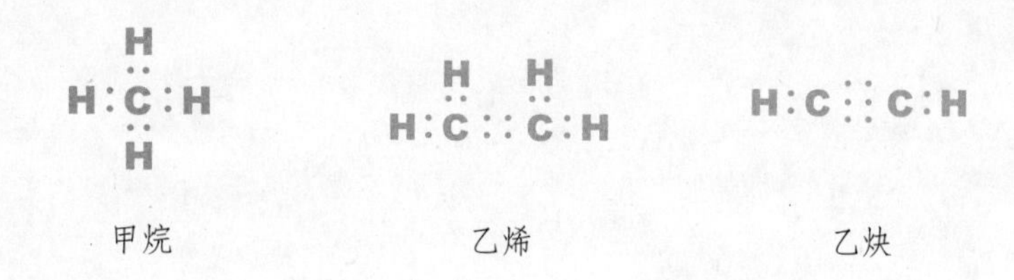

中药成分多为含碳的有机化合物，而碳原子既不容易得到电子，也不容易失去电子，故主要以共价键与其他元素相结合。有机化合物中的共价键如C—C、C═C、C≡C及π体系的电子云特点见图2-2。

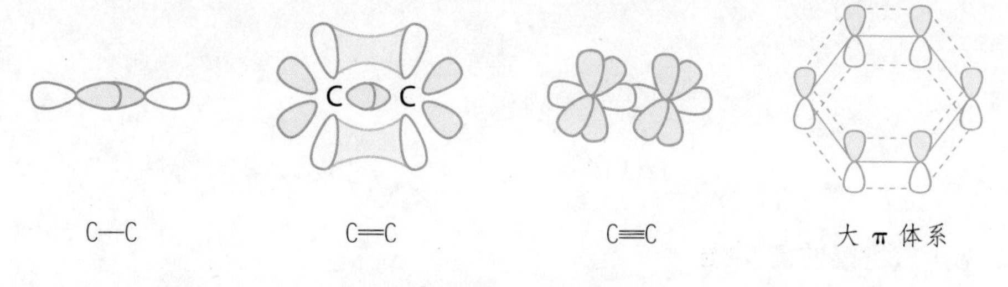

图2-2　共价键电子云示意图

现代共价键理论指出：当两个原子互相接近到一定距离时，自旋方向相反的单电子相互配对（即两原子轨道重叠），使电子云密集于两核之间，降低了两核间正电荷的排斥，增加了两核对电子云密集区域的吸引。因此使体系能量降低，形成稳定的共价键。

① 共价键的特点

a.共价键具有饱和性：每个原子形成共价键的数目取决于该原子中单电子的数目，一个原子有几个单电子，便形成几个共价键。

例如，两个H原子各有一个未成对的电子，它们能够配对构成H_2分子，如有第三个H原子接近H_2，就不能再结合成H_3分子。N原子有三个未成对电子，只能够与三个H原子结合成NH_3，这是由共价键的饱和性决定的。

b.共价键的结合力本质上是由电负性决定的：共用电子对数目愈多，核间电子云密度越大，结合力越强。

c.共价键具有方向性：共价键的形成必须尽可能沿着原子轨道重叠的方向进行。除s轨道为球形对称外，p、d、f轨道都有一定伸展方向，只有沿着这个方向重叠，核间电子云密度才最大。

当H原子的1s轨道与F原子的2px轨道发生重叠形成HF分子时，H原子的1s轨道必须沿着x轴才能与F原子的含有单电子的2px轨道发生最大程度的重叠，形成稳定的共价键（图2-3-a）；而沿其他方向，则原子轨道不能重叠（图2-3-b）或者重叠很少（图2-3-c），因而不能成键或者成键不稳定。

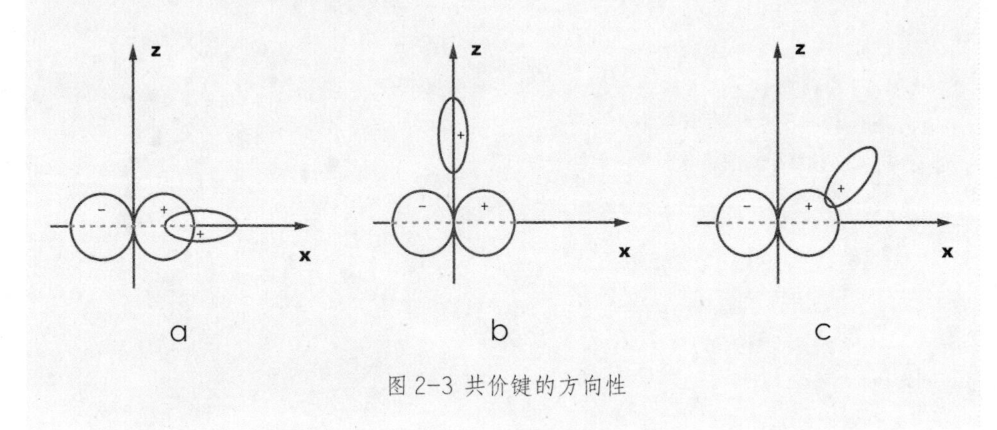

图2-3 共价键的方向性

② 共价键的键参数

a.键长：成键的两个原子核间的平均距离称为键长，即核间距。共价键的结合力为原子核对电子的引力，接近到一定距离时又发生核与核、电子与电子间的排斥，平衡时的核间距离就是键长。

影响键长的最主要因素是键的多重性，即单键长于双键，双键长于三键。键长越长，越容易受到外界电场的影响而发生极化，共价键越弱，形成的分子越活泼；键长越短，共价键越牢固，形成的分子越稳定。常见共价键的键长数据见表2-2。

表2-2　常见共价键键长数据表

	键型	键长（pm）	键型	键长（pm）
单键	C—C	154	C—Cl	177
	C—H	109	O—H	97
	C—N	147	N—H	101
	C—O	144	S—H	133
	C—S	182		
双键	C═O	120	C═C	134
	C═N	128	S═O	142~148
共轭／芳环	C≡N	115	C≡C	120
	C═N	134~138	C═C	138

由于化学结构的不同，分子原子间相互影响（如共轭效应、空间阻碍效应、相邻基团电负性）不同，共价键键长也存在一定差异。

b. 键角：分子中相邻两个共价键键轴之间的夹角称为键角。

键长和键角决定分子的空间构型。H_2O 和 CO_2 同是三原子分子，但 H_2O 分子是V型，而 CO_2 分子是直线型。水分子键角为104.5°，见图2-4，极性很大，假如水分子键角为180°，见图2-5，三原子呈一条直线水分子就会变为非极性分子。

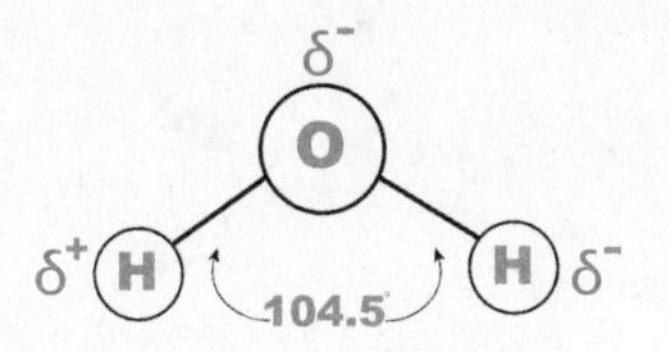

图2-4 H_2O 的键角结构图

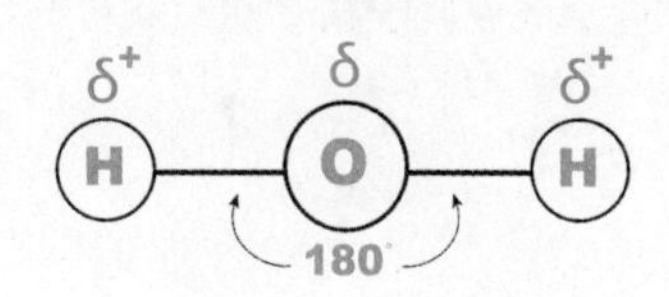

图2-5 H_2O 的虚拟键角结构图

二氧化碳分子键角为180°，见图2-6，三个原子在一条直线上，虽然C═O键为极性键，但二氧化碳为非极性分子，如若三个原子不在一条直线上，见图2-7，二氧化碳就会具有很强的极性。

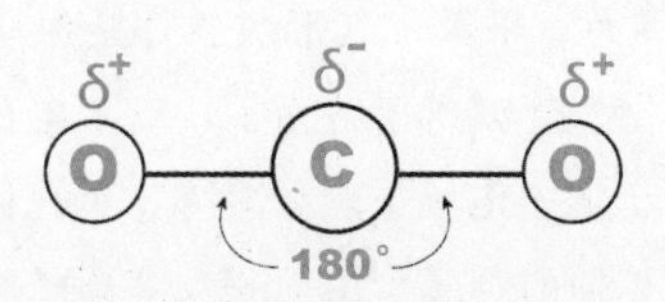

图2-6　CO_2 的键角结构图

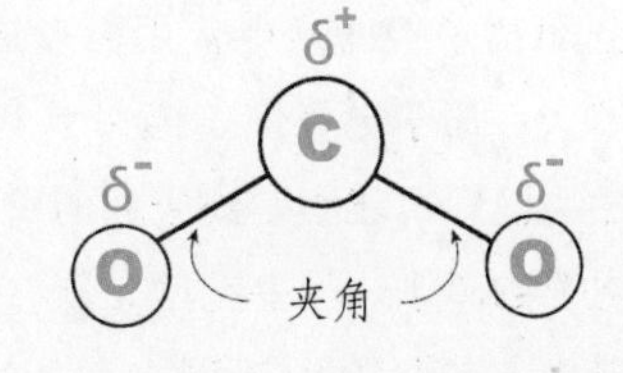

图2-7　CO_2 的虚拟键角结构图

NH_3 分子中三个 N—H 键的键长相等，两个 N—H 键之间的夹角为 107°，NH_3 分子呈三角锥形。CH_4 分子中，四个 C—H 键的键长相等，C—H 键之间的夹角均为 109°，CH_4 分子为正四面体形。

c. 键能：化学键是两个相邻原子间的强烈相互作用力，断开化学键需要能量，生成化学键则释放能量，这种能量用键能表示。

现行化学键键能的定义是：在标准状态下[298K（25℃）、100kPa]条件下，1mol 理想气态分子 AB 断开化学键解离成理想气态 A 原子和 B 原子所需的能量叫键能。

不同的原子形成不同的化学键，它们的结合力不同，即键能不同。通常键能越大，化学键越牢固，分子越稳定。

d. 共价键的极性：根据键的极性，可分为非极性共价键和极性共价键两种。如果成键两原子完全相同，电子均等地分配在两个原子之间，电荷中心重合，这种分子叫做非极性分子。如两个氢原子组成的 H_2 分子为非极性分子，见图 2-8。

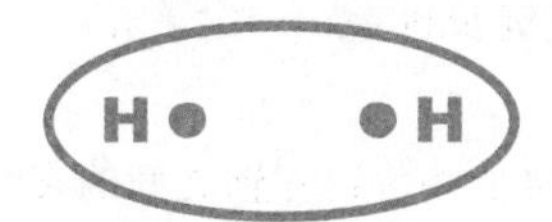

图 2-8 H_2 分子示意图

不同种原子之间形成的共价键，由于电负性的差异，电子云靠近电负性较大的原子，使其带部分负电荷 δ^-，电负性小的原子则带部分正电荷 δ^+。这种成键电子云不是平均分配在两个成键原子核之间的共价键称为极性共价键。

极性共价键中，成键原子的电负性差别越大，共价键的极性越强，成键元素的电负性差别越小，共价键的极性越不明显。电负性差值在 0.7~1.6 时为极性共价键。

例如，卤素中氟的电负性为 3.98，氯为 3.16，溴为 2.96，碘为 2.66，而氢的电负性为 2.15。卤化氢的极性强弱的顺序为 HF > HCl > HBr > HI，其中前两种为强极性键，H—I 为弱极性键，而 H—Br 则介于两者之间。

根据 O、N、S、C 的电负性，与 H 成键的极性大小为：O—H > N—H > S—H > C—H。

（3）离子键

正负离子借助静电作用而形成的化学键称为离子键，其形成条件是原子的电负性相差足够大。原子电负性差值大于 1.7 所形成的化学键以离子键为主。离子电荷越大，离子电荷中心间距离越小，离子间的引力越强。由于离子电场呈球形对称，可在任意方向吸引相反电荷的离子。只要空间允许，一个离子可以同时与多个电荷相反的离子相互吸引，离子键既无方向性又无饱和性。

仲胺类生物碱如麻黄碱和伪麻黄碱等，在碱性条件下呈游离态，以共价键结合，在酸性条件下，以离子键存在，故麻黄碱在酸性条件下成盐。

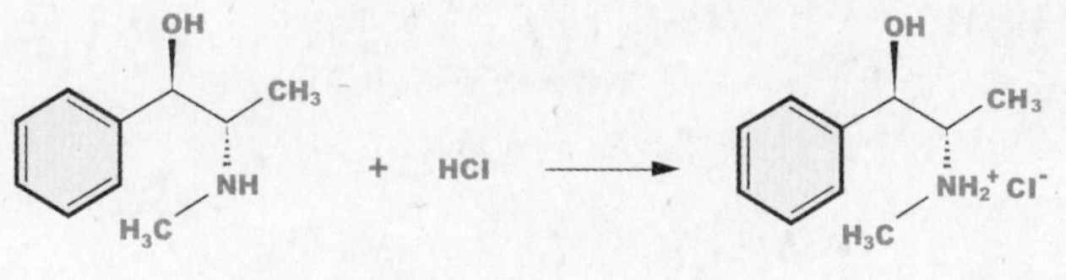

图 2-9 麻黄碱成盐反应

中药的酸性成分在酸性条件下呈游离态，以共价键形式存在，在碱性条件下以离子键形式存在，如大黄酸在碱水中成盐。

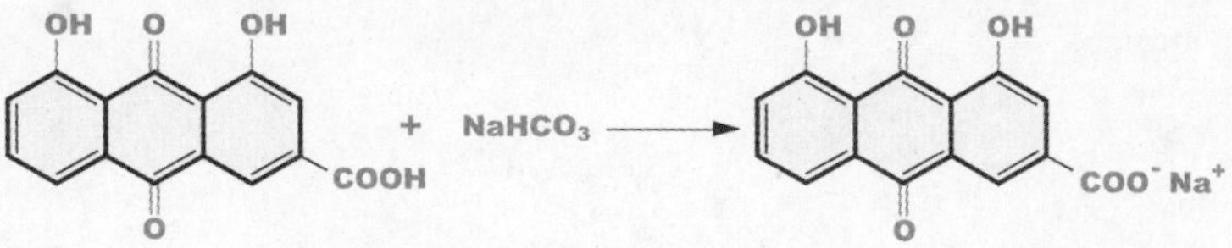

图 2-10 大黄酸成盐反应

离子键的极性比其他化学键的极性都要强，化合物中如存在离子键，则离子键起到了主导作用。例如季铵碱的离子键极性太强，甚至掩盖了其他键的极性。

2.1.2 分子极性

分子有极性和非极性之分。分子的正电荷和负电荷中心重合，则称为非极性分子，反之，正负电荷中心不重合，在分子内形成“两极”，一端带负电，一端带正电，则称为极性分子。

分子的极性与键极性、键长、键角、空间构型、电子云漂移性、分子大小、极性键的分布情况都有关系。

极性分子一般含有极性键，即极性键是形成极性分子的必要条件，但含有极性键的分子不一定是极性分子。常见有以下几种类型。

(1) 含有极性键的非极性分子，如 CO_2、CS_2、CH_4 等。

(2) 含有非极性键的非极性分子，如 H_2、Cl_2、N_2、O_2 等。

(3) 既含极性键又含非极性键的极性分子，如 H—O—O—H 等。

(4) 既含极性键又含非极性键的非极性分子，如 H—C≡C—H 等。

(1) 分子极矩

物质分子的极性大小用偶极矩来衡量。离子型分子的极性强；双原子共价分子中电负性的大小决定偶极矩的大小；多原子分子的偶极矩是分子中所有化学键偶极的矢量和。

分子中电荷分布不均匀引起正电荷中心与负电荷中心不能重合，在空间具有两个大小相等、符号相反的电荷，构成一个偶极。分子极性的强弱可用分子偶极矩表示，其定义为：极性分子正、负电荷中心间的距离 d 与正、负电荷中心所带电荷值 q 的乘积，用 μ 表示。

$$\mu = qd$$

偶极矩是分子的一种性质，实际上无法测量单个化学键的偶极矩，但能够测量整个分子的偶极矩。整个分子的偶极矩是所有化学键偶极矩的矢量和，因此分子的偶极矩与组成分子的键、键长、键角等均相关。例如 H_2O 与 NH_3，水分子偶极矩为两个键的矢量和，氨分子偶极矩为三个键的矢量和。

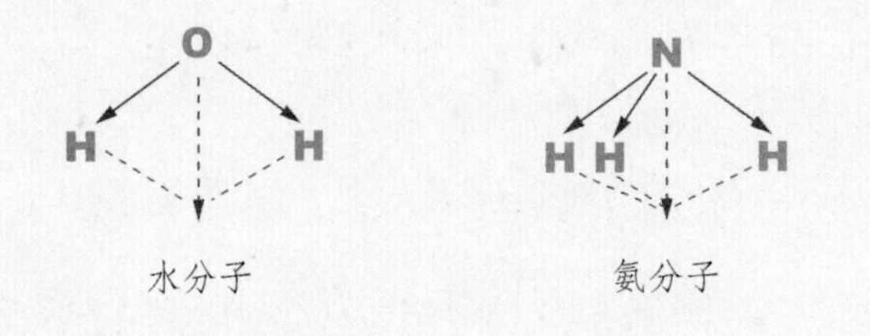

水分子　　　　氨分子

（2）分子的相对极性

双原子分子的极性直接由化学键的极性决定。多原子分子是否为极性分子，由分子中每个键的极性矢量和决定。因此分子的极性不仅取决于元素的的电负性、键的极性，也取决于分子的空间构型。

S═O、C═O 键均为极性键，但 SO_2 为 V 型结构，是极性分子；CO_2 为直线型结构，故为非极性分子。

CCl_4 中的 C—Cl 键都是极性键，但由于其呈完全对称的正四面体排列，极性彼此抵消，其偶极矩为零，故为非极性分子；CH_3Cl 的偶极矩为 1.94D；CH_2Cl_2 偶极矩为 3.4D，因此分子具有极性。

μ= 0　　　　μ= 3.4　　　　μ= 1.94

思考题 2-1

通过上述结构的偶极矩，试问 $CHCl_3$ 的偶极矩是多少？

2.2 成分的溶解性

溶解性是物质的基本理化性质之一，决定了制药生产中提取溶剂、纯化方法、工艺流程、剂型的选择，也直接影响成品制剂进入机体后的吸收、分布、代谢、排泄等过程，是新药研发、制药生产中需要关注的主要参数之一。中药为多成分共存的复杂体系，药液中“沉淀-溶解”的平衡体系使中药成分的溶解性表现得更为复杂。物质溶解的本质及影响溶解度的因素，是本节学习的主要内容。

2.2.1 物质的溶解性

物质的溶解性是指一种物质溶解在另一种物质里的能力，反映物质能够被溶解的程度。从作用力的角度来看，其实质是溶剂与溶质、溶质与溶质之间作用力竞争作用的结果。

溶解能力的表示方法：一种是定性表示法，通常用可溶、易溶、微溶、难溶或不溶等粗略概念来表示；另一种是定量表示法，即用溶解度表示。

溶解度是衡量物质在某种溶剂里达到体系平衡的溶液，此时不能容纳更多的溶质。在一定温度、压强下，某固态物质在100g溶剂中达到饱和状态时所溶解的溶质的量，叫做这种物质在这种溶剂中的溶解度。如未特别注明，通常是指物质在水里的溶解度（表2-3）。

表2-3 《中国药典》关于溶解度的规定

溶解性	定义
极易溶解	溶质1g（mL）能在溶剂不到1mL中溶解
易溶	溶质1g（mL）能在溶剂1mL~不到10mL中溶解
溶解	溶质1g（mL)）能在溶剂10mL~不到30mL中溶解
略溶	溶质1g（mL）能在溶剂30mL~不到100mL中溶解
微溶	溶质1g（mL）能在溶剂100mL~不到1000mL中溶解
极微溶解	溶质1g（mL）能在溶剂1000mL~不到10000mL中溶解
几乎不溶或不溶	溶质1g（mL）在溶剂10000mL中不能完全溶解

物质溶解是分子之间作用力相互竞争的结果（图2-11）。溶质分子与溶剂分子之间形成各种作用力，使溶质分子从溶质团中剥离下来，向溶液分子间扩散，再和水分子形成水合分子的过程，称为溶解现象。离子型溶质在溶剂作用下，破坏了原来溶质中的离子键，是使阴、阳离子分开的过程。

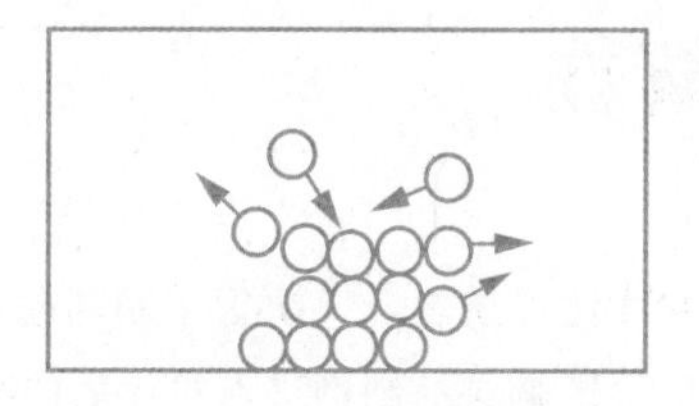

图 2-11 物质溶解示意图

溶质分子与溶剂分子、溶质分子之间的作用力大致相等时，溶质较易溶解；如溶质分子与溶剂分子之间的相互作用力小于溶质分子之间的作用力，则较难溶解。因此，不能单方面考虑溶质间作用力的大小，而是基于“溶质与溶剂间作用力”与“溶质之间作用力”的差值大小。

以芍药苷和芦丁为例，从分子结构来看，芦丁的苷键上连有两个糖分子，水溶性应该比芍药苷更大，而事实上，芦丁水溶性较差。因为芦丁分子中的黄酮结构为大 π 体系，同成分的分子之间容易贴合在一起，分子间刷型作用力特别强，强于水与芦丁间的氢键效应，故芦丁难溶于水。芍药苷分子单萜结构上的氧均匀分散，充分暴露在外，易与水分子发生氢键作用，加上糖结构的氢键效应，其分子与水之间的作用力虽然没有芦丁与水的作用力强，也是比较强的，但由于芍药苷分子之间契合性差，分子间作用力比芦丁分子间作用力弱很多，结果导致芍药苷分子间作用力弱于它与水之间的氢键作用力，因此芍药苷较芦丁更易溶于水。

芍药苷　　　　　　芦丁

氢键对物质溶解性有较大的影响，由于氢键类型不同，对物质溶解性的影响也不相同。在极性溶剂中，溶质分子间氢键断裂，与溶剂分子形成氢键，使之溶解。溶剂化作用也影响物质的溶解性，水分子带正、负偶极。当离子型物质溶于水时，阳离子吸引水分子负极，阴离子吸引水分子正极，形成一定数量的配位水分子，使溶质分散，沉淀—溶解平衡右移，溶解度增大。

2.2.2 水溶性与脂溶性

水溶性、脂溶性可以简单归为极性分子亲水，非极性分子亲脂。有机分子中若亲水基团多，则极性大而疏于油；若亲水性基团少，则极性小而疏于水。亲水、亲脂的程度，与化合物分子结构直接相关。

一般来说，基本母核相同的成分，其分子中官能团的极性越大，或极性官能团数量越多，则整个分子的极性越大，亲水性强，而亲脂性就越弱，离子的亲水性最强。分子非极性部分越大，碳链越长，疏水性基团越多，亲脂性越强，亲水性就越弱。

官能团极性顺序：R—COOH > Ar—OH > H—OH > R—NH_2 > R—CHO > R—CO—R > R—H，其中，—COOH、—OH、—NH_2属于亲水基团。

分子非极性部分越大，碳链越长，疏水性基团越多，则亲脂性强，而亲水性就越弱。如暴露—COOH、—OH、—NH_2官能团的物质水溶性增加，而含有烷链芳香共轭结构的成分，脂溶性可能较大。

如葡萄糖、蔗糖等分子为多羟基小分子化合物，具有强亲水性，极易溶于水，但是在极性较强的乙醇中则难于溶解。淀粉虽然羟基数目很多，但由于它们分子大，分子间相互契合，作用力增大，所以难溶于水。蛋白质和氨基酸都是酸碱两性化合物，有一定程度的极性，所以能溶于水，不溶于或难溶于有机溶剂。苷类比其苷元的亲水性强，特别是皂苷分子中往往结合有多个糖分子，羟基数目众多，表现出较强的亲水性，而皂苷元则为亲脂性的。多数游离生物碱是亲脂性化合物，易溶于亲脂性溶剂；与酸结合成盐后，离子的离子电性作用力增强，就变为亲水性物质。鞣质是多羟基化台物，为亲水性的物质。油脂、挥发油、蜡、脂溶性色素都是亲脂性的成分。

例如大黄酸为脂溶性成分，其成盐后就表现为水溶性；氧化苦参碱水溶性强，而苦参碱水溶性弱一些。

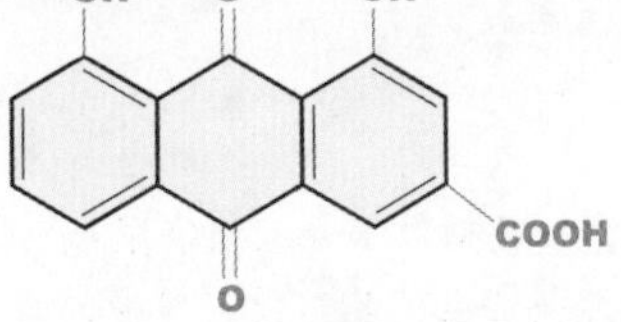

大黄酸 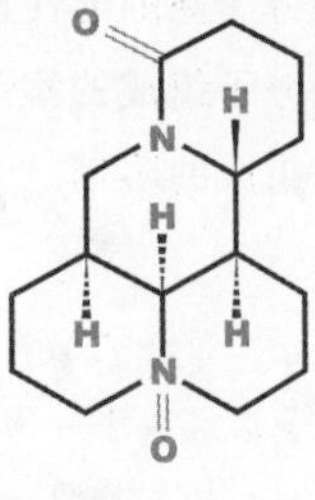　　　　氧化苦参碱

槲皮素含有多个极性基团羟基，亲脂性弱，且属于平面分子，分子间贴近，作用力强，同时由于羟基还能在其分子间形成氢键，晶格能较高，故水溶性较小。

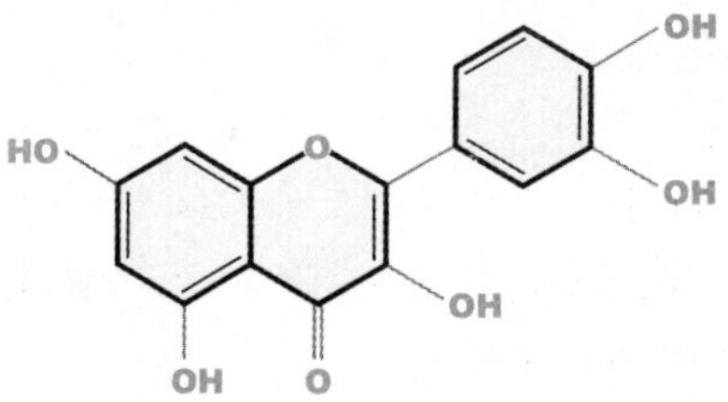

槲皮素

银杏内酯B内含有多个环状结构，具有刚体结构特征，其结晶需要很强的外在作用力才能够溶解。

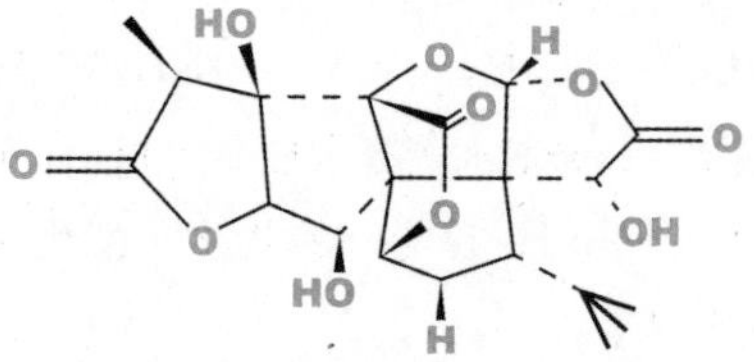

银杏内酯 B

总之，水溶性成分一般在水溶液中以离子形式存在或者形成较强的氢键，分子的偶极矩比较大。脂溶性成分一般具有一定的色散力和取向力，偶极矩偏小。溶质与溶剂是否具有极性决定二者是否相溶，极性的大小则在一定程度上决定着溶解度的大小。

2.2.3 “相似相溶”规则

“溶质与溶剂间，分子作用力的类型和大小相近，可按任意比例完全互溶”，这就是所谓的“相似相溶”经验规则。

“相似相溶”的本质是溶质内部分子间作用能和溶质与溶剂分子间作用能相似。原理是由于极性分子间的电性作用，使得极性分子组成的溶质易溶于极性分子组成的溶剂，难溶于非极性分子组成的溶剂；非极性分子组成的溶质易溶于非极性分子组成的溶剂，难溶于极性分子组成的溶剂。

例如，水和乙醇可以无限制地互相溶解，乙醇和煤油只能有限地互溶。因为水分子和乙醇分子都有一个—OH，分别跟一个小的原子或基团相连，而煤油则是由8~16个碳原子组成的混合物，其烃基部分与乙醇的乙基相似，但与水毫无相似之处。葡萄糖、蔗糖等为较小的极性多羟基化合物，极易溶于水。游离蒽醌类化合物极性较小，一般溶于甲醇、乙醇、丙酮、乙酸乙酯等有机溶剂，几乎不溶于水。

结构的相似性并不是决定溶解度的唯一原因。溶质和溶剂分子偶极矩的相似性也是影响溶解度的因素之一。

总之，只要中药成分的亲水性或亲脂性与溶剂的此项性质相当，就会在其中有较大的溶解度，这是选择适当溶剂提取中药中所需要成分的依据之一。常用的溶剂有水、乙醇、甲醇、丙酮、乙酸乙酯、三氯甲烷等。

2.2.4 溶解过程中的体系平衡

在一定温度下，将固体溶质放到某一溶剂中（通常为水溶剂）时，处在固体表面的分子或离子，由于与溶剂分子的相互作用而逐渐由表及里离开固体表面，均匀地扩散到溶剂中，这一过程称为溶解。与此同时，随着溶质浓度的增加及其在溶剂中不断运动，有些溶质颗粒在碰到固体表面或受到固体表面正、负离子的吸引后，重新回到固体表面上来，这个相反的过程称为沉淀或析晶。

在物质溶解和沉淀过程中，当溶解速率（$V_{溶解}$）大于沉淀速率（$V_{沉淀}$）时，即单位时间内，溶质进入溶液中的量大于溶质从溶液中析出的量，则表现为溶解；反之，则表现为沉淀。溶解和沉淀两个过程各自不断地进行，当两种速率相等（$V_{溶解}=V_{沉淀}$）并形成饱和溶液时，体系中未溶解的溶质和已溶解的溶质处于平衡状态，这种状态叫溶解-沉淀平衡。在一定温度下，已达平衡状态的溶液，称为饱和溶液。它应具备以下四个特点：① 动（即溶解平衡为动态平衡）；② 等（平衡时 $V_{溶解}=V_{沉淀}$）；③ 定（溶液浓度为一定值）；④ 变（改变温度或溶液的浓度，平衡将发生变化）。若溶液的浓度超过了饱和溶液的浓度（亚稳状态）称为过饱和溶液。过饱和溶液是一个不稳定的体系，若加入溶质作为晶种可引起过饱和溶液中过量溶质以沉淀形式析出。难溶物质的沉淀-溶解平衡如下式。

$$MA \underset{沉淀}{\overset{溶解}{\longleftrightarrow}} M^{+}(aq) + A^{-}(aq)$$

温度和溶液的浓度是影响溶解平衡的主要因素，条件改变时，旧的平衡被破坏，新的平衡重新建立，称溶解平衡的移动。故平衡状态的存在是相对的、暂时的，而且是有条件的。

在一定温度下，难溶物质达到溶解平衡时，其饱和溶液中各离子活度的幂乘积为常数，即沉淀溶解平衡的标准平衡常数-溶度积常数。

① 反应商<溶度积，体系处于非平衡状态，溶液为不饱和溶液，无沉淀产生。若已有沉淀存在，则沉淀将溶解，直至达到新的平衡为止。

② 反应商=溶度积，溶液恰好饱和，无沉淀生成，沉淀与溶解处于平衡状态。

③ 反应商>溶度积，体系处于非平衡状态，溶液为过饱和溶液。溶液中将有沉淀生成，直至达到新的平衡。

2.2.5 影响因素

（1）温度

温度对溶解度影响很大，温度的升高加速了分子的热运动，增加了分子之间发生作用力的可能，增加了分子间旧键的断裂与新键的生成，从而增加物质的溶解度。

（2）pH 值

多数药物成分为有机酸、生物碱及其盐类，受溶液的pH 值影响很大，增加有机弱碱溶液的酸性，离子间的引力增强，溶解度增加；降低溶液的酸性，其溶解度降低。溶液的酸度对沉淀溶解度的影响称为酸效应。

（3）溶剂

溶剂的极性对药物溶解度影响很大，药物极性与溶剂极性相似则溶解性好，即所谓“相似相溶”规则。故易溶、难溶一定是针对特定溶剂而言，溶剂发生变化，改变了溶剂与溶剂之间、溶剂与溶质之间的作用力，则溶解性也会产生明显变化。

（4）分子结构

药物溶解度是药物分子与溶剂分子间作用力相互影响的结果。若药物分子间作用力大于药物分子与溶剂分子间作用力则溶解度较小。氢键对药物溶解度影响较大，在极性溶剂中，如果药物分子与溶剂分子之间可以形成氢键，则溶解度增大，如果药物分子形成分子内氢键，则在极性溶剂中的溶解度减小，而在非极性溶剂中的溶解度增大。

（5）溶剂化作用与水合作用

药物离子的水合作用与离子性质有关，阳离子和水之间作用力强，故阳离子周围常保持一层水分子。离子的大小及其表面积是水分子极化的决定因素。离子的水合数目随离子半径增大而降低，由于半径增加，粒子场削弱，水分子容易失去。

（6）粒子大小

一般情况下，溶解度与粒子大小无关，但当药物粒径处于微粉状态时，粒子大小就会对溶解度产生影响。根据Ostwarld-Freundlich 方程：

$$\ln\frac{S_2}{S_1}=\frac{2\sigma M}{\rho RT}\left(\frac{1}{r_2}-\frac{1}{r_1}\right)$$

式中，S_1、S_2 是粒子半径为 r_1、r_2 时的溶解度，ρ 为固体药物的密度，σ 为固体药物与液态溶剂间的表面张力，M 为药物的分子量，R 为摩尔气体常数，T 为热力学温度。

由上式看出，粒子粒度越小，溶解度越大，即小粒子拥有更大的溶解度。

（7）晶型

药物的不同晶型在同一溶剂中具有不同的溶解度，物质的溶解性不但与结构相关，还与晶型、晶格有关。

多晶型现象在药物中广泛存在。同一化学结构的药物，由于溶剂、温度、冷却速度等的不同，会形成不同的晶型。晶型不同，导致晶格能不同，药物的熔点、溶解度、溶解速度也有差异。某些药物无结晶结构，称为无定形药物，其无晶格束缚，自由能大，溶解度和溶解速度较结晶型大。

药物的溶剂化物与非溶剂化物的熔点、溶解度、溶解速度也有差异，多数情况下，溶解度和溶解速度按水合物＜无水物＜溶剂化物的顺序排列。

（8）同离子效应

在难溶物质中加入含有相同离子的强电解质时，难溶物质的多相离子平衡将发生移动。当沉淀达到平衡后，如果向溶液中加入含有某一构成晶体的离子的试剂或溶液，则平衡向生成沉淀的方向移动，使沉淀的溶解度减小，称为同离子效应。

（9）盐效应

因加入易溶的强电解质而使难溶物质溶解度增大的效应称为沉淀-溶解平衡中的盐效应。加入易溶的强电解质后，溶液中的离子浓度增大，增强了离子间的静电作用，使离子受到牵制而活动性降低，因此在单位时间内离子与沉淀表面碰撞次数减少，使沉淀过程变慢，难溶物质的溶解速度暂时超过了沉淀的速度，平衡向溶解方向移动；当建立起新的平衡后，难溶电解质的溶解度就增大了。

产生盐效应的并不只限于加入盐类，在不发生其他化学反应的前提下，强酸或者强碱亦可以使离子活度系数减小，使难溶物质的溶解度增大。

盐效应引起的溶解度变化很小，一般不予考虑。若难溶物质的溶度积较大，溶液的离子强度较大时，就应该考虑盐效应的影响。

（10）成分间的相互作用

影响物质溶解度的因素是多方面的，既有物质自身结构方面的原因，也包括外界因素的作用。中药复杂体系中，成分之间相互影响较为复杂，存在着缔合、复合等效应，从而改变了化合物的溶解特性，如脂溶性成分的助溶作用。

思考题

2-2　从作用力平衡及溶解平衡角度分析，怎样配制高浓度大黄酸对照品标准溶液？

2-3　油脂在甲醇中溶解度为什么低于乙酸乙酯？而挥发油为什么能够溶于甲醇？

2.3 制药过程中成分溶解性的变化

中药的物质组成表现为多成分、多途径、多靶点的复杂体系特征，既含有生物碱、黄酮、蒽醌、皂苷类等小分子活性成分，也包括蛋白质、多糖、黏液质等大分子物质。溶解性、酸碱性各异的多成分共存决定了中药制药过程中存在成分间复杂的相互作用，如吸附、络合、静电引力、pH值改变等物理化学反应，导致活性成分溶解性的改变，而出现增溶、助溶、盐析现象等。成分溶解性的改变既可能来自辅料作用，也可能来自药物成分间的相互作用。加强对制药过程中成分溶解性变化的认识，有助于改进生产工艺、优化工艺流程、保证药物质量均一性、保证药物疗效稳定。

2.3.1 增溶现象

（1）增溶剂的增溶现象

增溶是指表面活性剂达到临界胶束浓度（CMC）形成胶团，药物成分在溶剂中溶解度增大并形成单相缔合胶体溶液的过程，而加入的具有增溶作用的表面活性剂称为增溶剂，被增溶的物质称为增溶质。一般增溶在水溶液中进行，表面活性剂所形成的胶团呈现亲水基团向外、亲油基团向内定向排列的存在状态（图 2–12），整个胶团内部表现非极性，外部表现极性。增溶质根据其极性和结构的不同，可在胶束的不同部位被增溶。

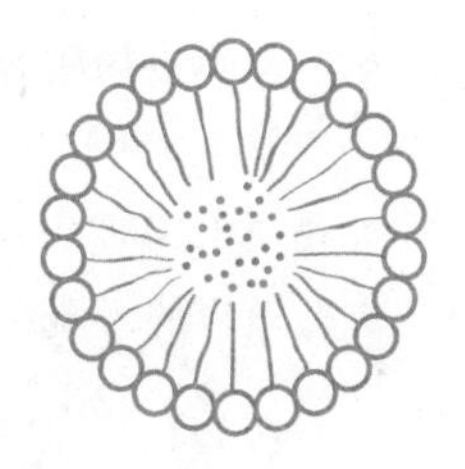

图 2–12
增溶剂胶团结构示意图

① 增溶剂的分类

增溶剂含有亲水基团与疏水基团，可分为以下几类：

a. 阴离子型增溶剂：是由阴离子，如磺酸根离子为亲水基团的表面活性剂。

b. 阳离子型增溶剂：是由阳离子，如铵离子为亲水基团的表面活性剂。

c. 非离子型增溶剂：是由亲水碳链及亲脂碳链组成的表面活性剂。主要有聚氧乙脱水山梨醇脂肪酸酯类（吐温类）；脂肪酸山梨坦类（司盘类），如吐温-80、司盘-80等，还有一些天然成分如三七皂苷、人参皂苷、甘草酸等。

② 增溶剂在中药制药中的应用

a. 增加难溶性成分的溶解度：一些难溶性成分，如乌头碱、蟾酥脂溶性甾体，以及丹参酮、大黄素及挥发油，制成液体药剂有一定难度，加入吐温-80后可制成澄明的液体药剂，供外用、内服、肌肉或皮下注射等。在所有增溶剂中，吐温类对非极性化合物和含极性基团的化合物均能增溶，所以被广泛应用。

b. 改善液体制剂澄明度：中药注射剂在长期贮存过程中，常常会析出沉淀，添加助溶剂可改善液体制剂澄明度与稳定性。

c. 作为中药的浸提辅助剂：采用表面活性剂浊点萃取，是中药的新型提取方法。可降低表面张力，增加对细胞的润湿、渗透性，溶解或增溶有效成分，尤其是非离子型表面活性剂不与成分作用，毒性又低，可用作提取多种成分的辅助剂，如吐温-80可使薰衣草油提取率增加20%，而油的性质不变。

（2）中药成分在溶液体系中的增溶作用

中药化学成分复杂，在制药过程中还会产生更为复杂的相互作用，某些磷脂、皂苷、甾醇、高分子物质等具表面活性剂样作用，形成胶团而发挥增溶作用。

研究表明，中药复方能够通过配伍而实现对难溶性成分的增溶。如当归富含磷脂类成分，既有极性的磷酰基，又有非极性的酯酰基，是天然的表面活性剂。在大承气汤中加大当归用量，可提高大黄总蒽醌的溶出率；当归、麻黄、金银花配伍时，也可增加麻黄碱和绿原酸的溶出率。

甘草皂苷是常用中药甘草的主要活性成分，具有表面活性剂的性质，能够在水溶液中形成胶束而对难溶性成分起到增溶作用。板蓝根冲剂的溶解量随甘草酸的加入量增加而递增，且甘草酸的表面张力随其浓度增加而降低。同样，甘草酸对靛蓝和靛玉红也起到配伍增溶效果，青黛-甘草药对配伍达到了青黛增溶的目的。

中药复方中的一些高级脂肪醇和甾醇等两性化合物可以组成胶团，在药物共煎液中发挥增溶作用，进而促进其他有效成分的煎出。补骨脂与丹参配伍时，丹参中的水溶性成分可以形成分子团，对补骨脂素、异补骨脂素均有显著的增溶作用。

根据中药药辅合一的特点，从中药成分中寻找适宜的增溶性成分，能够在增溶的同时降低辅料的使用量和毒副作用，有望成为提高难溶性成分溶解度的简单易行的解决办法。

2.3.2 盐析现象

溶液中加入无机盐类成分而使某种物质溶解度降低而析出的过程，称为盐析现象。常用作盐析的无机盐有氯化钠、硫酸钠、硫酸镁、硫酸铵等。

在中药水提液中加入无机盐至一定浓度，或达到饱和状态，可使某些成分在水中的溶解度降低，沉淀析出，实现分离水溶性大的杂质的目的。

三七水提液中加硫酸镁至饱和状态，三七皂苷即可沉淀析出。原白头翁素、麻黄碱、苦参碱等水溶性较大，在提取时往往先在水提取液中加入一定量的食盐，再用有机溶剂萃取。加入氯化钠或硫酸胺提取藤黄中掌叶防己碱、三颗针中提取小檗碱亦是基于盐析原理。

2.3.3 助溶现象

一些难溶于水的物质由于第二种物质的加入而增加其在水中溶解度的现象，称为助溶现象。该种物质称为助溶剂。

（1）助溶机理

助溶剂可与难溶性药物形成可溶性络合物，或形成有机分子复合物，或通过复分解而形成的可溶性盐类。

如咖啡因在水中的溶解度为1:50，用苯甲酸钠助溶，形成分子复合物苯甲酸钠咖啡因，溶解度增大到1:1.2，芦丁在水中的溶解度为1:10000，可加入硼砂增大其溶解度。

（2）中药成分的助溶作用

中药成分的增溶效应是多种因素综合作用的结果，被增溶物质所处的物理化学环境改变而使溶解度增加，也与成分间的助溶作用有关，如形成氢键、缔合物、酸碱性成分共存产生的盐等。

中药复方为性质各异、多种成分共存的复杂体系，在制药过程中，助溶剂样中药成分通过吸附、络合、缔合等分子间作用，与其他成分作用从而产生“助溶”现象，增加了一些水中溶解度小的、亲脂性强的成分的溶解度。如黄连流浸膏中小檗碱含量远远超过其溶解限度，是由于其他辅助成分充当助溶剂以增强其溶解性。如水溶性多糖能够助溶一些水溶性差的成分，就是通过分子缔合发生效应。酸碱成分助溶或调节pH值使化合物形成离子态而增加水溶性是处理酸碱性成分溶解度常用的方法，植物间的有机酸（碱）如果成盐后水溶性增加，则会相互助溶。

2.3.4 混合溶媒提取

把两种溶解性和使用范围不同的溶剂（包括水）混合所得到的均相或非均相溶液体系，如溶液或乳浊液等，可以改善或拓宽提取范围。目前实际生产中多使用互相混溶的混合溶剂进行提取。

单一溶剂提取时，由于其溶解范围的局限性，某些情况下不能将活性成分提取完全。在这种情况下，采用混合溶媒常收到意想不到的效果。因为溶剂间互相影响、相互作用，大幅度改善了其溶解能力，使各溶剂的优点得到充分发挥，通过改善溶剂与活性成分间的分子间作用力，改善体系的酸碱平衡，常能改善提取效果。如提取生物碱所使用的酸水、不同浓度的乙醇等均属严格意义上的混合溶剂。

混合溶媒是一些能与水任意比例混合，与水分子形成氢键结合并能增加它们的介电常数，增加难溶性物质溶解的溶剂。如乙醇、甘油、丙二醇、聚乙二醇等与水组成的混合溶剂。以原药材投料的中药注射液，当提取物中含有较难溶于水的有效成分时，常采用混合溶媒。如银杏内酯难溶于水，含银杏叶提取物的银杏叶注射液、银杏达莫注射液均用水-乙醇-甘油（80∶8∶12）混合溶媒以改善其溶解性。

2.3.3 混合溶媒沉淀

混合溶媒沉淀是指反向利用相似相溶法，使化合物溶解度降低而析出或析晶的方法。中药制药生产中醇沉工艺是最常用的精制方法，多糖类成分可以通过不同浓度的醇将不同分子量的多糖分级沉淀下来。

混合溶剂也常用于制备结晶和进行重结晶。晶体先用良溶剂在较高温度下溶解，再在室温下滴加适量难溶溶剂，直至溶液微呈浑浊，并将此溶液微微加温，使溶液完全澄清后放置。如重结晶细辛醚时，可将其先溶于乙醇，再滴加适量水，即可析出结晶。结晶虎杖苷时，在其饱和水溶液上添加乙醚，既有利于溶出其共存的脂溶性杂质，又可降低水的极性，促使虎杖苷结晶。结晶秦皮甲素也可运用同样的方法精制。

参考文献

[1] 乔振峰．表面活性剂在提取中草药活性成分中的应用[D]．兰州：兰州大学，2009.

[2] 杨璇．甘草对葛根黄芩增溶作用和增溶机理的研究[D]．北京：北京中医药大学，2013.

[3] 杜薇．甘草酸对板蓝根冲剂的增溶性[J]．中国医院药学杂志，1997，17(7)：314-315.

[4] 陈璐，许润春，邹文铨，等．甘草－青黛药对配伍的增溶作用考察[J]．中国实验方剂学杂志，2012，18(23)：17-19.

[5] 苏子仁，徐必达，刘庆思，等．磷脂对骨康方补骨脂素异补骨脂素煎出的增溶作用探讨[J]．中国实验方剂学杂志，1997，3(3)：5-7.

[6] 苏子仁，刘中秋，周华．丹参醇提液在浓缩干燥工艺过程中的化学成分变化研究（I）—丹参酮ⅡA湿热降解机理探讨[J]．中成药，1997，19（11）：5-7.

[7] 王佐兵，曹伟，段永强．银杏达莫注射液对糖尿病患者血流变学的改善作用[J]．时珍国医国药，2013，24(2)：422-423.

[8] 朱梅菊，谭宁华，嵇长久，等．石菖蒲乙醇提取物石油醚部分化学成分的研究[J]．中国中药杂志，2010，35(2):173-176.

本章小结

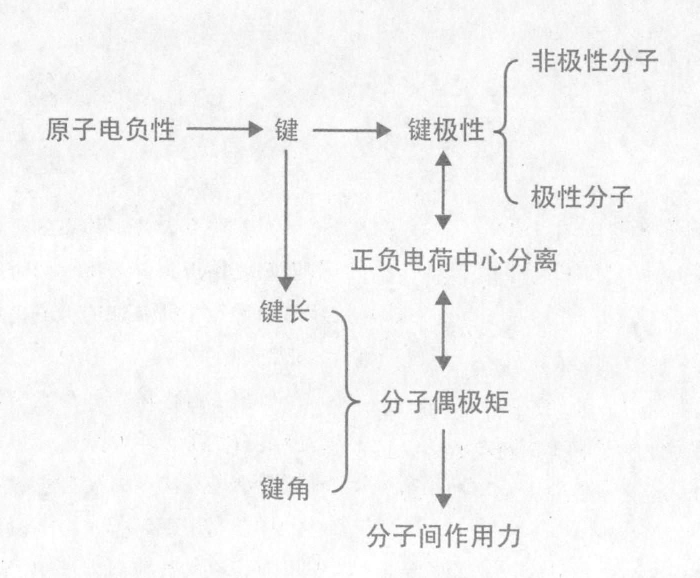

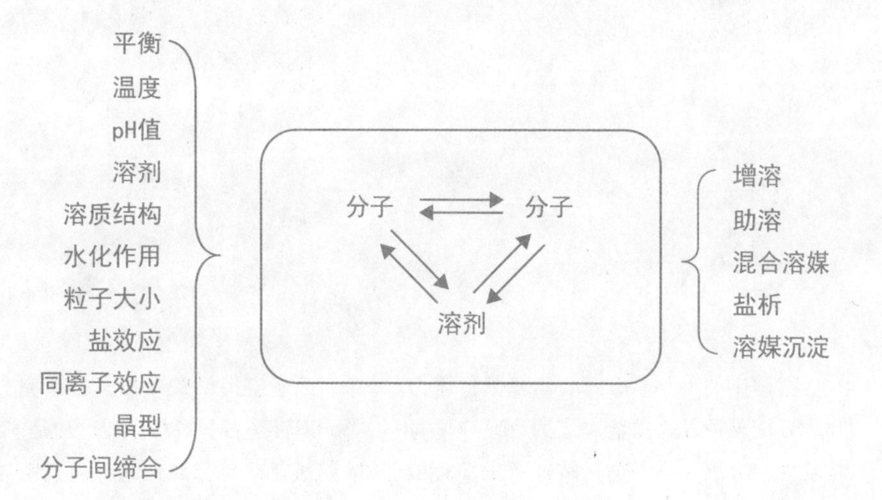

综合题

2-1　为什么不能说极性大的化合物一定比极性小的化合物水溶解度大?

2-2　含有极性键的结构在什么情况下为非极性分子?

习题答案

【思考题】

2-1

CCl_4的偶极矩是0，因此$CHCl_3$的偶极矩与CH_3Cl一样，为1.94D。

2-3

油脂含长链脂肪酸，分子间有亲和力，作用力较强；油脂与甲醇间的色散力，远小于亲和力，因此一般油脂在甲醇中溶解度大不。

挥发油分子间作用力相对较弱，甲醇在色散力作用下可以使其溶解。

2-2

大黄酸为大共轭体系的平面结构，分子间能相互贴近，分子间作用力很强，溶剂不容易渗透至平面叠加的分子之间，成分不容易被溶剂化。

如用甲醇溶解，醇与大黄酸的氢键作用力不具有优势，溶解浓度有限，一般情况下难以配制成高浓度的大黄酸溶液。

可以先用碱溶解，由于碱溶解时为离子作用力，使大黄酸向溶液中的迁移力大大增加。溶解后再酸化，酸化时大黄酸被溶剂化，可制得高浓度溶液。

【综合题】

2-1

溶解度的大小是成分与溶剂间作用力和成分间作用力的差值决定的，而分子间作用力的大小与分子结构特征及分子大小等因素相关，因此不能简单地说极性大的化合物水溶解度大。

如多糖分为水溶性多糖与水不溶性多糖，淀粉极性很大，不溶于水是因为分子太大，分子间作用力强，难以形成溶剂化分子，而不是极性小。

2-2

分子空间结构中原子排布完全对称的分子，不管是否含有极性键，均是非极性分子，如四氯化碳、二氧化碳；而氨水的三个氢不在空间位置上对称，所以是极性分子。

03

挥发性和升华性

挥发性是指液体常温下变成气体的现象。常见的芳香类、辛味类中药，如当归、白芷、川芎等都含有挥发油，具有止咳、平喘、祛痰、发汗、解表、驱风、镇痛、杀虫以及抗菌和消毒等功效，临床应用十分广泛。中药复方中多含有挥发性成分的中药，如麻黄汤中的麻黄、桂枝、杏仁；大承气汤中的厚朴、枳实等。

升华性是指固体物质受热直接气化，遇冷后又凝固为固体的现象。含升华性成分的中药较少，主要有蓼科的大黄，樟科的樟木等。

在中药制药过程中，药材需进行炮制、提取精制等处理，由于挥发性和升华性成分容易损失，质量控制比较困难，因而制药过程对其影响较显著。

3.1 中药成分的挥发性

挥发性成分在植物界分布很广，是中药材中一类常见成分，主要包括挥发油（如薄荷中的薄荷脑、茴香中的茴香脑），某些小分子生物碱（如麻黄中的麻黄碱、槟榔中的槟榔碱、川芎中的川芎嗪），游离小分子香豆素（七叶内酯），某些小分子有机酸（苯丙酸）等。其中挥发油类成分所占的比例最大，一般含量在1%以下，但含量高的可达10%以上，如丁香中丁香油含量可高达14%以上。挥发性成分是中药产生药效的重要物质基础之一，研究挥发性成分的性质对中药制药过程具有重要的意义。

3.1.1 挥发性与分子性质的关系

（1）挥发性与分子间作用力的关系

挥发性通常是针对液体而言，挥发性和沸腾本质上是相似的，均是由分子间作用力的强弱决定的，其中主要为分子间氢键。不管是无机液体如水、硫酸，还是有机液体如乙醇、甘油、汽油等，分子中都含有O和H，所以分子间氢键作用力的大小是决定其是否具有挥发性的主要因素。氢键越多越强，分子间作用越强，分子越倾向于聚集在一起不易挥发；反之就越容易挥发。

丙三醇分子有3个—OH，分子间氢键作用力大，因而不具有挥发性；水有两个—OH（共用O），挥发性较弱；乙醇中含1个—OH，挥发性变大；汽油主要以烷烃为主，分子间不存在氢键，因而挥发性很强。

乙醚与乙醇相比，乙醚分子虽然比乙醇分子更大，但是由于乙醚分子间作用力主要靠色散力与取向力，而乙醇分子间存在氢键，作用力强度远大于色散力与取向力，因而乙醚的挥发性要比乙醇强很多。

（2）挥发性与分子大小的关系

挥发性与分子的大小有关。分子越小，越容易挥发；分子越大，越难挥发。例如，黄芩中的异戊二烯，其分子较小，具有一定的挥发性；而杏仁油中的油酸，其分子结构较大而难以挥发。小分子的烷烃，如甲烷、乙烷等常温下为气态，己烷、戊烷等为液态，有较好的挥发性，而柏油等长链烷烃为固态，不具有挥发性。这是由于分子增大，分子色散力增强，挥发性降低甚至消失。又如挥发性萜类成分中，单萜（如薄荷醇）的挥发性大于倍半萜（桉叶醇）。

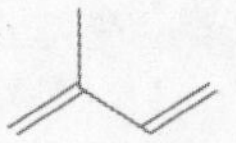

异戊二烯 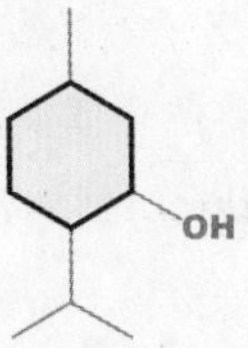　　　　薄荷醇 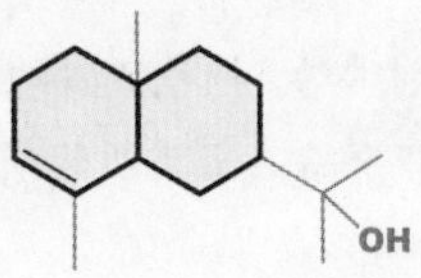　　　　桉叶醇

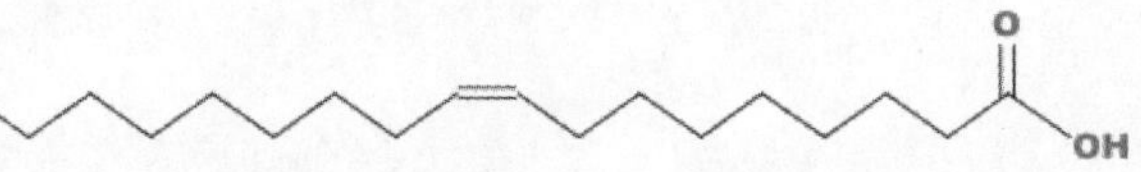

油酸

（3）挥发性与极性大小的关系

一般情况下，分子极性越小，越易挥发；极性越大，越难挥发。如含氧的单萜类成分其沸点随官能团极性的增大而升高，即醚<酮<醛<醇<酸，酯比相应的醇沸点高。极性大小与分子大小综合体现出分子的挥发性，有些化合物虽然具有一定的极性，但是分子很小，其挥发性仍然很高，如乙醇。有些化合物虽然是非极性的，但是分子比较大，使得分子的沸点比较高，挥发性相对较差，比如长链脂肪酸。单萜或者倍半萜类成分，其挥发性和分子含氧量直接相关，含氧越多，极性相对越大，挥发性越差。如正己烷和草酸，前者易挥发而后者不易挥发。这是由于前者属于非极性分子，易挥发；而后者由于有羧基，极性较大，不易挥发。

3.1.2 中药中主要挥发性成分

中药所含挥发性成分主要是指挥发油。挥发油是指具有挥发性，可随水蒸气蒸馏，与水不相混溶的油状液体，多为萜类化合物以及一些脂肪族、芳香族的小分子化合物。

（1）脂肪族化合物

植物挥发油中的脂肪族化合物，通常都是一些小分子的醇、醛、酸、烃类等化合物，易挥发，如甲醇、正庚烷、辛烯、甲戊酮、异戊醛等。

人工栽培鱼腥草和野生鱼腥草，二者所含挥发性物质的主要化学成分不尽相同，但均含有活性成分甲基正壬酮，即鱼腥草素；中国广藿香有较好的抑菌效果，其主要成分为广藿香醇和异愈创木烯；桂花挥发油中含有正癸烷，陈皮挥发油中含有正壬醇、甲基正壬酮、异愈创木烯、正癸烷、正壬醇等成分均属于脂肪族化合物。

$H_3C—OH$

甲醇

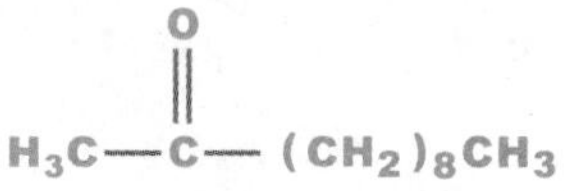

$H_3C—C(=O)—(CH_2)_8CH_3$

甲基正壬酮

$CH_3(CH_2)_5CH_3$

正庚烷

$H_3C—(CH_2)_7—CH_2OH$

正壬醇

（2）萜类化合物

萜类化合物为挥发油中主要组成成分，在大多数含有挥发油的植物中均有发现，植物叶、种子和花的挥发油中基本都有萜类存在，主要是单萜、倍半萜以及它们的含氧衍生物。而且含氧衍生物多半是构成生物活性较强或具有芳香气味的主要组成成分。如樟脑油中的樟脑占 50%，桉叶油的桉油精占 70%，薄荷油中的薄荷醇占 62%~87%，当归挥发油中的藁本内酯占 60%，松节油中 α-蒎烯占 70%，肉桂油中的桂皮醛在 75% 以上。

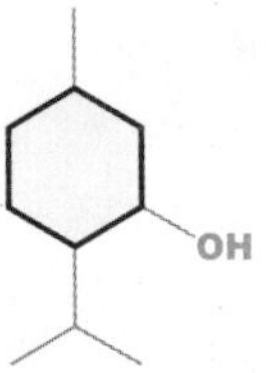

薄荷醇 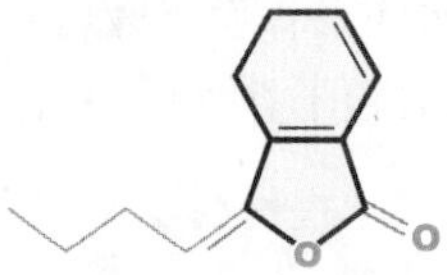　　藁本内酯　　α-蒎烯

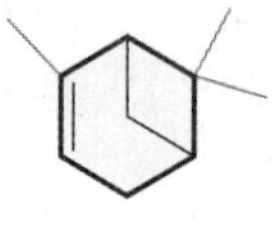

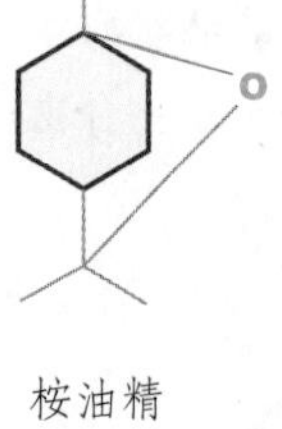

桉油精 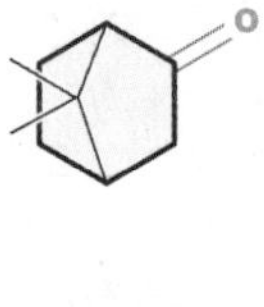　　樟脑

（3）芳香族化合物

芳香族化合物中挥发性成分的存在也相当广泛，仅次于萜类化合物。其主要有两种衍生物，一类是α-姜黄烯的萜源衍生物，如麝香草酚、孜然芹烯等；另一类是桂皮醛的苯丙烷类衍生物，如丹皮酚、苯乙醇、丁香酚等。此外，苯甲酸等芳香酸也具有挥发性。

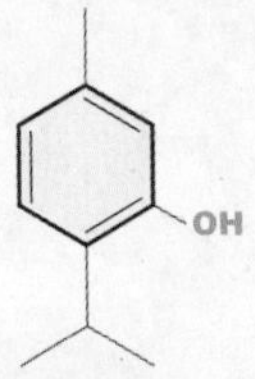

麝香草酚 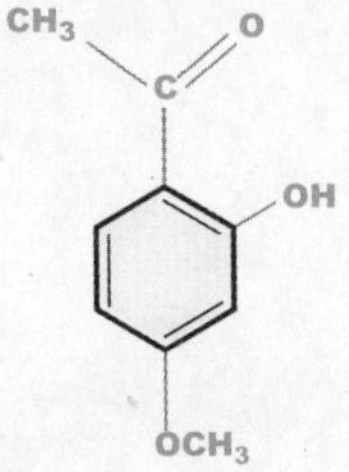　　丹皮酚 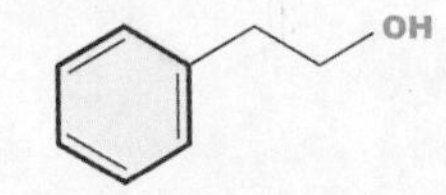　　苯乙醇

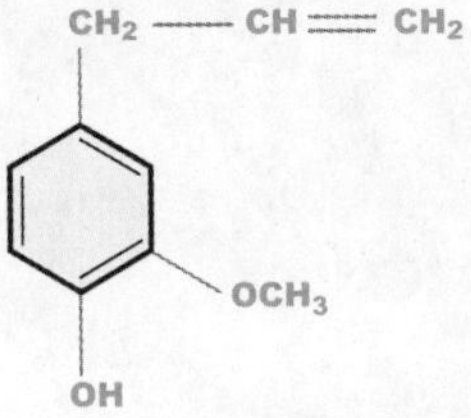

丁香酚 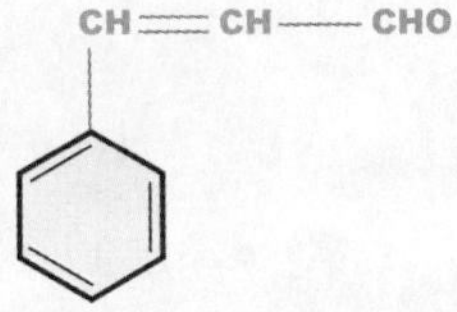　　桂皮醛 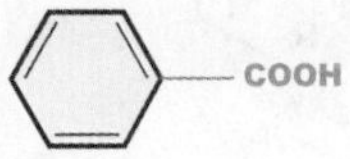　　苯甲酸

思考题

3-1　为什么香水不能长久贮藏？

3-2　挥发油为什么有轻油与重油之分？

（4）其他类化合物

除了以上三类化合物以外，有些中药挥发性成分是含硫含氮的化合物。该类化合物因为其含有N、S元素，一般具有辛辣刺激气味。含硫的化合物多存在于具有辛辣刺激的挥发性成分中，如橙花中的邻氨基苯甲酸酯、大蒜中的大蒜素等。含氮的化合物，如某些小分子生物碱（川芎中的川芎嗪、无叶毒藜中的毒藜碱又称新烟碱、麻黄中的麻黄碱等），也具有挥发性，可随水蒸气蒸馏出来。

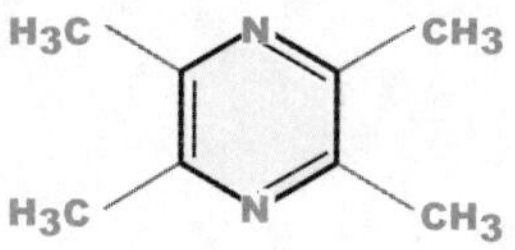

川芎嗪 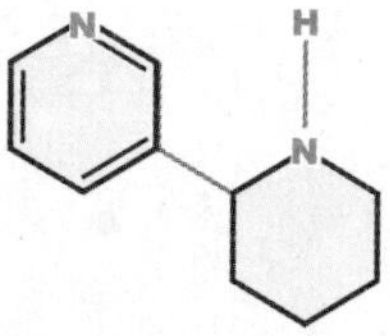　　　　毒藜碱

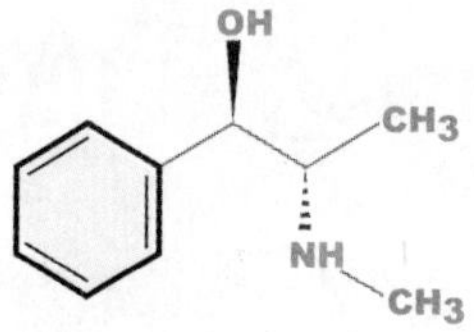

麻黄碱 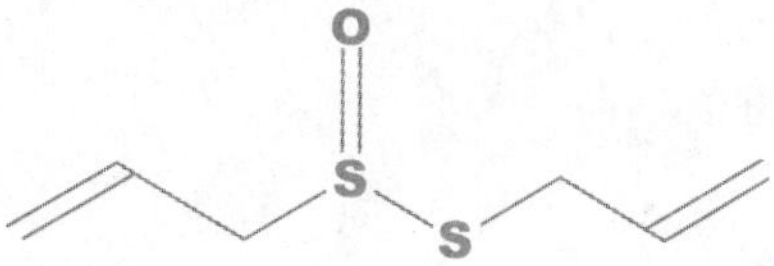　　　　大蒜素

3.2 中药成分的升华性

中药含升华性的成分较少，主要为大黄中游离态小分子蒽醌类化合物，部分游离态小分子香豆素类化合物如秦皮中的七叶内酯，小分子有机酸类化合物如苯甲酸，小分子生物碱类化合物如咖啡碱、苦马豆素等。有升华性成分的中药，可利用升华法进行提取分离，如提取茶叶中的咖啡碱就采用升华法。但因为升华所需的温度较高，产率较低，并伴有分解现象，在实际生产中升华法提取很少使用。

与液体成分的挥发性相比，升华性是针对固体物质而言。升华性与挥发性本质上是相似的，均是由于分子间的作用力较弱，当固体表面分子与空气分子碰击吸收的能量足够将分子从固态转变成气态时，固体成分就可以从固体中气化脱离，此过程称之为升华。

一般情况下，如果挥发性成分以结晶态或固态存在时，则具有升华性。如薄荷挥发油中含有薄荷醇，挥发油混合物为液态，具有挥发性；从中析出的薄荷脑（薄荷醇），其结晶具有升华性。冰片（龙脑）、樟脑、川芎嗪等很多挥发性成分的单体是结晶态，它们均同样具有升华性。

其中有些化合物主要以固态形式存在，如蒽醌类成分、咖啡碱、苯甲酸等，其升华性没有挥发油的挥发性那样明显，常常容易忽略。升华性与分子间作用力强弱相关，氢键越多，分子间作用越强，分子越倾向于聚集在一起，就不易升华。如大黄酸具有升华性，但其苷不具有升华性。

3.2.1 蒽醌类

游离态蒽醌类化合物一般具有升华性，如大黄中的大黄酸、大黄素、芦荟大黄素、大黄酚等。升华所需温度与酸性有关，酸性越强，所需温度越高。大黄酸的酸性最强，升华所需温度最高，而大黄酚的酸性最小，所需温度则最低。

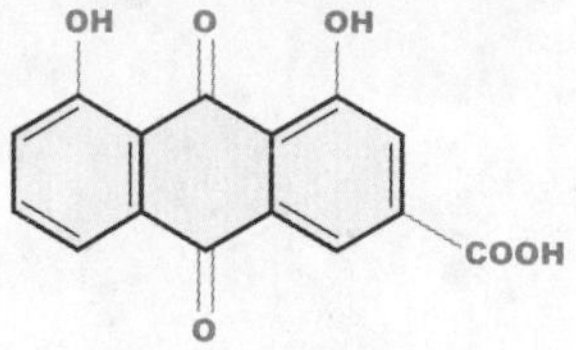

大黄酸

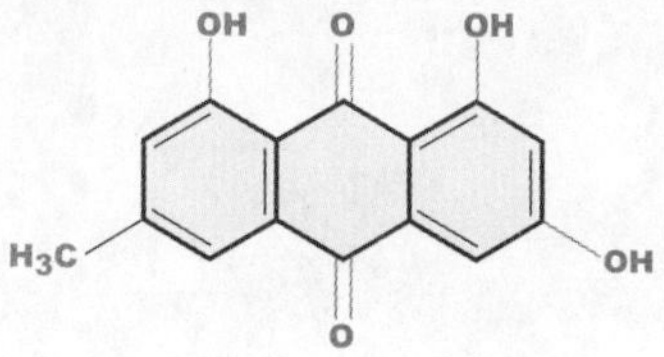

大黄素

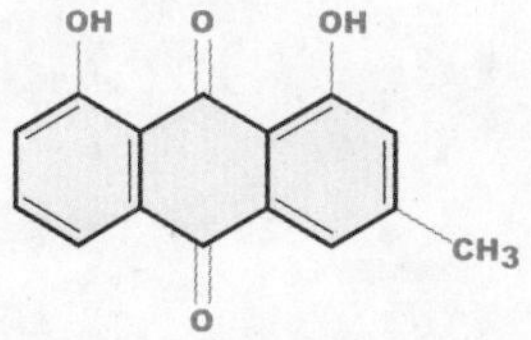

大黄酚

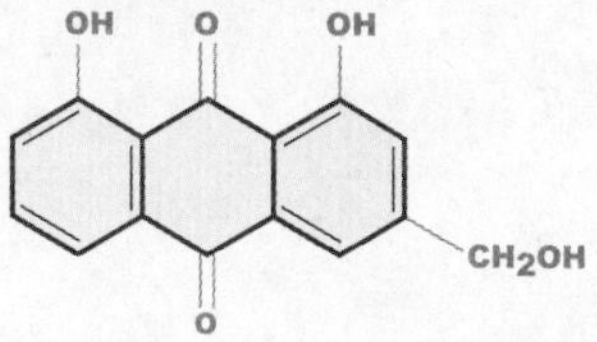

芦荟大黄素

3.2.2 香豆素类

分子量小的游离态香豆素类化合物具有升华性，如秦皮中抗菌消炎的有效成分之一七叶内酯。

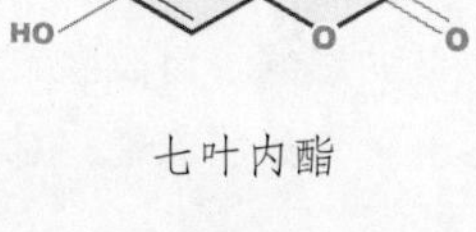

七叶内酯

3.2.3 其他类

中药中还有一些成分也具有升华性，如苯甲酸、咖啡碱、冰片等。在中药炮制过程中常发生的美拉德反应（Maillard 反应）所产生的5-羟甲基糠醛也具有升华性，如狗脊、何首乌、党参、当归等炮制过程中均可产生此类物质。此外，中国古人推崇的炼丹术也是利用无机物如汞、砷的升华性。

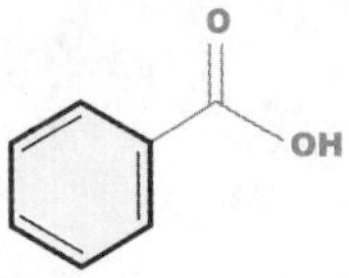

苯甲酸 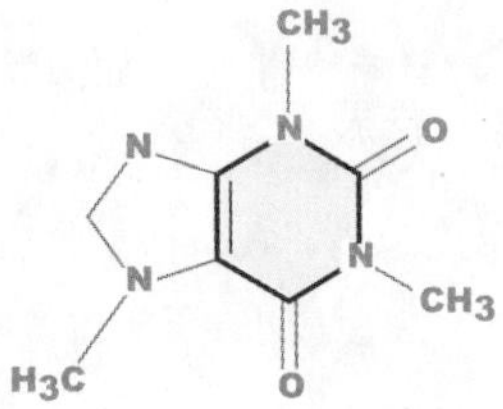　　咖啡碱 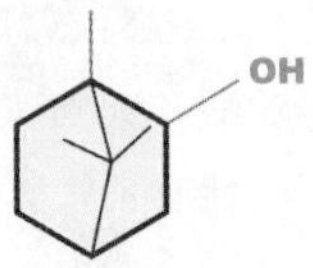　　冰片

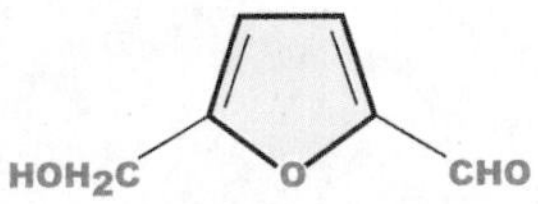

5-羟甲基糠醛 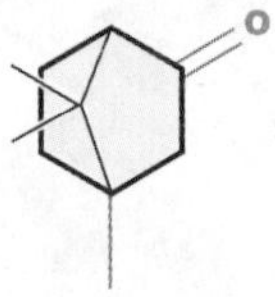　　樟脑

3.3 中药制药过程对挥发性成分的影响

随着现代制药技术的不断发展，特别是软胶囊、片剂等中成药的广泛应用，挥发性或升华性成分在中药制药中出现得越来越多。然而，在中药制药过程中，挥发性及升华性成分的组成和比例变化很大程度上受生产工艺的影响，因而生产含此类成分的药物，其均一性是控制的难点。了解生产工艺中影响成分挥发性的因素，对控制中药制药过程中产品质量具有重要意义。

3.3.1 干燥

（1）药材干燥

干燥是中药材产地加工最重要的环节，尤其对含挥发油类的药材，干燥工艺直接决定中药材的品质。与其他物料相比，含挥发油类中药材的干燥具有含水量高、热敏度高、有效成分容易散失等特点。在加热干燥过程中，过高的温度和过长的干燥时间容易引起挥发油类药材外观色泽的变化，或发生物理、化学变化等，导致有效成分的损失。因此，适当的干燥条件对保证挥发油类药材的质量具有非常重要的意义。

对于含挥发油较多的药材，如薄荷、当归、木香、荆芥等，干燥温度一般控制在60℃以下，避免有效成分的过多损失。目前的低温吸附干燥特别适合含挥发油等热敏性中药材的干燥。低温吸附干燥是一种以传质推动力为主的干燥技术，它能很好地保持干燥物料的有效成分和理化特性，干燥产品质量高。

（2）制剂干燥

普通的常温干燥和热风干燥会引起制剂中挥发性成分或升华性成分损失，故对含有这两种成分的物料一般采用低温减压干燥或喷雾干燥的方法进行干燥。采用喷雾干燥时，应注意进风温度的控制。如含大黄的提取液在喷雾干燥时，若进风温度为180℃~200℃，已接近大黄蒽醌的升华点，有效成分损失会非常严重，因而必须降低进风温度至140℃~150℃，蒽醌类活性成分才能保留下来。

为了减少挥发性成分在喷雾干燥过程中的损失，一般可先将挥发油进行微球包封或β-环糊精包合，包合物再采用喷雾干燥，可以解决挥发性成分不稳定、易挥发导致产品性质不稳定性的问题。如采用喷雾干燥法制得的川芎嗪壳聚糖微球包封产率较高，制备工艺简单、过程稳定，可成为实现中药微球工业化的有效方法。

由于喷雾干燥不会影响包合物中挥发油的含量，因而可用在挥发油包合物干燥生产中。荆芥挥发油（主要含荆芥内酯）用环糊精包合后，挥发油可分为两个部分，大部分是包合在环糊精内腔的挥发油，少部分吸附在环糊精包合物析出物的表面，是未包合的挥发油，这部分挥发油会在贮藏过程中挥发损失，致使制剂中挥发油含量逐步下降，稳定性差。因此，需要在生产过程中去除，采用喷雾干燥工艺，包合在内腔的挥发油成分损失少，而未包合的挥发油可有效地去除，成品在储存过程当中挥发性成分损失大大减少，提高了稳定性。又如石菖蒲油被环糊精包合之后，采用喷雾干燥，包合物中挥发油的含量几乎不发生变化。此外，有报道用β-环糊精包合技术将CO_2超临界流体萃取的当归油包合，大大提高了当归挥发油的稳定性。

思考题 3-3

为什么喷雾干燥工艺对热敏性成分适用，而对挥发性、升华性成分难以适用？

大黄素　　　　荆芥内酯

3.3.2 加工炮制

加工炮制是中药饮片生产过程中的重要环节，但炮制对含挥发性或升华性成分的药材质量影响很大，不同的炮制方法的影响也不相同，温度越高，加热时间越长，挥发油的含量越低。

为了保留有效挥发性成分不受或少受损失，炮制过程中如需加热，火候要小，时间要短，尽量避免挥发性或升华性成分的破坏和损失，否则会影响疗效。水制时，虽然挥发油不溶于水，但也不宜久浸久泡，宜"抢水洗"，否则香气失散，挥发性成分易损失。

有些中药挥发油需加工处理，以保证用药安全有效。苍术性燥，需以糯米泔水浸去部分挥发油。

麻黄生品有发汗解表之功，蜜炙麻黄发汗之力降低，而润肺止咳之功增加。有些中药在加热炮制过程中会产生新的挥发性成分，如麸炒过程中往往会发生美拉德反应，产生具挥发性的5-羟甲基糠醛，对药效产生影响。

用GC-MS分析蓬莪术醋制前后挥发油组成及含量变化发现，蓬莪术中挥发油的含量和组成在炮制前后都发生了变化（图3-1）。

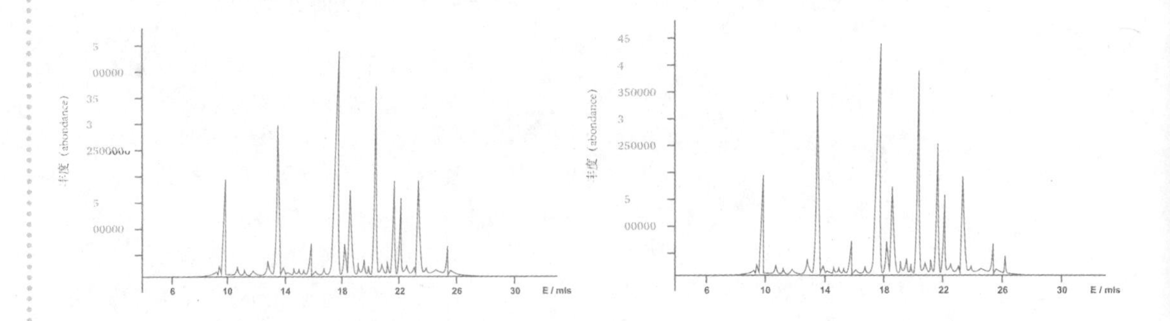

图3-1 蓬莪术醋制前后质谱图

3.3.3 提取

提取是中药制药过程中最常见的工艺之一，具有挥发性成分的中药在提取过程中容易发生氧化、聚合等复杂的化学反应，使提取的挥发油不能真实反映药材的成分特征，并且影响药效，因而不同的提取方法对挥发油的影响很大。

大部分中药挥发油的相对密度比水小，称为“轻油”，少数为“重油”，如丁香油、桂皮油等就比水的相对密度大，属于重油。因此需要根据挥发油的性质，选择不同的挥发油提取方式。常用的方法有水蒸气蒸馏法、溶剂法和二氧化碳超临界流体萃取（CO_2–SFE）。

（1）水蒸气蒸馏法

水蒸气蒸馏法是最常用的挥发油提取法，具有操作简便、效率较高等优点，适用于能随水蒸气蒸馏而不被破坏的中草药成分的提取。此类成分的沸点多在100℃以上，与水不相混溶或仅微溶，且在约100℃时存在一定的蒸气压。在提取过程中，其蒸气压和水的蒸气压总和达到一个大气压时，液体就开始沸腾，水蒸气与挥发性物质以缔合态的形式一并蒸馏出来。

水蒸气蒸馏法由于提取过程与水接触的时间较长（一般都在3小时以上），提取温度较高，一些对热不稳定或芳香性的成分极易受热损失，或引发氧化分解、水解等反应而影响挥发油的品质，因此需要依据挥发油成分理化性质来确定是否可以用水蒸气蒸馏法来提取。

中药中大多数挥发油如薄荷中的薄荷醇、桂枝中的桂皮醛、生姜中的姜醇、辛夷中的桉叶素、广藿香中的百秋李醇、白头翁中的白头翁素，以及一些小分子生物碱如槟榔碱，小分子的酚类物质如丹皮酚等，都可采用水蒸气蒸馏提取。

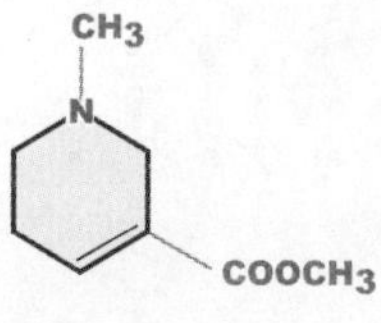

CH_3 N COOCH$_3$

槟榔碱

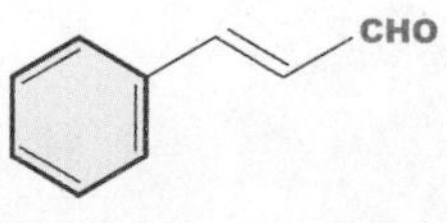

CHO

桂皮醛

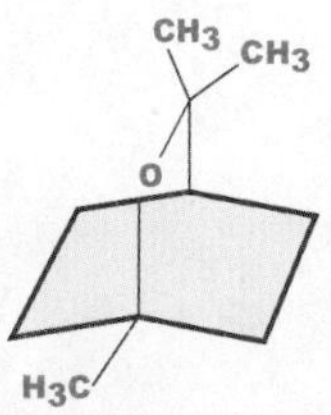

CH_3 CH_3 O H_3C

桉叶素

（2）超临界流体萃取法（SFE）

超临界流体技术是近年发展起来的一项集提取与分离为一体的新技术。超临界流体是指处于临界温度和临界压力以上的流体，目前应用较多的为二氧化碳。在超临界状态下，超临界流体兼具气相和液相的双重特点，通过调节温度和压力改变超临界 CO_2 萃取的密度，从而改变目标产物的溶解度，可以实现选择性萃取与分离。与传统的水蒸气蒸馏法相比，二氧化碳超临界流体提取时温度低，挥发油损失少，而且可以提供惰性环境，避免氧化、分解，是一种理想的挥发油提取方法。目前，利用超临界 CO_2 流体萃取天然中草药中的挥发油已投入工业化生产。但需要注意的是，超临界 CO_2 流体萃取法主要是基于流体“溶剂”的提取，其提取的挥发油中往往会含有一些低极性的非挥发性成分，如长链脂肪酸等，具有防止氧化热解的优点，但也影响了挥发油的纯度。

采取超临界 CO_2 萃取法萃取中药青皮中的挥发油，萃取率为 1.32%，相比水蒸气蒸馏法提高了 2.4 倍。相关文献对超临界流体提取技术萃取杏仁油的工艺进行研究，初步确定了最佳工艺条件，并且与石油醚提取工艺进行了比较，发现超临界流体提取法收油率是石油醚收油率的 2.5 倍，且提取时间大大缩短。

紫苏中特有的香味成分紫苏醛，紫丁香花中独特的香味成分，均不稳定易受热分解，用水蒸气蒸馏法提取时会被破坏，香味大减，采用超临界流体法具有低温提取的特点，提取所得芳香挥发油气味和原料相同，明显优于其他方法。

O

紫苏醛

重油桂皮油用超临界 CO_2 萃取比传统工艺的水蒸气蒸馏出油率要高（具体流程见图 3-2），应用此法提取大蒜油、橘皮油、柠檬油、香兰素，效果均较好。

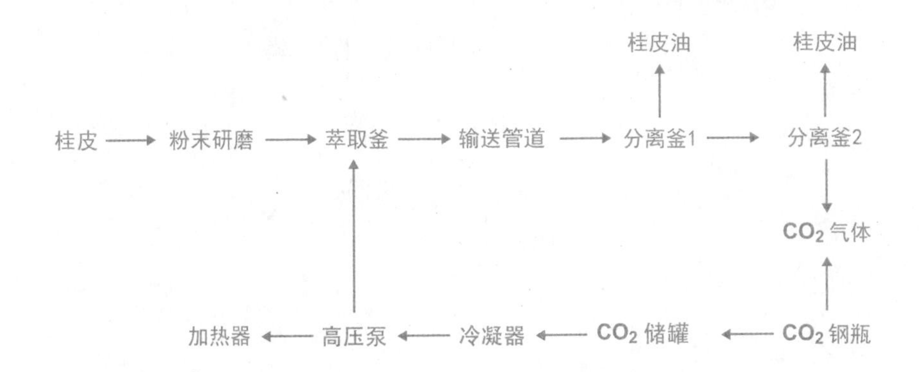

图 3-2 超临界 CO_2 萃取工艺流程（以桂皮油为例）

（3）溶剂提取法

有些含有挥发性成分的药材可以用低沸点有机溶剂连续回流提取，常用的有机溶剂有乙醇（回收沸点高，成分损失，改变成分组成）、石油醚、戊烷、四氯化碳等。此法得到的成分含杂质较多，需进一步提纯。通过超临界 CO_2 萃取技术与有机溶剂提取石香薷挥发油作对比，结果显示使用有机溶剂提取对于很多含量较少的成分提取效果较差，容易使成分丢失。

（4）其他提取法

其他提取方法如微胶囊-双水相萃取法、分子蒸馏技术等也用于挥发油的提取。分子蒸馏技术是基于不同物质分子运动的不同平均自由程来分离物质的，因此非常适合热敏性和高沸点物质的分离。

使用分子蒸馏技术分离姜黄油可以得到姜黄精油，并对经由不同分子蒸馏温度获得的姜黄精油的得率、外观性状、成分及其相对含量进行比较，结果分子蒸馏的提取物比姜黄油色泽浅、纯度更高。

微胶囊-双水相萃取法是把微胶囊技术和双水相萃取技术相结合，利用被提取物在不同的两相系统间分配行为的差异进行分离的方法，具有较高选择性和专一性，能提取醛、酮、醇等弱极性成分，避免提取过程中的高温、氧化、聚合等反应，有效保护挥发油的天然组分，应用于挥发油提取颇有前景。如选用 β-CD 和硫酸钠作为双水相萃取剂，与乙醇构成双水相萃取体系，以挥发油收率、甲基丁香酚和苯酞类物质（以藁本内酯计）含量的综合评分为指标，优选 β-CD 微囊双水相萃取及包合川芎和细辛挥发油的工艺条件，降低了能耗及生产费用。

思考题 3-4

超临界提取的挥发油与水蒸气蒸馏法制备的挥发油组成是否一样？

3.3.4 分离

常用的挥发油分离方法主要有分馏法、冷冻析晶法等，一些提取方法如水蒸气蒸馏法、超临界流体萃取法也具有分离的效果。

（1）分馏法

挥发油的组成成分由于类别不同，它们的沸点也有差别，如萜类成分中各类碳原子一般相差 5 个，同时还存在双键的数目、位置和含氧官能团的不同，因而它们的沸点呈现出规律性差异。在单萜中沸点随着双键的增多而升高，即三烯 > 二烯 > 单烯；含氧单萜的沸点随官能团极性的增大而升高，即醚 < 酮 < 醛 < 醇 < 酸，可以根据它们的沸点不同，用分馏法进行分离。

有些不稳定的挥发性成分在接近沸点温度时，往往发生结构转化而被破坏，通常采用减压分馏。一般在 35℃~70℃ /1333.22Pa 条件下被蒸馏出来的是单萜烯类化合物；在 70℃~100℃ /1333.22Pa 蒸馏出来的是单萜含氧化合物；而在 80℃~110℃ /1333.22Pa 被蒸馏出来的则是倍半萜烯及含氧化合物。图 3-3 为分馏法分离薄荷油的流程图。分馏所得的馏分一般都是混合物，如需得到精制的单一成分，还需要经进一步精馏、重结晶、色谱分离等。

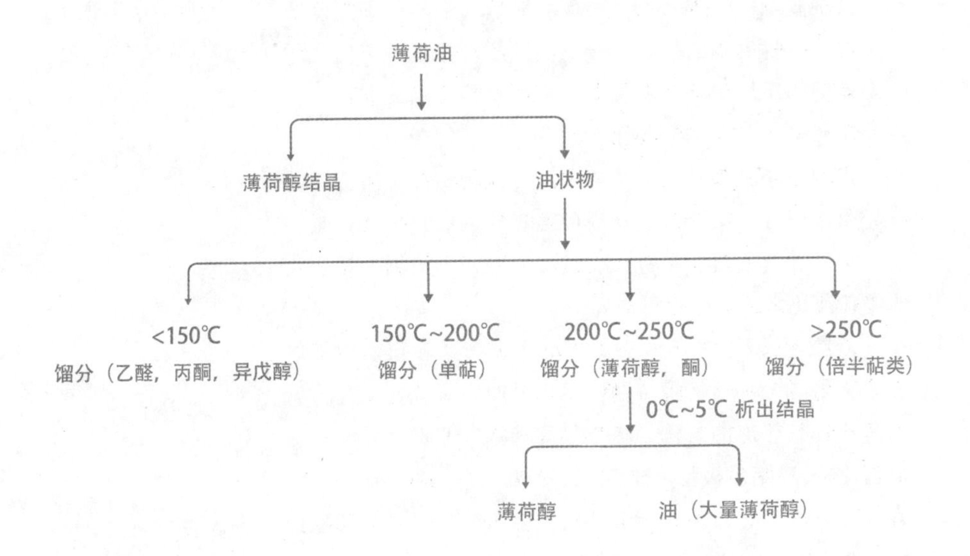

图 3-3　分馏法分离薄荷油的流程图

（2）超临界流体分馏法

超临界状态是介于液体与气体之间的特殊状态，常用 CO_2、水等作为介质。超临界流体分馏法具有传质速率快、易实现相间分离、设备简单、过程能耗低，且可以利用超临界溶剂的溶解能力随温度和压力变化来调节各馏分的分布等优点。使用超临界流体分馏法，通过控制压力与温度，使其对不同化合物产生溶解，进而达到分馏的目的。

用超临界二氧化碳萃取技术能将柑桔香精油中的萜烯化合物选择性提取出来。与高效液相相比较，超临界相中萜烯烃的峰区增加了两倍，而代表柑桔风味的化合物的峰区减少了一半。

3.3.5 浓缩

浓缩是将中药提取液中的溶剂部分分离或去除，最终获得一定相对密度浓缩液的过程。容易挥发的成分，如单萜及倍半萜类成分在浓缩时损失较大。升华性成分在浓缩时也会损失，如大黄提取液在回收溶剂中可见大黄蒽醌类成分所呈现的黄色。

常压浓缩会导致药物的挥发性成分和升华性成分损失，因而在生产过程中采用低温减压浓缩技术。此外，还可以通过缩短受热时间、选择低沸点的提取溶剂来达到降低挥发性成分在浓缩过程中的损失。

由于常用的蒸发浓缩方式其实很难符合这些要求，因此出现了一些新的浓缩技术，如膜过滤浓缩、冷冻浓缩等，但目前尚没有实现工业化生产。

3.3.6 溶液 pH 值

一些具有挥发性或升华性的酸、碱性成分，它们的挥发性或升华性与它们的存在状态密切相关，一般游离态具有挥发性或升华性，成盐后，挥发性或升华性显著降低或消失。

酸性成分大黄酸在酸性条件下呈游离态，易升华，但在 $NaHCO_3$ 溶液中可形成盐而溶解，其升华性显著降低。碱性成分麻黄碱在 pH9.58 的碱性条件下呈游离态，易挥发，但在草酸水中形成麻黄碱草酸盐，其挥发性显著降低。因此，在提取酸性或碱性挥发性或升华性成分时，可通过调节溶液的 pH 值使它们的存在状态发生改变，减少它们损失。

3.3.7 制剂和包装

（1）制剂包合改变挥发油的性质

采用药物制剂新技术，提高中药挥发油在制剂中稳定性，是目前发展中药挥发油产品的一项重要工作。挥发油环糊精包合技术是指挥发油被包藏在环糊精的空穴结构内形成包合物的技术。环糊精与药物间存在弱相互作用如范德华力、偶极-偶极相互作用、电荷转移作用、氢键、疏水作用等协同作用，形成超微囊状包合物。β-环糊精包合技术中 β-环糊精可与药物分子形成包合物，改善药物的物理化学性质，降低其挥发性，增加稳定性，使挥发油固体粉末化，便于制成多种剂型，同时改善药品性质，提高了药物的生物利用度和疗效，在挥发油制剂中应用越来越广泛。

采用 β-环糊精包合技术，可将挥发性成分制成软胶囊剂，密封在胶囊壳内，由于完全密封，不易挥发，提高了药品的质量，如藿香正气软胶囊、十滴水软胶囊等。在考察当归油 β-CD 包合物的稳定性中发现当归油 β-CD 包合物具有一定的抗光解性、热稳定性和湿稳定性，其稳定性明显优于单纯当归油。

采用高效液相色谱法考察肉桂油 β-CD 包合物中桂皮醛的溶解度和体外溶出度发现，其包合物中桂皮醛在 0.1moL/L 盐酸溶液、pH6.6 和 pH7.5 磷酸盐缓冲液中的溶解度及体外溶出速率均比单一的桂皮醛有显著提高。

利用环糊精包合技术制备挥发油会应用于越来越多的中药制剂，从而提高中药制剂的质量。

（2）特殊包装减少挥发性成分损失

为便于储存、运输和使用，药品必须包装。作为药品生产不可分割的一部分，包装对药品质量有着重要的作用。药用辅料、药用包材以及包装技术的应用与发展，对药物的稳定性、安全性、有效性有可能产生很大的影响。含有挥发油的成分在包装时需要特别注意，防止挥发性、升华性成分的损失。挥发性药物能溶解于包装材料内侧，借渗透压的作用向另一侧扩散，如含挥发性成分的固体制剂，其活性成分易挥发并穿透某些材料（如聚乙烯单层塑料），有些甚至对一般有机物包装材料有强的溶蚀作用，此外一些液体制剂易泄露，侵蚀包装，此类的药物应选择适当的复合膜容器、玻璃容器、金属容器或陶瓷容器。

思考题 3-5

含挥发油的中药制剂增加其稳定性的方法有哪些?

参考文献

[1] 李敏，李晓芳，李丽霞，等．干燥方法对大黄配方颗粒中蒽醌类成分的影响[J]．中成药，2006，28(9)：1289-1293.

[2] 蔡鑫君，程巧鸳，赵宁，等．喷雾干燥法制备川芎嗪壳聚糖微球的研究[J]．中草药，2008，39(5)：679-682.

[3] 黄裕，黄海，钱星文，等．石菖蒲油β－环糊精包合物制备的包合率测定及喷雾干燥研究[C]．第九届全国中药和天然药物学术研讨会大会报告及论文集，2007.

[4] 孙伟，朱新城，万欣，等．当归超临界萃取精油的β－环糊精包合工艺研究[J]．中国实验方剂学杂志，2007，13(9)：17-19.

[5] 罗妮妮，傅超美，甘彦雄，等．川产道地药材蓬莪术醋制前后GC-MS指纹图谱对比研究[J]．药物分析杂志，2014，34(11)：1995-2000.

[6] 曹蕾，曹纬．超临界 CO_2 萃取青皮挥发油的工艺研究[J]．化学工程，2007，35(9)：75-78.

[7] 林秀仙，吴惠勤．超临界 CO_2 萃取杏仁油的工艺研究[J]．中药材，1998，21(8)：403-405.

[8] 曾虹燕，李国龙，黄靓，等．紫苏叶挥发油超临界CO2萃取工艺的研究[J]．湘潭大学自然科学学报，2003，25(2)：46-48.

[9] 蔡定建，周玉琴，毛林春．超临界萃取GC-MS分析桂皮油成分研究[J]．中国食品添加剂，2008 (6)：91-98.

[10] 蒋红梅，卢向阳，方俊，等．石香薷挥发油提取工艺研究[J]．中药材，2007，30(9)：1135-1139.

[11] 黄惠芳，陈跃新，梁立娟，等．不同温度条件下分子蒸馏姜黄精油收率及其成分的GC-MS分析[J]．食品工业科技，2012 (1)：265-267.

[12] 刘品华．微胶囊双水相提取精油的工艺研究[J]．曲靖师专学报，2000，19(6)：40-42.

[13] 穆启运，蓝涛华，徐方方，等．正交试验优选川芎和细辛挥发油的β－环糊精微囊萃取工艺及成分分析[J]．中国实验方剂学杂志，2014，20(20)：1-5.

[14] 沈致隆，吴爱萍．柑桔香精油中萜烯化合物的超临界 CO_2 萃取[J]．食品工业科技，1997 (3)：4-7.

[15] 吕荷，王珏．当归油β－环糊精包合物的稳定性考察[J]．中国药师，2002，5(4)：223-224.

[16] 宋洪涛，张汝华．肉桂油β－环糊精包合物的理化性质[J]．中国医院药学杂志，2003，23(1)：12-14.

本章小结

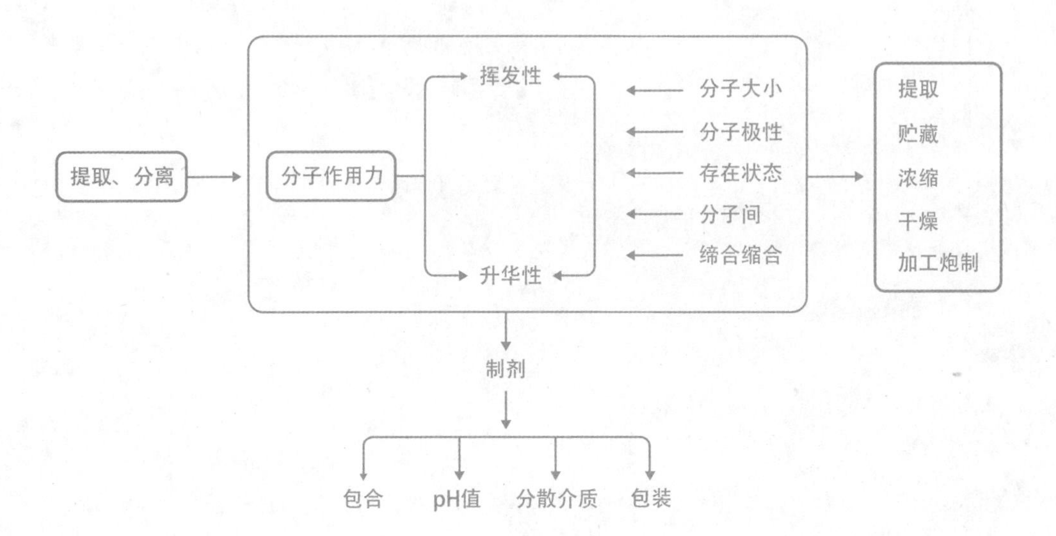

综合题

3-1　为什么挥发油要单独进行提取?

3-2　为什么说中药挥发性成分在中成药中最难做到成分均一?

3-3　中药炮制对挥发油的影响有哪些。

3-4　某复方新药含有川芎的醇提物，申报新药生产许可证时将减压干燥变更为喷雾干燥，你认为此工艺对复方药物疗效是否有影响?

习题答案

【思考题】

3-1

香水主要成分为挥发油，由于是溶液状态，成分高度分散，且大多含有易氧化等基团，容易发生氧化、异构化等化学反应，同时长久贮藏后易挥发的成分挥发损失得较多，从而成分组成发生变化，香水成分结构变化及成分含量组成变化会改变香水香味，甚至有不良气味，故香水不宜长久贮藏。

3-2

有机分子物质一般情况下其相对密度小于水，因此大部分挥发油为相对密度小于水，为轻油；但是有些挥发油由于分子结构原因能使分子相互紧密结合，形成相对密度大的挥发油，一般主含芳香族成分的挥发油，因平面结构容易贴合，多为重油。

3-3

挥发油或升华性成分的沸点或升华点均较低，在低温干燥时损失有限；但喷雾干燥时因进风温度很高（180℃~200℃），会在瞬间气化而损失，因此喷雾干燥对含有挥发性、升华性成分应该慎用。

成分在液态容易发生化学反应，而固态相对较稳定，喷雾干燥时进风温度虽然很高，但瞬间转变为固态，增加了干燥过程中的稳定性，故对不稳定的成分较适宜。

3-4

不同，因为超临界提取类似于溶剂法提取，提取物接近药材中挥发油组成；而水蒸气蒸馏法受两方面影响，一是挥发性差异所致各成分蒸馏出的比例不同，二是挥发油成分随蒸汽冷凝后在水中溶解性或分层性质不同，成分流失程度不一样，因此水蒸气蒸馏法制备的挥发油与原药材中组成相差较大。

3-5

（1）包合，形成稳定性好的缔合物。

（2）用高分子辅料制成固体分散形成缔合物。

（3）密闭性制剂如软胶囊。

（4）增加制剂包装的密闭性。

【综合题】

3-1

由于挥发油在溶剂回收、浓缩、干燥过程中易挥发损失，一般情况下药材的挥发油要单独提取，才能将挥发油富集到制剂中，有时为了增加挥发油在制剂中的稳定性还需对其进行包合等处理再加到制剂中。

3-2

原药材中的挥发性成分因为在药材加工、贮藏、提取、回收浓缩、干燥过程中会挥发损失，且由于不同成分挥发性不同，挥发性强的成分在此过程中损失多，因此转移到制剂中的挥发性成分很难做到一致。

3-3

⑴ 炮制过程中成分损失，改变了挥发油含量。

⑵ 不同成分挥发性不同，炮制后挥发性强的成分损失多，改变了成分组成。

⑶ 通过炮制手段加速挥发油成分的化学反应，改变结构，影响药效。

3-4

川芎含有藁本内酯等挥发性成分，但其挥发性弱，可以用醇提取。同时还含有升华性成分川芎嗪，喷雾干燥时，由于进风温度很高，藁本内酯及川芎嗪会瞬间转变为气态而随热风损失，因此药效物质基础可能发生变化，不能进行此项工艺变更。

04

酸碱性

大多数中药含有酸性或碱性成分，酸性成分如植物中的有机酸（包括天然的酸味剂），而常见的黄酮、香豆素、酚（多酚）、鞣质等含芳香环结构的酚羟基均具有一定酸性；中药生物碱为一些中药的主要有效成分，如苦参、贝母、黄连；而氨基酸、肽类等为同时具有酸性和碱性官能团的成分，属于两性化合物。这些酸、碱性化合物不仅仅表现出酸碱性，更重要的是在中药复杂溶液中呈现出多种存在状态，从而影响提取物的理化性质，对制药生产过程有重要的影响。

人类对于酸碱的认识经历了漫长的过程，最初人们将有酸味的物质叫做酸，有涩味的物质叫做碱。1887 年瑞典科学家 Arrhenius 提出了酸碱电离理论，凡在水溶液中电离出的阳离子全部都是 H^+ 的物质叫酸，电离出的阴离子全部都是 OH^- 的物质叫碱。

思考题 4-1

为什么有机酸要在酸性溶液中才以游离态形式存在？而生物碱相反，要在碱性溶液中才会以游离态存在？

$$HCl \rightleftharpoons H^+ + Cl^-$$
$$NaOH \rightleftharpoons Na^+ + OH^-$$

可见 H^+ 是酸的特征，OH^- 是碱的特征，酸碱反应的本质是 H^+ 与 OH^- 结合生成水的反应。因此在该理论下，酸碱反应生成盐和水的过程也被称作中和反应。

$$H_3O^+ + OH^- \longrightarrow 2H_2O$$
$$\text{酸}^+ + \text{碱}^- \longrightarrow \text{盐} + \text{水}$$

强酸和强碱在水溶液中完全电离，弱酸和弱碱则部分电离。多元酸和多元碱在水溶液中分步解离，能电离出多个氢离子的酸是多元酸，能电离出多个氢氧根离子的碱是多元碱，它们在电离时都是分几步进行的。

酸碱电离式：　$AB \longrightarrow A^+ + B^-$

一元酸的电离：　$CH_3COOH \rightleftharpoons CH_3COO^- + H^+$

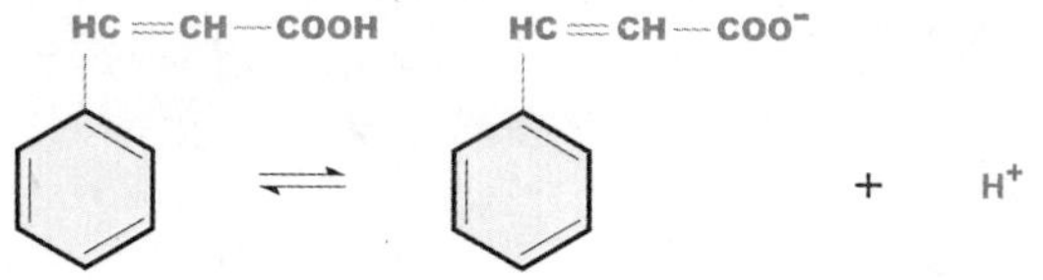

$$C_6H_5\text{-}HC{=}CH\text{-}COOH \rightleftharpoons C_6H_5\text{-}HC{=}CH\text{-}COO^- + H^+$$

多元酸的电离：

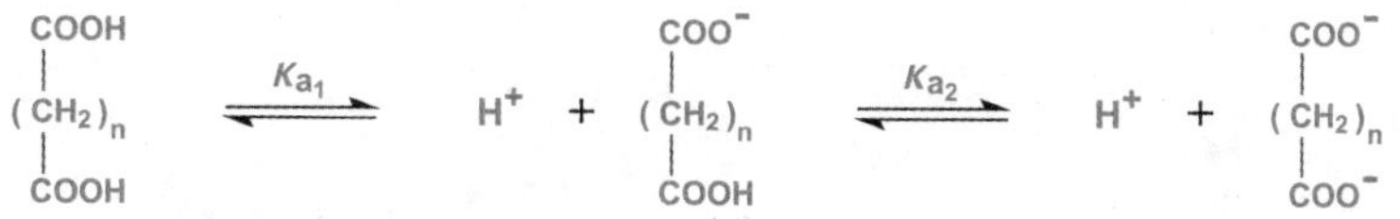

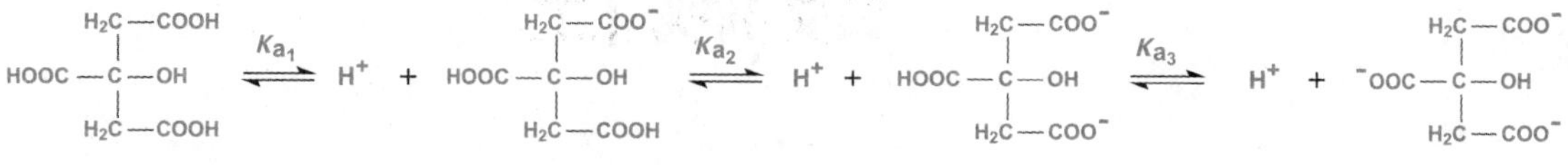

$$HOOC(CH_2)_nCOOH \overset{K_{a_1}}{\rightleftharpoons} H^+ + {}^-OOC(CH_2)_nCOOH \overset{K_{a_2}}{\rightleftharpoons} H^+ + {}^-OOC(CH_2)_nCOO^-$$

$$\text{HOOC–C(OH)(CH}_2\text{COOH)}_2 \overset{K_{a_1}}{\rightleftharpoons} H^+ + \text{HOOC–C(OH)(CH}_2\text{COO}^-\text{)(CH}_2\text{COOH)} \overset{K_{a_2}}{\rightleftharpoons} H^+ + \text{HOOC–C(OH)(CH}_2\text{COO}^-)_2 \overset{K_{a_3}}{\rightleftharpoons} H^+ + {}^-\text{OOC–C(OH)(CH}_2\text{COO}^-)_2$$

一元碱的电离：

（小檗碱结构式：$N^+ OH^-$ 型 $\rightleftharpoons$ N^+ 型 $+ OH^-$，含两个 $O\text{–}CH_3$ 取代基）

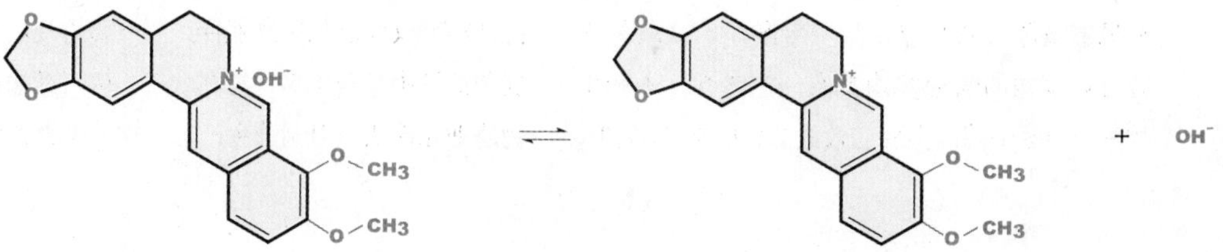

多元碱的电离：

酸、碱电离理论是人们对酸碱认识从现象到本质的一次飞跃，对化学科学的发展起着很大的作用，至今仍在普遍应用。但该理论的缺陷是把酸和碱限制在以水为溶剂的体系中，对非水体系及无溶剂体系则不能使用，因而有很大的局限性。

1923年丹麦科学家J.N.Bronsted和英国科学家T.M.Lowry同时提出酸碱质子理论，即酸（A）是具有给出质子倾向的物质，而碱（B）是具有接受质子倾向的物质。

$$HCl \rightleftharpoons H^+ + Cl^-$$

$$NH_4^+ \rightleftharpoons H^+ + NH_3$$

$$HAc \rightleftharpoons H^+ + Ac^-$$

$$HCO_3^- \rightleftharpoons H^+ + CO_3^{2-}$$

酸给出质子后剩余的部分便是碱，而碱接受质子后其生成物便是酸。可见质子理论中的酸和碱不是彼此分割的，而是统一在对质子的关系上，这种关系可表示为：

$$A \rightleftharpoons H^+ + B^- \qquad \text{酸} \rightleftharpoons \text{质子} + \text{碱}$$

酸和碱之间的这种相互依存的关系称为共轭关系，对于仅相差一个质子的对应酸、碱（即A和B）称为共轭酸碱对。酸给出质子的倾向越强，则其共轭碱接受质子的倾向越弱；若碱接受质子的倾向越强，则其共轭酸给出质子的倾向越弱。

中药成分的酸碱性与中药制药过程密切相关。比如酸、碱类中药成分，若是以盐的形式存在，其水溶性会增加；若以游离态形式存在，其脂溶性增加；在不同的pH值条件下，成分存在的状态不同，其理化性质就不同，在提取、精制过程中的工艺条件就会不同。

思考题 4-2

为什么大多数中药酸性成分在pH 2的溶液体系中是以游离态形式存在？

4.1 中药酸、碱性成分

4.1.1 中药酸性成分

（1）中药酸性成分的类别

中药酸性成分大多含羧基、酚羟基等酸性基团，主要化合物类型为有机酸类、酸性皂苷类、蒽醌类、苯丙酸类、香豆素类及黄酮类化合物等。

① 含羧基的酸性化合物

有机酸类（organic acids）是分子结构中含有羧基（—COOH）的一类化合物。在中草药的叶、根，特别是果实中广泛分布，如乌梅、五味子，覆盆子等。

常见植物中的有机酸有脂肪族的一元、二元、多元羧酸，如酒石酸、草酸、苹果酸、枸橼酸、抗坏血酸（即维生素C）等，亦有芳香族有机酸，如苯甲酸、水杨酸、咖啡酸等。

中药中常见的有机酸有葡萄糖醛酸、柠檬酸、苹果酸、琥珀酸、草酸等。它们在植物中一般都与钾、钙、镁等金属离子或生物碱结合成盐，少数以游离态存在。低级脂肪酸一般易溶于水、乙醇等，难溶于亲脂性有机溶剂；高级脂肪酸及芳香酸较易溶于有机溶剂而难溶于水；有机酸盐一般能溶于水而难溶于有机溶剂。

在有机酸提取液中加入氢氧化钡或氢氧化钙等沉淀试剂，能生成钡盐和钙盐沉淀；加入醋酸铅或碱式醋酸铅溶液时，则生成铅盐沉淀。

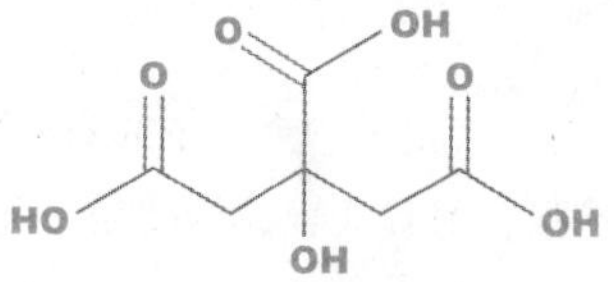

柠檬酸

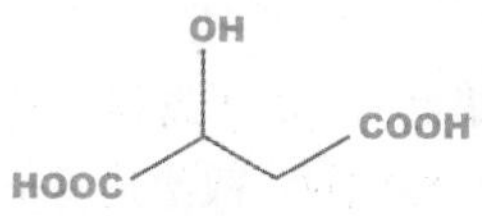

苹果酸

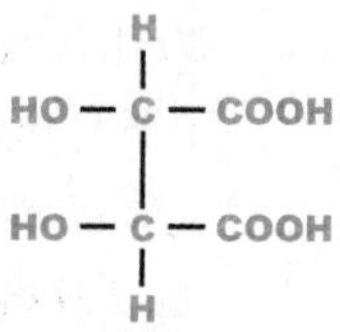

酒石酸

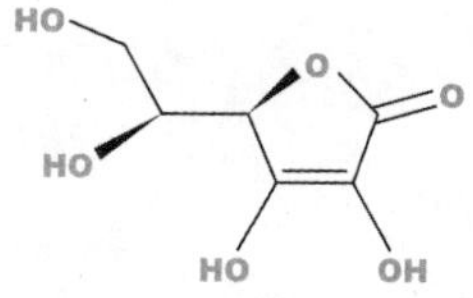

抗坏血酸

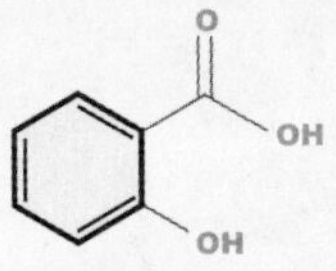

水杨酸 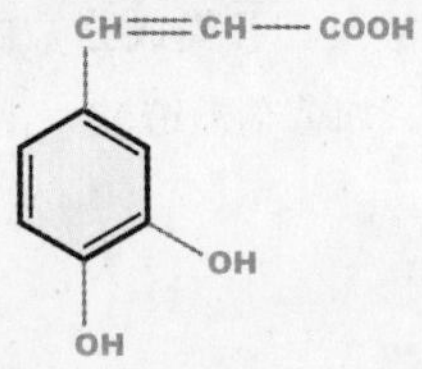　　　　咖啡酸

胆汁酸类成分也具有羧基，显酸性，常常以钠盐的形式存在，如胆酸、牛黄胆酸等。

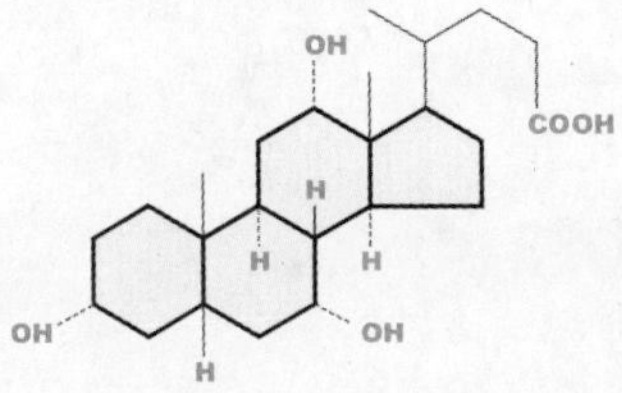

胆酸 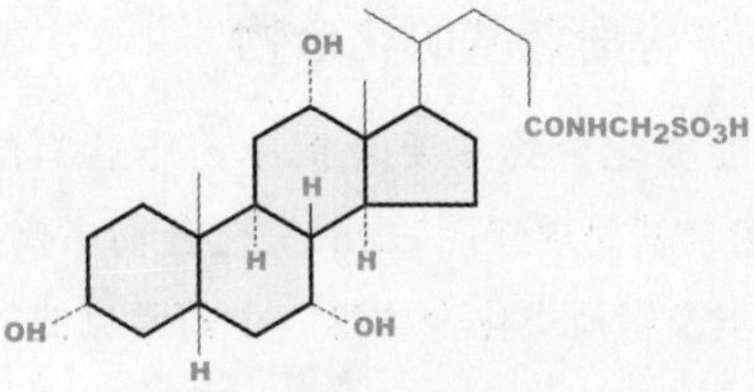　　　　牛磺胆酸

皂苷类成分也常常含有羧基，显酸性。如α-乳香酸、山楂酸、β-乳香酸、地榆皂苷元、猪苓酸 A、茯苓酸、甘草皂苷等。

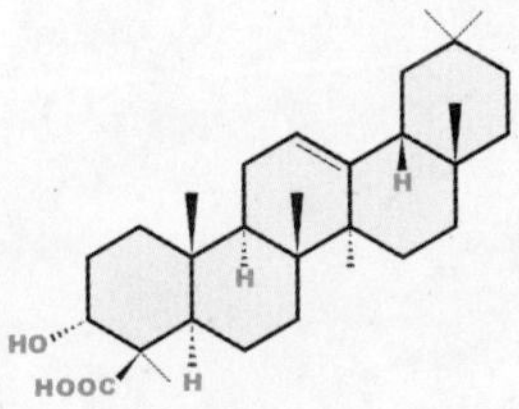

α-乳香酸 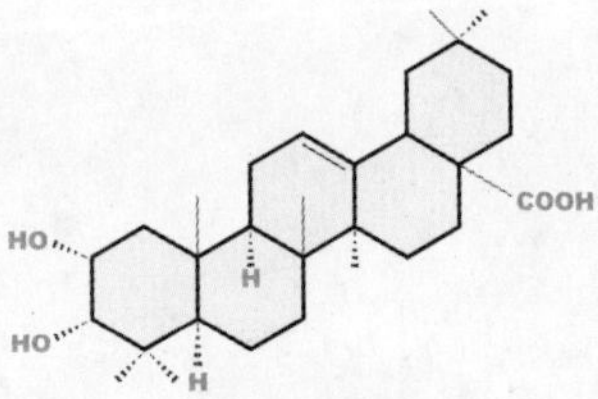　　　　山楂酸

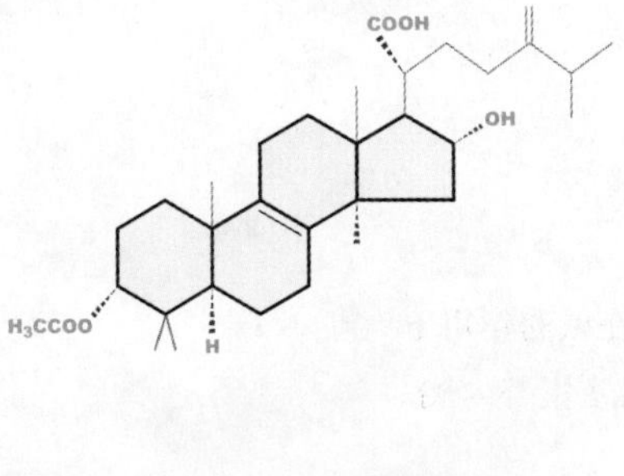

茯苓酸 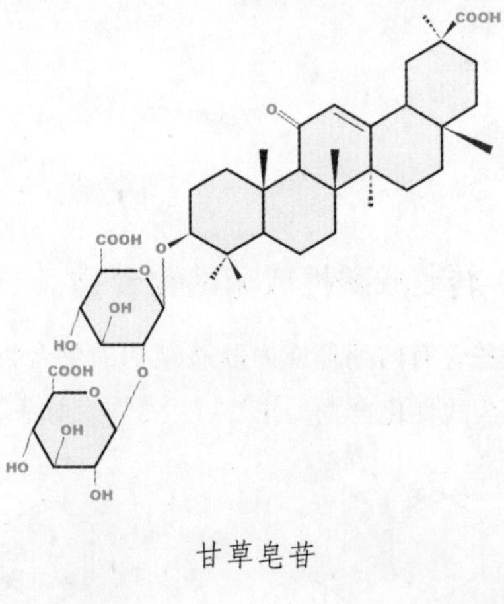　　　　甘草皂苷

葡萄糖醛酸及其苷类成分，由于结构中含有羧基，因此也具有酸性，如葡萄糖醛酸、半乳糖醛酸、黄芩苷等。

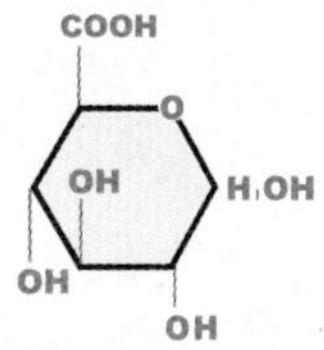

D-葡萄糖醛酸 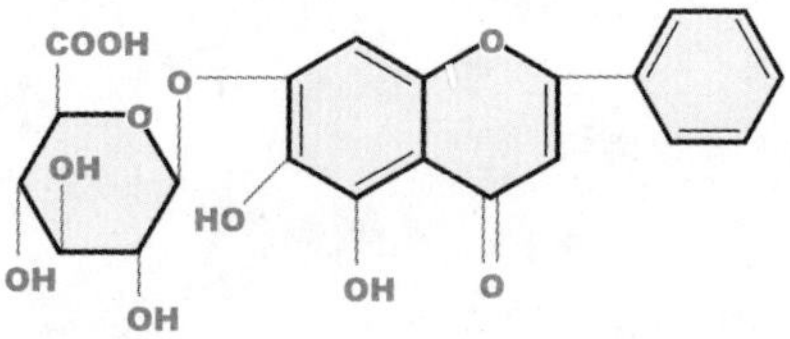　　黄芩苷

② 含酚羟基的化合物

酚类化合物主要是指中药中含有酚羟基的一类化合物，酚羟基呈现酸性。酚酸类化合物主要有醌类、苯丙素类、黄酮类及鞣质类化合物等。中药常见的酚酸类化合物有：

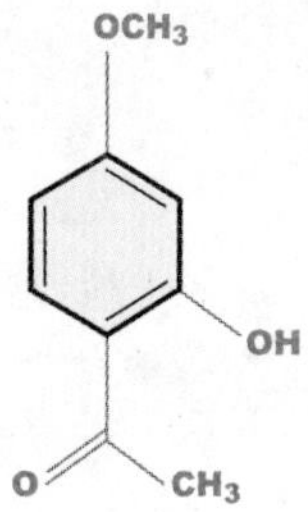

丹皮酚 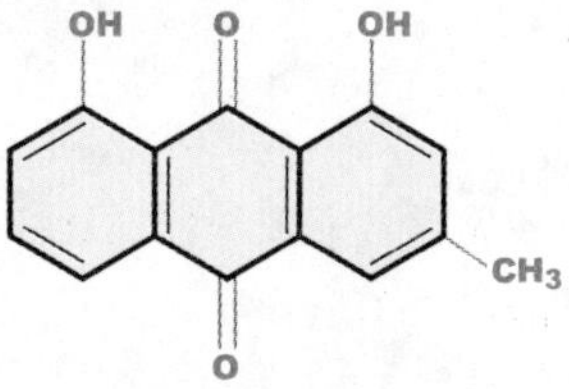　　大黄酚

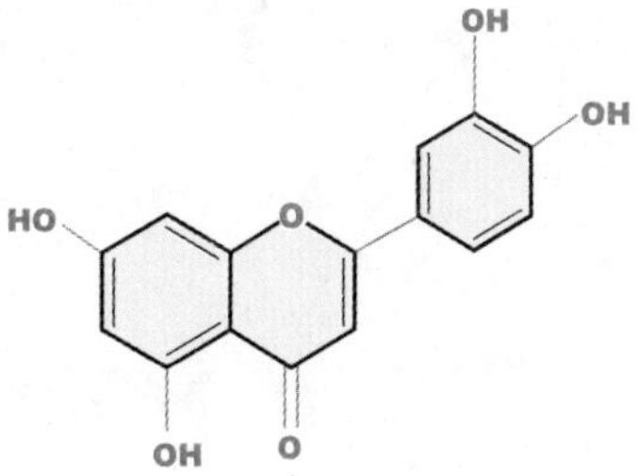

木犀草素 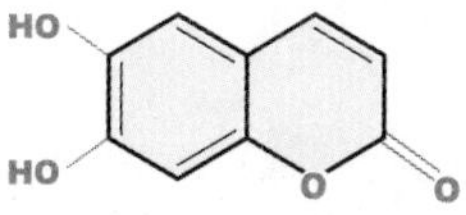　　七叶内酯

③ 转变成酸性成分的化合物

一些含有内酯环或内酰胺结构的化合物，在碱的作用下可以变为酸性化合物，并与碱生成盐，如香豆素及银杏内酯。

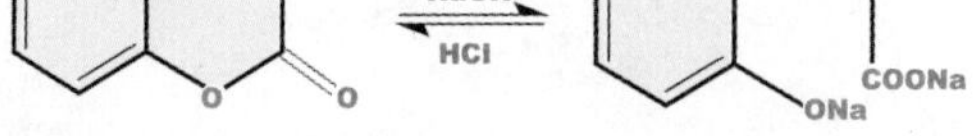

$NaOH$ / HCl

（2）酸性化合物的酸性

酸性化合物的酸性由其结构决定，含有不同酸性基团的化合物酸性强弱不同。含有羧基的化合物酸性要明显强于含酚羟基化合物的酸性。此外，酸性基团的位置对化合物的酸性也有影响，如黄酮和蒽醌类化合物结构中，酚羟基的位置不同，其化合物的酸性差异也很大。

① 羧基化合物酸性的影响因素

a. 诱导效应：含羧基（—COOH）化合物的酸性强弱与它整个分子结构有关。在羧酸分子中与羧基直接或间接相连的原子或取代基，对羧酸的酸性也有不同程度的影响。

b. 共轭效应：若形成共轭体系，则羧基（—COOH）的酸性更强，如苯甲酸的酸性比乙酸强。

	CH_3COOH	COOH（苯甲酸）
pK_a	4.76	4.17

② 影响含酚羟基的化合物酸性的影响因素

a. 分子内氢键：形成分子内氢键会使化合物酸性降低，如蒽醌中 α-OH 酸性要弱于 β-OH。

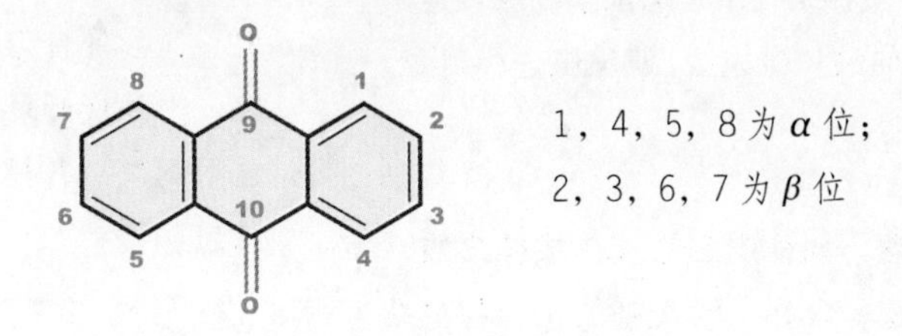

b. 共轭体系中酚羟基的位置：在共轭体系中的酚羟基一般都会形成 p-π 共轭，使氧原子上的电子云密度降低，氢质子容易失去而显酸性。如黄酮及蒽醌类化合物不同位置上的酚羟基由于 p-π 共轭效应的差异，导致酸性强弱不同，含 7，4′-OH 黄酮或 β-OH 蒽醌酸性较强，能够与 5%$NaHCO_3$ 成盐；含 7 或 4′-OH 的黄酮酸性中等，可与 5%Na_2CO_3 成盐；含其他位酚-OH 的黄酮、蒽醌酸性较弱，只能够与 1%NaOH 成盐；含5-OH 的黄酮酸性很弱，与 4%NaOH 才会成盐。

③ 含羧基和不同位置酚羟基的化合物酸性比较

无机酸根离子以盐的形式存在；含—COOH 的中药成分酸性较强，在中性溶液中以盐的形式存在；强酸性酚与 $NaHCO_3$ 成盐，中等酸性酚与 Na_2CO_3 成盐，弱酸性酚与 NaOH 成盐。

（3）中药中常见酸性化合物的酸性强弱比较

草酸（1.23）＞水杨酸（2.98）＞酒石酸（3.04）＞枸橼酸（3.15）＞苹果酸（3.46）＞丹酚酸 B（3.63）＞阿魏酸（4.04）＞抗坏血酸（4.17）＞琥珀酸（4.20）＞没食子酸（4.41）＞桂皮酸（4.5）＞苯甲酸（4.63）＞熊果酸（4.81）＞齐墩果酸（4.93）＞大黄酚（8.51）

（4）水解或氧化成酸

① 内酯开环

内酯容易水解开环是由于环张力的影响，五元环内酯较六元环内酯容易开裂，所需的碱性条件相对更低。

② 酯水解

酯水解生成酸和醇，在酸性条件下，酯水解反应可逆；在碱性条件下，酯水解生成的酸和碱成盐，使反应进行到底。

③ 氧化成酸

有些成分容易氧化成酸，如桂皮醛被氧化成桂皮酸，原儿茶醛被氧化成原儿茶酸，含邻二酚羟基的化合物也易被氧化成酸。

思考题 4-3

在 pH ＞ 8 时银杏内酯的内酯环水解形成酸（如溶于碳酸钠溶液），当 pH 值为 2 时，又会环合形成内酯。内酯或开环内酯注射到血液各呈什么状态？

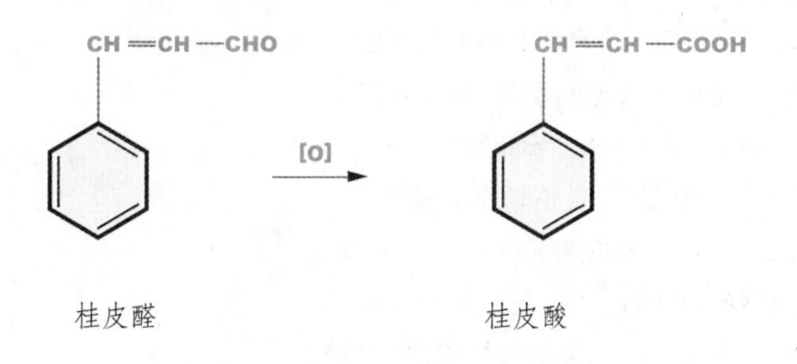

桂皮醛　　桂皮酸

原儿茶醛　　　　原儿茶酸

植物油含有较多不饱和脂肪酸，当油脂长时间暴露在空气中，就容易发生氧化分解，生成低级脂肪酸、醛和酮，并产生变味的酸败现象。

4.1.2 中药碱性成分

（1）中药碱性成分

① 中药碱性成分的类别

中药所含的碱性成分主要是结构中含有 O、S、N 原子的化合物，这些原子上具有孤对电子，能与 H^+ 结合，从而表现出碱性。其中含 O、S 原子的化合物与高浓度的强酸才能形成烊盐，其显现出的碱性非常弱，性质不稳定，如蒽醌、黄酮类成分。

含有 N 原子的化合物，其孤对电子对 H^+ 有更强的结合力，容易形成稳定的共轭酸，显示出一定的碱性，如常见的生物碱类成分。

依据 N 原子上取代基的不同，中药生物碱一般可分为仲胺碱、叔胺碱和季胺碱，如表 4-1 所示：

表 4-1 生物碱类成分分类

类别	化合物举例	结构式
仲胺碱	麻黄碱	
叔胺碱	莨菪碱	
季胺碱	小檗碱	

（2）生物碱碱性的影响因素

① 氮原子共价键的杂化方式

氮原子的价电子在形成有机胺分子时，主要存在三种形式的杂化轨道，即 sp^3、sp^2、sp，在这三种杂化方式中，随 p 电子比例的减少，碱性逐渐减弱。因而不同杂化轨道 N 原子的碱性强弱顺序是：

$$sp^3\,(\mathrm{C—N}) > sp^2\,(\mathrm{C{=}N}) > sp\,(\mathrm{C{\equiv}N})$$

pK_a	≥10	5~6	0~1

N　　　　　　　N
H

吡啶　　　　　胡椒啶

$pK_a=5.2\,(sp^2)$　　　$pK_a=11.2\,(sp^3)$

② 氮原子的内氢键

生物碱孤对电子接受质子生成共轭酸，当 N 附近存在羟基，羟基与共轭酸形成分子内氢键，增加该共轭酸的稳定性，从而增强了生物碱的碱性。

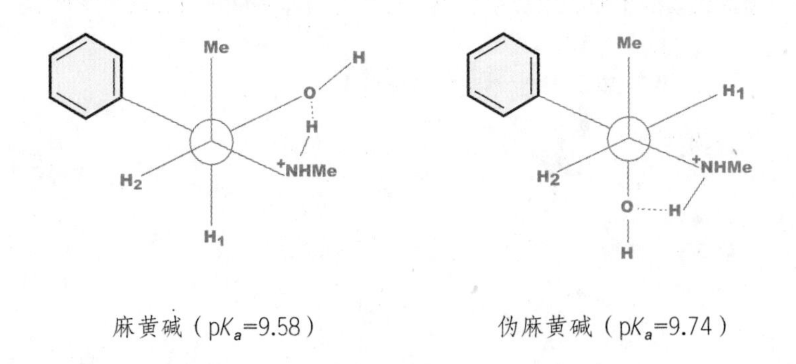

麻黄碱（$pK_a=9.58$）　　　伪麻黄碱（$pK_a=9.74$）

在分析生物碱碱性强弱时，应综合考虑多重影响因素。一般来说，氢键效应影响最大；而诱导效应与共轭效应共存时，共轭效应的影响较大；空间效应与诱导效应共存时，空间效应的影响较大。

（3）中药中常见生物碱的碱性（表 4-2）

表 4-2 常见生物碱的碱性

类别	名称
强碱	小檗碱（pK_a =11.53）
中强碱	麻黄碱（pK_a =9.58）、苦参碱（pK_a =8.2）、东莨菪碱（pK_a =7.5）
弱碱	川芎嗪（pK_a =3.7）
极弱碱	秋水仙碱（pK_a=1.84）

4.1.3 中药酸碱两性化合物

酸碱两性化合物是指既能提供电子，又可以接受电子的一类化合物，具有酸性和碱性两种基团，既表现出酸性又表现出碱性，既可以与碱成盐，也可以与酸成盐。如氨基酸、辛弗林和益母草碱等。

（1）氨基酸

氨基酸既有碱性又有酸性，与酸、碱均能成盐，是一种两性化合物。分子内的氨基和羧基还可相互作用生成内盐。

在水溶液中，氨基酸分子中的羧基和氨基可以像酸、碱一样离子化，将氨基酸溶液调至某一特定 pH 值时，氨基酸分子中羧基和氨基电离化程度恰好相等，这时溶液的 pH 值称为该氨基酸的等电点。不同的氨基酸，具有不同的等电点，在氨基酸等电点时，分子以内盐的形式存在，因而其溶解度最小，有些甚至可以析出沉淀。

（2）辛弗林

辛弗林是一种生物碱，但同时也含有酚羟基，表现出酸碱两性。

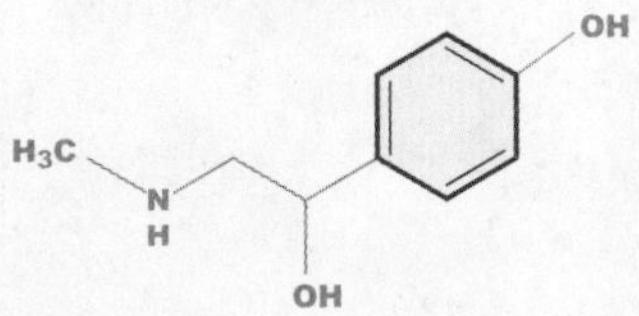

OH
H_3C N H OH

辛弗林

（3）益母草碱

益母草碱中除含有N，呈弱碱性外，还含有酚羟基，所以又呈弱酸性。

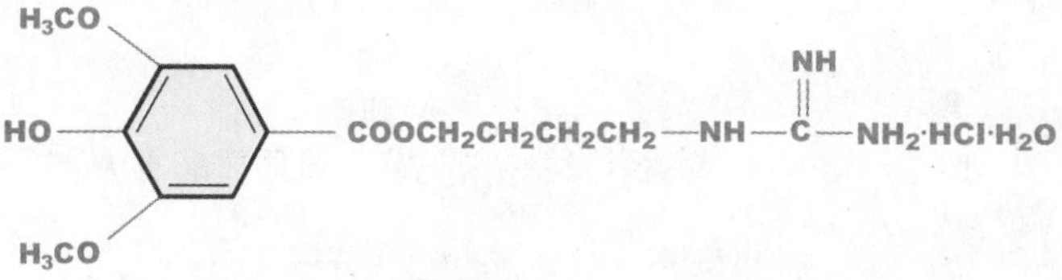

盐酸益母草碱

（4）水苏碱

益母草中的水苏碱常以内盐的形式存在。

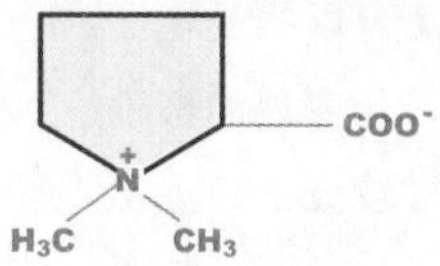

水苏碱

（5）槟榔次碱

槟榔中的槟榔次碱，也属于两性化合物。

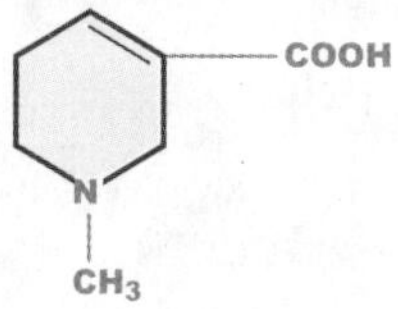

槟榔次碱

（6）厚朴碱

属于苄基异喹啉类生物碱的厚朴碱，呈强碱性及弱酸性。

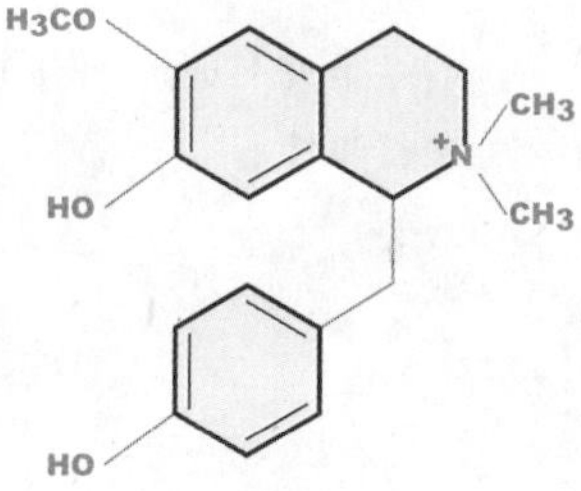

由于酸碱两性化合物能既表现出酸性也能表现出碱性，在溶液中的存在状态容易变化，不同pH值条件下，该类化合物会呈现离子态或者分子态，因而酸碱两性化合物的精制分离相对困难。

厚朴碱

4.2 中药酸碱性成分在溶液中的存在状态

本节中讨论的中药酸碱性成分在溶液中的存在状态主要有两种：离子态（解离态）和分子态（游离态），以复盐形式存在的将在第五节中介绍。通常离子态存在的成分具有亲水性，易溶于极性大的溶剂，以分子态存在的成分极性相对较小，易溶于极性较小的溶剂。

4.2.1 离子态和分子态

中药的提取过程中，可根据所含成分的酸碱性选择适宜的提取溶剂（调节溶剂 pH 值），利用成分存在状态的不同进行提取、分离。

对于酸性化合物，可以通过调节溶液的酸碱性，使其呈分子态或离子态，从而改变其溶解性。

$$HA \rightleftharpoons H^{+} + A^{-} \qquad K_a = \frac{[H^{+}][A^{-}]}{[HA]}$$

$$pK_a = -\lg K_a = -\lg \frac{[H^{+}][A^{-}]}{[HA]} = pH - \lg \frac{[A^{-}]}{[HA]}$$

移项得： $$pH = pK_a - \lg \frac{[HA]}{[A^{-}]}$$

当溶液 $pH=pK_a-2$ 时，化合物分子态（HA）占 99%，离子态（A^{-}）占 1%，其溶解性主要表现为亲脂性；当溶液 $pH=pK_a+2$ 时，化合物分子态占 1%，离子态占 99%，此时其溶解性主要表现为亲水性。

同样，碱性化合物也可以通过调节溶液的 pH 来改变其溶解性。

$$BH^{+} + H_2O \rightleftharpoons B + H_3O^{+} \qquad K_a = \frac{[H_3O^{+}][B]}{[BH^{+}]}$$

$$pK_a = -\lg K_a = -\lg \frac{[H_3O^{+}][B]}{[BH^{+}]} = pH - \lg \frac{[B]}{[BH^{+}]}$$

移项得： $$pH = pK_a - \lg \frac{[BH^{+}]}{[B]}$$

当溶液 $pH=pK_a+2$ 时，化合物分子态（B）占 99%，离子态（BH^{+}）占 1%，其溶解性主要表现为亲脂性；当溶液 $pH=pK_a-2$ 时，化合物分子态占 1%，离子态占 99%，此时其溶解性主要表现为亲水性。

对于中药酸性或碱性成分，可以通过调节溶液的pH值，使其呈离子态来进行提取。具体来看，不同的酸性成分可以采用不同pH值的碱水溶液提取，使其以离子态存在而溶解于水，如单个苯环上的—OH，酸性很弱，需要采用pH > 10以上的水溶液才能提取；而含7，4′-OH的黄酮，酸性较强，采用pH为7.5~8.5的水溶液即可将其提取出来。

季铵碱为强碱，拥有类似金属离子的强碱性，一般情况下以盐的形式存在。sp^2杂化N的碱性比sp^3杂化N的碱性弱，酰胺由于N原子与羰基的共轭效应，使得其碱性很弱。

思考题 4-4

分析表4-2中的生物碱（小檗碱、麻黄碱、苦参碱、东莨菪碱、川芎嗪、秋水仙碱），在什么情况下是离子态，什么溶液里是游离态？

表 4-3 不同酸碱在不同 pH 值水溶液中的存在状态

		游离态（pH 值）	离子态（pH 值）
酸	—COOH	≤ 2 ~ 3	≥ 6
	强酚—OH	≤ 3.5	≥ 7.5
	中酚—OH	≤ 4.5	≥ 8.5
	弱酚—OH	≤ 6	≥ 10
碱	sp^3—NH	≥ 10	≤ 6
	Ar—NH	≥ 9	≤ 5
	sp^2═NH	≥ 8	≤ 4
	CO—NH	≥ 6	≤ 2

在中药制药过程中，常采用调节pH值的方法改变化合物的存在状态。如银黄口服液制备过程中，黄芩提取物加水溶解，需用氢氧化钠溶液调节pH值至8，使黄芩苷等成分以离子态存在而溶于水，增强制剂的稳定性。元胡止痛口服液的制备工艺中，在制剂成型前将药液pH值调至4.0~5.5，使延胡索中的碱性成分呈离子态，增加了口服液的稳定性。

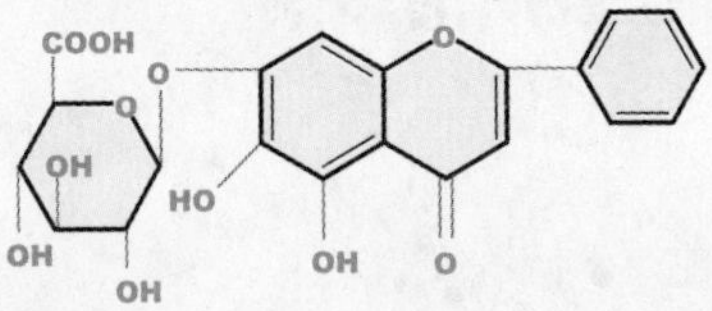

黄芩苷 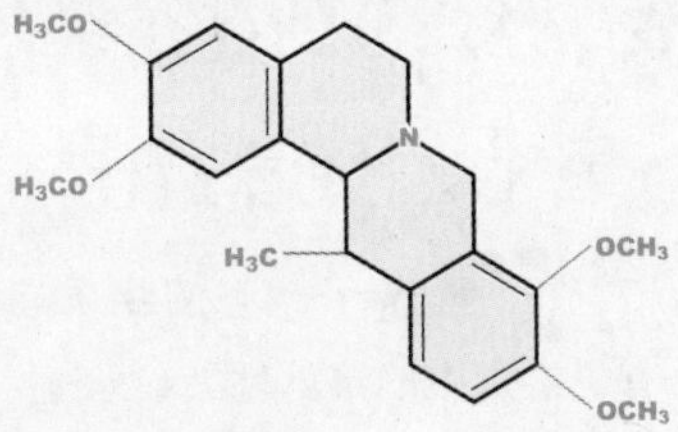　　　　延胡索碱

一般中草药水煎液的 pH 在 4.5~5.5 之间，因而 sp^3 杂化的生物碱通常会以盐的形式存在，如麻黄碱在水煎液中即以离子形式存在，无需再调溶液 pH 值使之成盐，所以麻黄在水煎煮提取时并不会挥发损失；而 sp^2 杂化的川芎嗪碱性很弱，在溶液 pH 值小于 3.5 时才能以离子态存在，所以在水煎提取浓缩过程中，以游离态形式存在的川芎嗪会挥发损失。

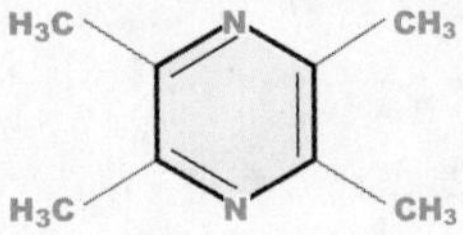

川芎嗪

绿原酸在溶液 pH < 2 的溶液中才能呈游离态，因而金银花水煎液（pH 4.5~5.5 之间）中绿原酸主要以离子形式存在，在采用大孔树脂吸附时，需调节溶液 pH 值至 2~3 使绿原酸呈分子态才能被大孔树脂较好地吸附。

思考题

4-5 请指出麻黄碱、川芎嗪、丹皮酚、绿原酸等化合物在中药复方水煎液（pH 4.5~5.5）中呈什么状态？

4-6 氨基酸、多肽中含有无机盐，是否可以用电渗析法去除无机离子？

4.2.2 酸碱性成分的存在状态对其理化性质的影响

（1）离子状态与溶解性

通常情况下，呈离子状态的物质具有盐的通性，水溶性较好，有机溶剂中的溶解性差。

从三颗针中提取小檗碱，就是采用0.5%H_2SO_4溶液提取，使其以硫酸盐的形式存在而溶于酸水中；槐花中芦丁的提取也是利用芦丁的酸性，加入石灰乳调pH值至8~9，使其生成钙盐而溶于碱水。但也有少数酸碱成分形成的盐为难溶性沉淀，如小檗碱在分离时，就利用了其盐酸盐难溶于水的性质，将其与其他成分分离。

（2）离子状态与挥发性和升华性

挥发性酸、碱类成分，以分子态存在时，分子间作用力较小，挥发性较大；而以离子状态（盐）存在时，其分子间的离子作用力很强，挥发性降低或消失。

升华性酸、碱类成分，当改变成分的存在方式时，如形成盐后，化合物分子间的作用力增强，其升华性消失。

从茶叶中提取咖啡因是升华法的经典实验，在实验中需要向已经初步浓缩的提取液加入生石灰（CaO）以中和鞣酸，使咖啡因游离出来，再进行升华过程。

思考题

4-7　为什么浓盐酸具有挥发性，但与氢氧化钠成盐后挥发性消失？

4-8　为什么水分子具有挥发性，但结晶水分子不能被挥发或升华？

（3）离子状态与吸附性

化合物以离子态存在时，其作用力特征与游离态完全不同，吸附情况也不同。

对于非极性吸附剂（活性炭、大孔吸附树脂），化合物若以离子态存在，化合物与水之间的作用力就很强，吸附剂对其吸附能力减弱；当化合物以分子态存在时，吸附剂对其吸附能力增强。

化学吸附是通过化学键作用产生的，分为阳离子交换和阴离子交换吸附。当成分以分子态存在时，较难被离子交换树脂吸附；当成分以离子态存在时，酸性成分被阴离子交换树脂吸附，碱性成分被阳离子交换树脂吸附。

思考题 4-9

用大孔树脂或者聚酰胺吸附金银花煎液中的绿原酸时，煎液直接上柱或调整溶液 pH < 2 后上柱吸附，其效果有何不同？

（4）离子状态与结晶性

酸碱化合物在分子状态或离子状态下的结晶是不一样的，大多数化合物在分子状态下容易形成结晶，但也有少数化合物在离子状态下更容易形成结晶，如盐酸小檗碱。

（5）离子复合物

在中药复方煎煮过程中，中药酸、碱性成分并不都是以自由离子的形式存在，有些是形成了复合物，这些复合物有的能溶于水，有的不溶于水。

（6）离子状态与化学稳定性

酸碱性化合物的存在状态还与化学稳定性相关，例如金银花在碱性条件下煎煮时不稳定，其中主要成分绿原酸可转变成两个同分异构体新绿原酸和隐绿原酸。

4.3 酸碱性成分对中药制药的影响

4.3.1 酸碱性对提取的影响

（1）酸、碱提取法

酸性或碱性成分，常常采用碱提酸沉或酸提碱沉的方法。使用酸碱提取法时，要注意不能影响成分的结构。

思考题 4-10

从三颗针中提取小檗碱，用 0.5% H_2SO_4 润湿后渗漉有什么好处？

提取药材中的酸性成分时，可以先将药材粗粉润湿，再用碱水溶液提取（常用石灰乳或氨水），滤过，用盐酸调 pH 值至酸性，析出。药材中的碱性成分，可以先将药材粗粉润湿，用酸性水溶液提取（常用盐酸或硫酸），滤过，用氢氧化钠盐酸调 pH 值至碱性，析出。

酸碱渗漉也是常用的酸碱提取方式，酸性成分可以用碱溶液或碱性缓冲液进行渗漉；碱性成分用酸性溶液或酸性缓冲液进行渗漉。

（2）离子抑制法提取

酸碱性成分，通过加入离子抑制剂，使其以分子态存在，再用有机溶剂进行提取。

由于一般中药水煎液 pH 值在 4.5~5.5 之间，生物碱多以盐的形式存在，因而可以加入离子抑制剂（碱性溶液），使其以分子态存在，再采用有机溶剂提取。

超临界流体萃取基于非极性溶剂提取，因此在提取酸性或碱性成分时，需防止成分离子化，可加入离子抑制剂使其保持分子态后再进行提取，如酸性成分可以加入盐酸等酸性物质，碱性成分则加入氨水等碱性物质。

（3）酸碱化合物与表面活性

一些酸碱化合物具有表面活性作用，尤其是氨基酸和酸性皂苷类成分，在一定条件下甚至能对其他成分起到增溶作用；一些季铵碱也具有表面活性作用。

具有表面活性的酸碱化合物容易发泡，加入碱或酸能改变其极性基团与非极性基团的比例，发泡性降低或消失。在生产过程中若出现发泡现象，也可加入乙醇，由于乙醇表面张力比水小，能起到消泡的作用。

（4）无机盐对提取酸碱性成分的影响

提取中药有效成分时，无机盐可以起到盐析作用，降低有效成分在水中的溶解性。如从黄柏皮中提取小檗碱，就是在黄柏的石灰乳渗漉液中加入食盐至 5%，使小檗碱析出。

4.3.2 酸碱性对分离的影响

（1）酸碱成盐而分离

酸性成分由于酸性强弱的差异，可以通过调节溶液 pH 值使其存在状态发生变化而分离，如 pH 梯度萃取法分离蒽醌类和黄酮类化合物，分离过程如图 4-1。

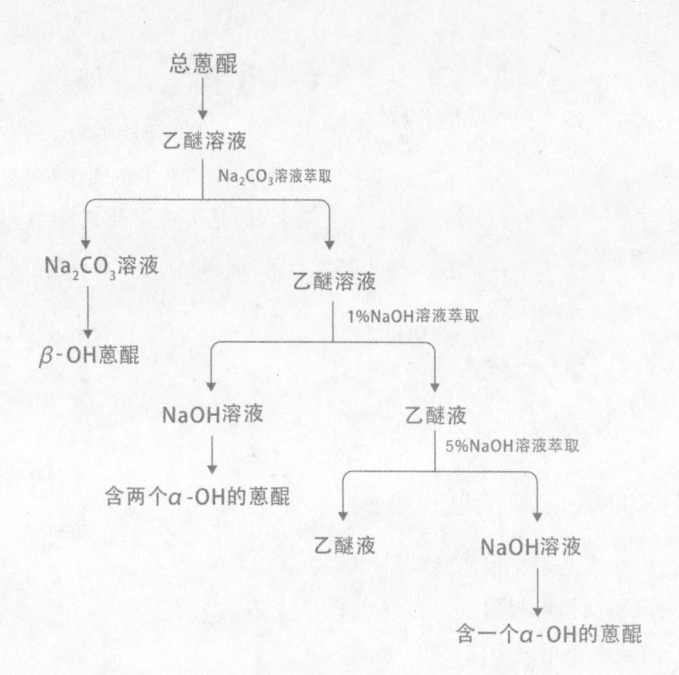

图 4-1 总蒽醌的 pH 萃取分离流程图

> **思考题 4-11**
>
> 分析上述各种酚结构在水煎液、$5\% NaHCO_3$、$5\% Na_2CO_3$、$0.2\% NaOH$、$4\% NaOH$ 溶液中的存在状态?

同样，碱性成分由于碱性强弱的差异，也可以通过调节 pH 值使其分离。如莨菪碱与东莨菪碱的分离，由于莨菪碱的碱性强于东莨菪碱，可以将二者溶于三氯甲烷中，再用 pH6.5 的缓冲溶液萃取分离莨菪碱。

（2）离子抑制的有机溶剂萃取

中药提取液中的酸碱性成分，可以通过调节 pH 值，使其以分子态形式存在，再用有机溶剂萃取，实现分离目的。

> 黄芩药材加水煎煮提取，提取液常温放置，加酸调节药液 pH 值，使黄芩苷以分子态存在，再用乙酸乙酯萃取，使黄芩苷与其他成分分离。

> **思考题 4-12**
>
> 清开灵注射液配液时（一般 pH 6~7），黄芩苷及绿原酸以什么状态存在?

（3）色谱分析中的离子抑制

在进行酸、碱性化合物的色谱分析时，往往要调节流动相 pH 值以抑制化合物在流动相中的电离，使其以分子态存在于色谱分离过程中，若化合物以离子态存在，会因极性过大而不易被固定相保留。如分离酸性成分常需在洗脱相中加入少量磷酸或乙酸；分离碱性成分时常在洗脱液中加入少量二乙胺等有机胺。

> 例如在绿原酸的液相色谱分离中，流动相应加入酸（三氟乙酸、甲酸等）而起到离子抑制作用。当然，也

存在相反的情况，如测定夏天无中生物碱成分含量时，常在流动相中加入酸，使其生物碱呈离子状态后进行色谱分析。

绿原酸

（4）树脂吸附时的酸、碱洗脱

酸、碱性成分被大孔树脂或离子交换树脂吸附时，可以用酸或碱进行解吸附或离子交换解吸附，因为成分呈离子态时与水的作用力强，会随水流出树脂柱。

（5）电渗析

电渗析是在外加直流电场作用下，利用离子交换膜的透过性，使水中的阴、阳离子作定向迁移，把电解质从溶液中分离出来，从而实现脱离子或溶液的浓缩、精制。

电渗析可以用于酸性成分的分离提纯。乳酸是一种重要有机酸，一般采用发酵法制备，但由于发酵液组分比较复杂，用电渗析法能将乳酸等电解质离子和发酵液中的其他大分子糖以及中性物质等分开。该技术还可用于柠檬酸、苹果酸和其他有机酸的分离。

利用电渗析法也可以对碱性成分进行提纯。例如，将粗品 NaOH 通入阳极室，Na^+ 进入阴极室，与阴极电解产生的 OH^- 结合，生成纯的 NaOH。

4.3.3 酸碱性对制剂成型的影响

（1）药液 pH 值及其物理稳定性

中药成分以离子态存在时有利于液体制剂的澄清，故溶液 pH 值很重要。如口服液体制剂含有酸性成分时，需调 pH 值至中性，使其以盐的形式存在，增强其溶解性而保证制剂的稳定性。

例如清开灵口服液，其处方有胆酸、珍珠母、猪去氧胆酸、栀子等，主要有效成分为酸性成分，提取完成

思考题 4-13

为什么酸、碱类化合物要么进行离子抑制，要么离子化后才能进行色谱分析？

后需用氢氧化钠调 pH 值至 7.2~7.5。

有些中药的有效成分为生物碱类，经分离纯化后，需调 pH 值至酸性，使其以盐的形式存在更稳定，如盐酸青藤碱的制备，需加盐酸调节 pH 值至 2~3。

中药注射剂药液的 pH 值与注射液澄明度关系密切，若 pH 值不适当，有些成分的溶解性发生变化易产生沉淀。

（2）药液 pH 值与制剂的物理性质

制剂的物理稳定性是指制剂的物理性质发生变化，如混悬剂的结块、结晶生长，乳剂的分层、破裂，片剂的崩解度、溶出速度改变等。

药液的 pH 值会对成分的物理性质产生较大影响，从而影响制剂的物理性质。比如凝胶型制剂，pH 值改变会影响凝胶成型前的溶液状态，从而影响制剂。

（3）微粒子影响

制剂中的微粒子表面都带有电荷。如电荷粒子与乳剂直接相关，乳滴的电荷减少时，ξ 电位降低，乳滴产生聚集而絮凝。乳剂中的电解质和离子型乳化剂的存在是产生絮凝的主要原因。

（4）离子对成型的影响

当药液中含有盐时，存在离子效应，药液凝固点降低，药液的冻干条件会发生改变。

（5）离子释放制剂

树脂中的酸性或碱性基团与离子药物结合形成聚合物盐，供口服或其他非注射途径给药，达到延长作用时间、稳定释药速度、提高生物利用度等目的。

例如生物碱类药物，在酸性溶液中易形成带有正电荷的基团，与带负电荷的阳离子交换树脂结合形成不溶性聚合物盐，制成树脂复合物制剂。

中药活性成分生物碱多具苦味，有些味极苦，如盐酸小檗碱，为改善生物碱类口服制剂的味道，提高顺应性，可制成离子交换树脂复合物改善口服制剂的口味。

4.4 非水介质对成分酸碱性的影响

通常而言，化合物酸碱性是指以水作为介质所呈现的酸碱性，而在中药制药生产过程中我们也会遇到其他一些溶剂作为介质，例如乙醇。

4.4.1 质子性溶剂

质子性溶剂是既有酸的性质又有碱的性质、具有质子自递作用的溶剂。按其酸碱性的大小，质子性溶剂又分为三类。

(1) 中性溶剂

酸碱性与水差不多的称为中性溶剂，也称两性溶剂。如甲醇、乙醇等，中性溶剂适于作为滴定较强酸、碱物质的介质。

(2) 酸性溶剂

酸性明显大于水的称为酸性溶剂，也称疏质子性溶剂。如甲酸、乙酸等。酸性溶剂适于作为滴定弱碱性物质的介质。

(3) 碱性溶剂

碱性明显大于水的称为碱性溶剂，又叫亲质子性溶剂。如液氨、乙二胺等。碱性溶剂适于作为滴定弱酸性物质的介质。

4.4.2 溶剂酸碱性对成分酸碱性的影响

物质的酸碱性取决于以下两点：物质的酸碱性和溶剂的酸碱性。

酸的强弱与溶剂的碱性有关，同一种酸（HB），溶剂的碱性越强，在溶剂中 HB 表现出的酸性就越强。同样，碱的强弱也取决于溶剂的酸性。

如苯酚，在水中的酸性极弱（$pK_a \approx 10$），而在碱性较强的乙二胺中则表现为强酸；吡啶在水中碱性很弱（$pK_b \approx 9$），但在酸性较强的冰醋酸中则成为较强的碱。

4.4.3 中药成分在乙醇中的酸碱性

乙醇相对大多数有机溶剂来说其极性较大，也是中药提取精制最常用的有机溶剂，因而成分在乙醇中的存在状态与其实际应用关系密切。乙醇的物理常数与水有很大不同，pH 值发生较大的偏差，表现出酸性溶液特性。测定水溶液 pH 值的方法，在测乙醇溶液时需要进行一些修正。

（1）溶剂对质子亲和力的影响

乙醇和水分别作为溶剂时，溶剂分子之间有质子转移，使溶液产生离子。

$$H_2O + H_2O \longrightarrow H_3O^+ + OH^-$$

$$K_S = K_W = 1.00\times10^{-14}$$

$$C_2H_5OH + C_2H_5OH \rightleftharpoons C_2H_5OH_2^+ + C_2H_5O^-$$

$$K_S = 7.9\times10^{-20}$$

K_S 称为溶剂的质子自递常数。其意义通过下述水与乙醇的比较来说明：在水中，1N 的强酸溶液 pH=0，1N 的强碱溶液 pOH=0，pH=14 即相差 14 个单位。在乙醇中，从 pH=0 变化到 pOH_5C_2=0，其 pH + pOH_5C_2=19.1，有 19.1 个单位的变化，故乙醇表现出的 pH 值比水溶液偏高。

（2）介电常数不同

乙醇和水的介电常数（20℃），水为 80.18，乙醇为 25.00。

除了对溶液酸碱性有影响外，溶剂的介电常数对溶液的酸碱强度也有影响。

一种不带电荷的酸（HB）的解离，分两步进行的：

$$HB + HS\,(\text{溶剂}) \rightleftharpoons (B^-\cdot H_2S^+) \rightleftharpoons H_2S^+ + B^-$$

根据库伦定律，带相反电荷离子的引力与溶剂的介电常数成反比，当溶剂介电常数减小时，带相反电荷的离子的引力加大，有利于离子对的形成，从而减弱质子的解离，即减弱了酸的强度。

乙醇中相反电荷的离子引力比水溶液中相反电荷离子的引力要大。在水中离子对的数量比在乙醇中要少，游离的质子就更多，因而绝对酸度相同的水溶液和乙醇溶液相比，前者的酸度比后者更强（图 4-2）。

溶剂对质子的亲和力和介电常数都影响溶液的酸度，但影响程度各有不同。当溶液为强酸时，以介电常数的影响为主；当溶液是弱酸时，介电常数和亲质子性都有相当的影响。

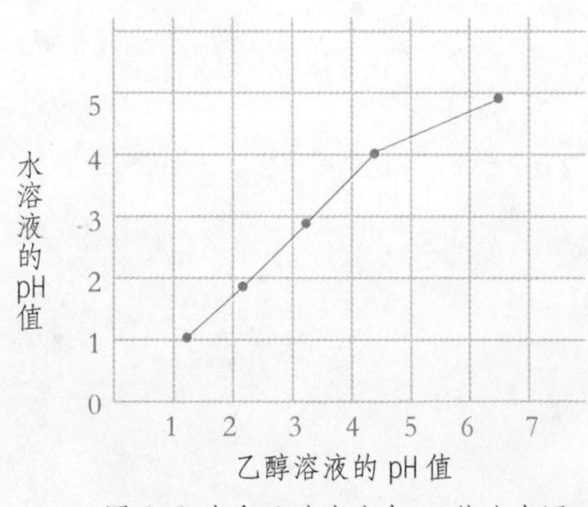

图 4-2 水和乙醇溶液中 pH 值分布图

4.5 酸碱复合盐

4.5.1 中药酸碱复合盐

前节中分析的酸碱存在状态，一般是指溶液中的酸或碱类成分完全以离子形式存在于溶液中，如绿原酸在煎液（pH 4.5~5.5）中以离子形式为主，绿原酸根离子甚至可以看成是溶液中自由移动、不受其他分子限制的活动单元。

但是中药酸、碱性成分还可能在溶液中以另一种形式存在，即有机酸、有机碱形成的复合盐（简称复盐）。复盐有两种形式，一种是不溶于水的沉淀，另一种是溶于水的复盐。溶于水的复盐并不等同于“自由酸根”与“自由碱根”的混合液，实际上它们在水溶液中是结合态的离子对，相互不能分割，其性质也完全不同于其各自的离子，而是类似于等电点的多肽或蛋白质，表现的是复盐性质。

中药复方中常见到含酸性成分的中药与含碱性成分的中药一起配伍使用，由于酸性成分与碱性成分之间发生反应，因此，在煎煮过程中，形成的复盐可能对提取效果产生影响。如黄连、厚朴药对，黄连中含有小檗碱、黄连碱等生物碱类成分，而厚朴中含有厚朴酚等酸性成分，因此这两味药在共同煎煮时，其酸碱成分间会发生反应，形成复盐。

（1）大黄酸与小檗碱

大黄中多种酸性成分与黄柏中多种碱性成分在复方煎煮过程中会形成复盐。

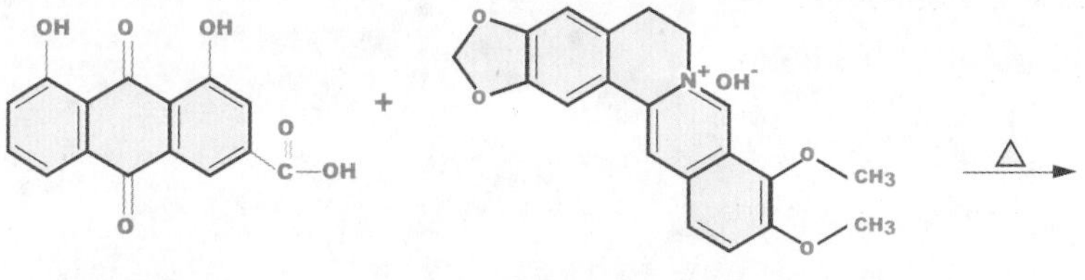

大黄酸　　小檗碱

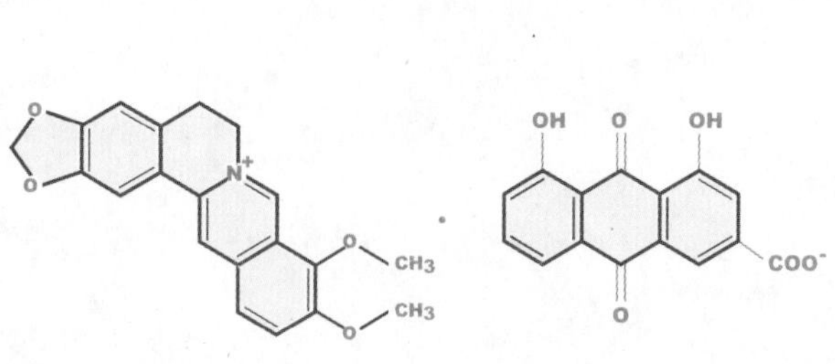

复合盐

（2）丹酚酸B与苦参碱

丹参中水溶性成分丹酚酸B与苦参中的苦参碱在共同煎煮时会形成复盐。

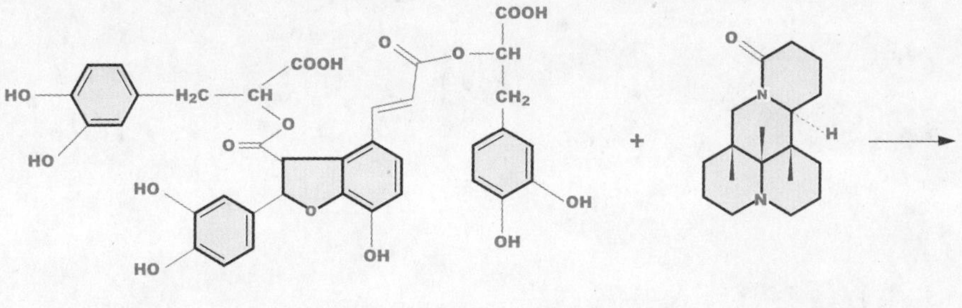

丹酚酸B　　苦参碱

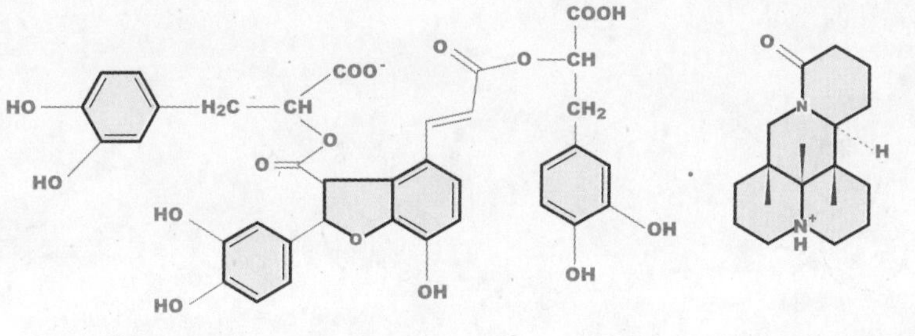

复合盐

（3）乌头碱与甘草次酸

乌头碱能与甘草中的甘草次酸生成难溶于水的复盐，达到降低乌头碱毒性的作用。

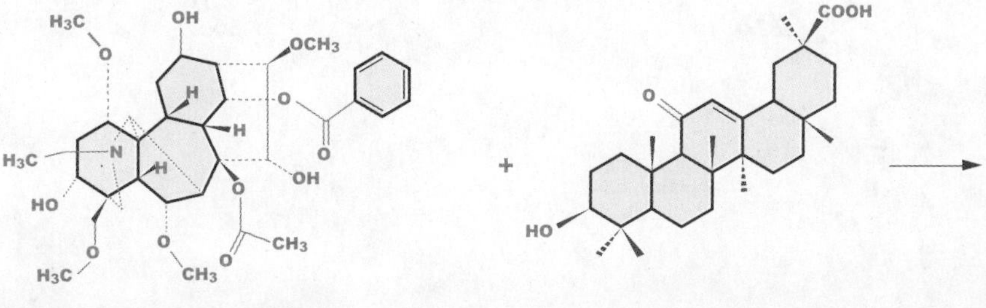

乌头碱　　甘草次酸

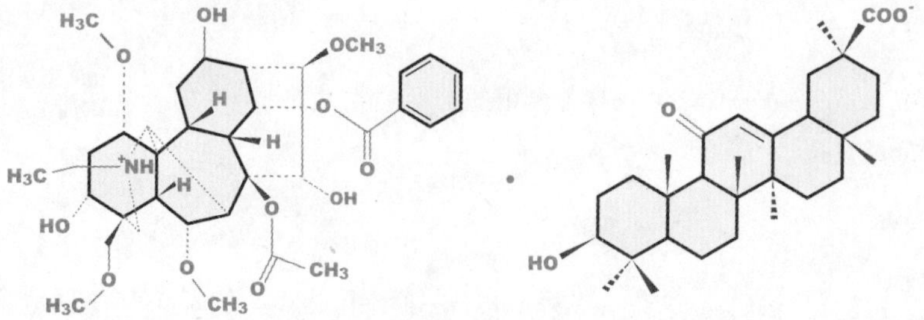

复合盐

（4）乌头碱与大黄酸

乌头碱能与大黄中的大黄酸生成难溶于水的复盐，从而降低乌头碱毒性的作用。

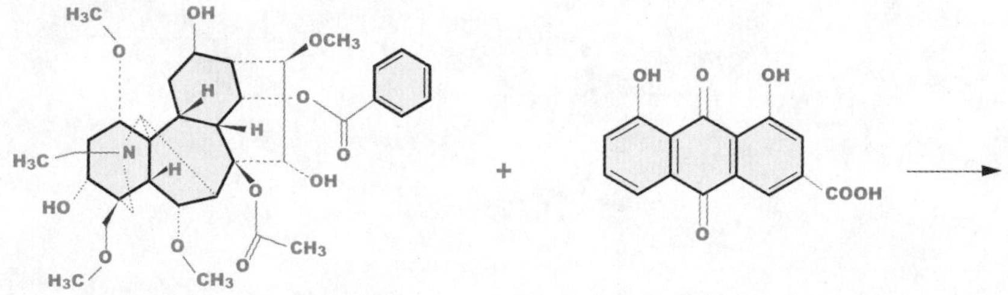

乌头碱　　　　大黄酸

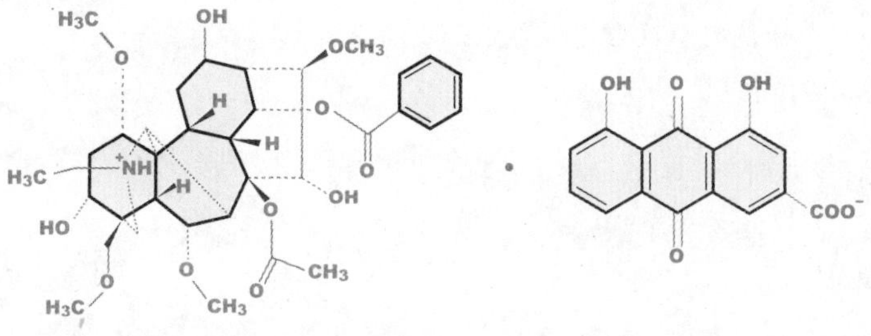

复合盐

4.5.2 复盐对中药制药工艺的影响

（1）对成分提取率的影响

一般情况下，水溶性生物碱与水溶性有机酸之间形成的复盐是否溶于水，是无法预测的，必须分别进行具体的测试或试验才能知道。但是，复盐具有类似于蛋白质等电点的性质，呈现出中性复合分子的性质，因此如果复方煎煮时能形成复盐，大多数情况下提取率会大幅度下降，甚至难以提取出来，因为复盐分子更大，整体呈中性的复盐分子难以从植物组织中向水溶液中迁移。

一些大分子有机酸类和生物碱类成分共同煎煮时会形成不溶于水的离子复合物，所以在中药复方煎煮过程中，应避免含这两类成分的中药一起煎煮。

黄连在水煎煮提取过程中，其生物碱类成分的提取率很高，但与甘草共煎后会形成不溶于水的复合物，生物碱的提取率大大降低。石膏跟金银花共煎时，石膏会促进绿原酸的转化，导致绿原酸损失，所以只能单独煎煮提取。

（2）对成分的离子抑制的影响

复盐影响生物碱或有机酸的离子抑制。前面所述的酸碱电离与溶液 pH 值相关，如果形成复盐后，一般调节溶液的 pH 值无法破坏复盐结构，因此复盐生物碱或有机酸不能简单地按酸碱电离理论来调节它的存在状态。

如桑叶与金银花中均含有绿原酸，但是由于桑叶中含有生物碱类成分，桑叶在水煎煮过程中能形成复盐，其复盐与金银花的绿原酸表现出三个方面差异。一是桑叶水煎煮提取时，绿原酸的成分转化严重，而金银花水煎煮提取时绿原酸转化的比例不大；二是其浸膏用 50% 醇沉时，桑叶中绿原酸损失严重，甚至达到 50% 左右，而金银花中绿原酸损失很少（小于 10%）；三是溶液酸化后再进行大孔树脂吸附时，桑叶煎液酸化的 pH 值要更低，在 pH 1~2 时的吸附损失仍然超过金银花在 pH 2~3 时的吸附损失。

（3）对膜分离成分透过率的影响

复盐分子比酸根离子或碱根离子均大，在相同超滤膜孔径等条件下，复盐溶液酸及碱的透过率大大低于其各自单一成分的溶液或无机盐溶液（如有机酸的钠盐溶液、有机碱的盐酸溶液）。例如粉防己碱和绿原酸形成的复合物在超滤膜中的透过率远远低于二者单独超滤时的透过率。

4.6 实例

4.6.1 黄芩苷的纯化

黄芩的主要活性成分是黄芩苷、黄芩苷元（黄芩素）、汉黄芩素、汉黄芩苷等黄酮类化合物。

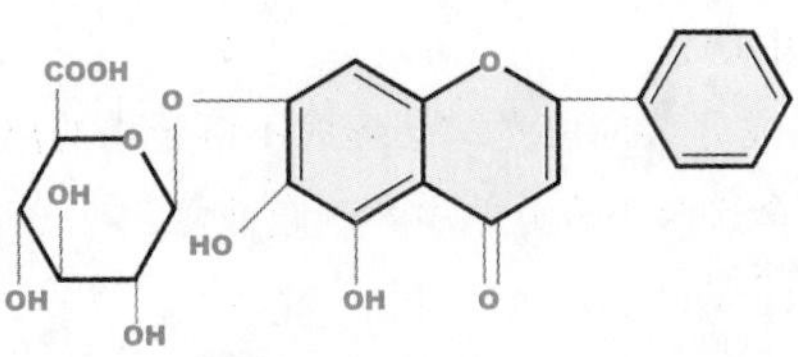

黄芩苷 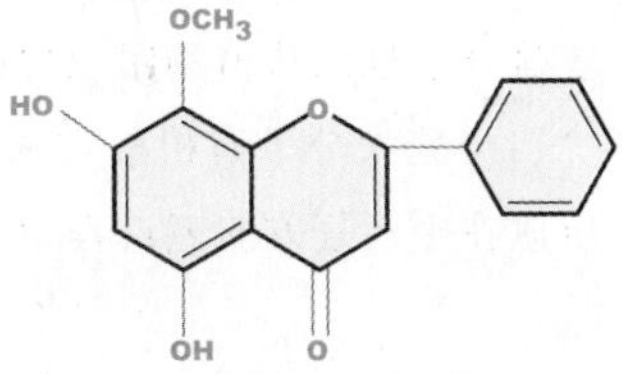　　　　汉黄芩素

药材中主要成分黄芩苷，因分子中有羧基、酚羟基而酸性较强，多以盐的形式存在，可用热水浸出。若将水溶液 pH 值调成酸性，黄芩苷在水液中呈游离态，溶解度下降而析出沉淀；在碱性水液中又成盐溶解，可利用这一性质纯化黄芩苷。

在黄芩口服液的制备工艺中，加入黄芩提取物时，需调节溶液 pH 值至 8.0，使黄芩苷以盐的形式存在而溶解。

在双黄连注射液的 3 万超滤膜的超滤工艺研究过程中发现，溶液 pH 值大于 7.5 时，黄芩苷的透过率较高（大于 90%），而 pH 值小于 7.4 后成分透过率明显逐步降低，如 pH7.0 时小于 60%。

4.6.2 甘草盐酸的纯化

甘草主要含三萜皂苷类化合物甘草酸，含量为 6%~14%，甘草酸以钾、钙盐的形式存在，此外还有甘草苷、异甘草苷等黄酮类化合物。

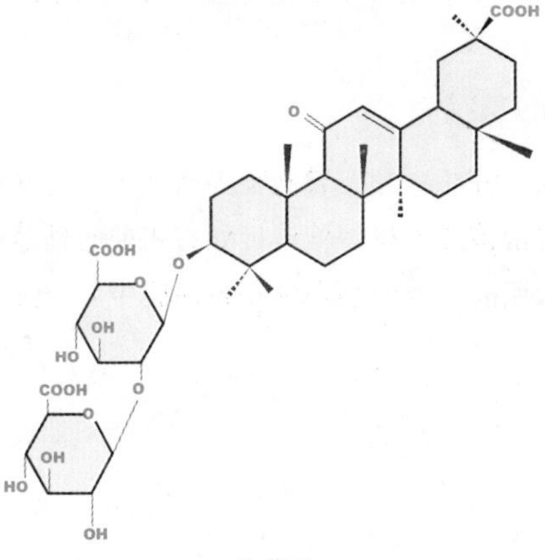

甘草酸 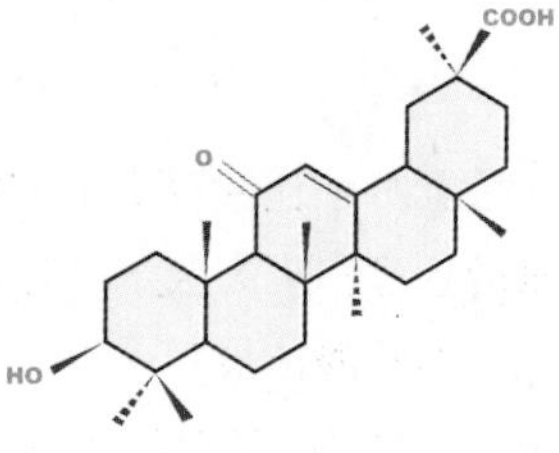　　　　甘草次酸

碱溶液浸出甘草皂苷后，对浸出液酸化，则皂苷会变为游离态沉淀析出；向酸性皂苷的水溶液加入硫酸铵或醋酸铅时，皂苷会沉淀析出，利用此性质可以对其进行纯化。

甘草酸单钾盐、单铵盐是甘草的主要产品，甘草酸用丙酮加热溶解，加入 20%KOH 的乙醇液，放置结晶，过滤得甘草酸三钾盐，再将三钾盐粗品加冰醋酸热溶，冷却结晶，过滤，得甘草酸单钾盐，最后将其在 75% 乙醇中重结晶，得甘草酸单钾盐精制品。

4.6.3 麻黄碱类成分的分离

麻黄主要含麻黄碱、伪麻黄碱、甲基麻黄碱等。游离态的麻黄碱、伪麻黄碱具有挥发性，麻黄碱草酸盐难溶于冷水，伪麻黄碱草酸盐易溶于冷水。

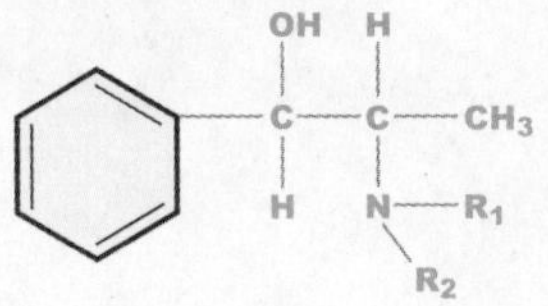

OH H
C C CH_3
H N R_1
R_2

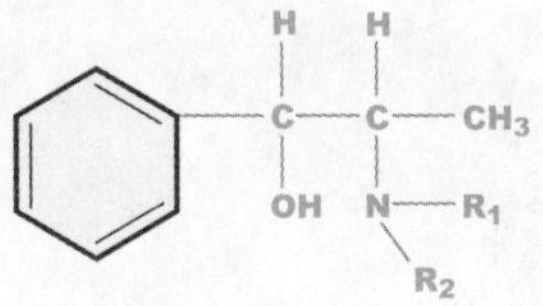

H H
C C CH_3
OH N R_1
R_2

R_1=H	R_2=CH_3	L-麻黄碱	R_1=H	R_2=CH_3	D-伪麻黄碱
R_1=CH_3	R_2=CH_3	L-甲基麻黄碱	R_1=CH_3	R_2=CH_3	D-甲基伪麻黄碱
R_1=H	R_2=H	L-去甲基伪麻黄碱	R_1=H	R_2=H	D-去甲基伪麻黄碱

（1）水蒸气蒸馏法

麻黄碱和伪麻黄碱用碱调节成游离状态时具有挥发性，可用水蒸气蒸馏法从中分离。再根据麻黄碱、伪麻黄碱的挥发性和其草酸盐的溶解性不同分离。

（2）溶剂法

利用麻黄碱和伪麻黄碱既能溶于水，又能溶于亲脂性有机溶剂的性质进行提取，再利用麻黄碱草酸盐比伪麻黄碱草酸盐在水中溶解度小的性质进行分离。

（3）离子交换树脂法

用离子交换色谱分离麻黄碱和伪麻黄碱时，生物碱盐先用阳离子交换树脂吸附，再用碱性乙醇洗脱。麻黄碱的碱性比伪麻黄碱弱，可先从树脂柱上洗脱下来，使两者分离。

思考题 4-14

查阅文献，画出上述麻黄碱的制备工艺流程图。

4.6.4 桑叶中活性成分的分离

桑叶含有1-脱氧野尻霉素（DNJ）等水溶性生物碱，还含有绿原酸等酚酸类及黄酮类成分，可以分别采用大孔树脂吸附有机酸及黄酮，阳离子交换树脂吸附生物碱来精制桑叶中各类活性成分。其中吸附有机酸、黄酮类成分时，需将药液pH值调至2~3再进行吸附，而吸附生物碱时则不需调节药液pH值。

思考题 4-15

查阅文献，画出制备桑叶中有机酸与黄酮混合提取物及生物碱提取物的工艺流程图，试分析上柱前是否调pH值。

4.6.5 改善银杏二萜内酯葡胺注射液的溶解性

银杏二萜内酯葡胺注射液中主要的药效成分为银杏内酯A、B、K，在水中不溶解，加入辅料葡甲胺后可以溶解。其原理是银杏内酯A、B、K等成分结构中均含有内酯环，在碱性条件下开环、成盐（羧酸型），从而能够溶解在水中。

思考题

4-16 测定银杏内酯葡甲胺注射液中银杏内酯含量时，为什么要调节pH值后萃取？如何检测其制剂中游离态银杏二萜内酯的含量？

4-17 试分析煎液中主要成分藁本内酯、阿魏酸、丹皮酚、栀子苷、熊果酸、黄芩苷等在不同pH值下的存在状态？

参考文献

[1] 李伟男，南洋，杨德强，等．离子交换树脂在中药制剂中的应用[J]．中医药学报，2012(3)：101-102.

[2] 赵业辉，李德公．关于口服液制剂配剂过程的工艺控制点[J]．黑龙江科技信息，2009，8：178.

本章小结

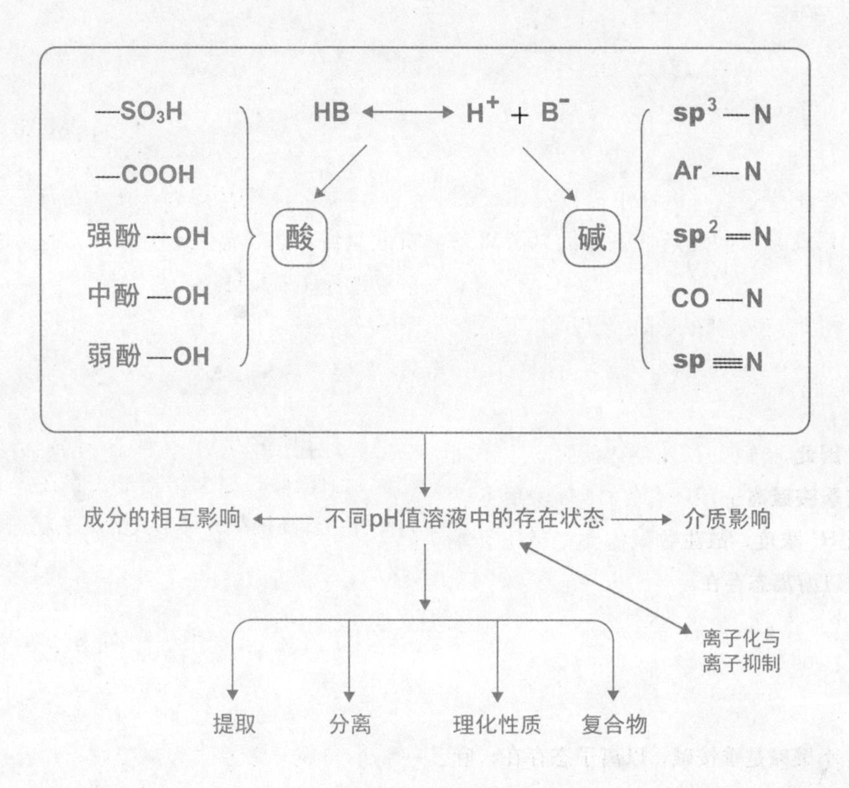

综合题

4-1 酸碱在药液中的存在状态对中药制药过程有明显影响，主要在哪些方面？

4-2 如何判断一个酸、碱性化合物在溶液中的存在状态？

4-3 一种生物碱类成分分别溶解在水溶液与醇溶液中，哪种溶液中离子态含量高？中药复方水煎醇沉液的 pH 值一般为多少？

4-4 举例说明在 HPLC 色谱分析中离子抵制的必要性。

习题答案

【思考题】

4-1

$$HB \rightleftharpoons H^+ + B^-$$

要使B^-很少，溶液中需要高浓度的H^+，因此只有酸性条件下才能以游离态存在。

相反，生物碱在溶液中表现为以下平衡

$$H^+ + A \rightleftharpoons AH^-$$

$$H_2O \rightleftharpoons H^+ + OH^-$$

因此，降低H^+浓度才能阻止生物碱形成季铵碱离子，只有增加OH^-浓度可以降低H^+浓度，故生物碱需要在碱性条件下才以游离态存在。

4-2

一般—COOH的pK_a在4左右，要使有机酸呈游离态，需在pH 2（4−2=2）的酸性溶液进行离子抑制。

4-3

血液pH值为7.4左右，因此，银杏内酯注射到血液时以原型结构形式存在，而开环内酯注射到血液呈开环形式的离子状态存在。

4-4

小檗碱是季铵碱，以离子态存在；麻黄碱、苦参碱、东莨菪碱在酸性及中性溶液中呈离子态，碱性溶液（pH>9）中呈游离态；川芎嗪在酸性溶液（pH 1~3.5）中呈离子态；中性、碱性溶液中呈游离态；秋水仙碱在强酸溶液中才呈离子态，一般呈游离态。

4-5

麻黄碱、绿原酸为离子态，川芎嗪、丹皮酚为游离态。

4-6

不行，电渗析法是以电性为驱动力，半透膜截留为原理，而氨基酸、多肽一般也呈离子态，能透过半透膜而损失。

4-7

升华性酸、碱类成分，当改变成分的存在方式时，如形成盐后，化合物分子间的作用力增强，其升华性消失。

4-8

水分子小，具有挥发性，但结晶水分子与化合物以两个氢键缔合，断裂时吸收的能量大，类似于一个完整的复合分子，失去了水的特征，故挥发性消失。

4-9

绿原酸在 $pH < 2$ 的溶液中呈游离态，可以被大孔树脂或者聚酰胺吸附；而中性溶液或水煎液（pH 4.5~5.5）时主要以离子态存在，吸附时流失严重。

4-10

小檗碱为季铵碱，一般情况下呈离子态，水溶性强，但如果在植物中与其他有机酸呈复盐形式存在，会以中性的复合物形式存在，影响成分的水溶出率。H_2SO_4 润湿后使其呈硫酸盐态可增加水溶性。

4-11

在水煎液及 5%$NaHCO_3$ 溶液中以游离态为主，β-OH 蒽醌在 5%Na_2CO_3、两个 α-OH 蒽醌在 0.2%NaOH、一个 α-OH 蒽醌在 4% NaOH 溶液中呈离子态。

4-12

因为均含有—COOH，为离子态。

4-13

假设在溶液中同时存在离子态与游离态，成分在二者之间动态平衡，分子作用力会随时变化，在色谱分离时不呈色带无法分离。以游离态或离子态的单一形式存在时，分子作用力恒定，可以呈一个集中的色谱带而分离。

4-14

提取液碱化后，有机溶剂萃取法；

提取液碱化后，水蒸气蒸馏法，

提取液离子交换树脂法。

4-15

桑叶水煎醇沉，醇沉液经阳离子交换柱吸附生物碱，用氨水洗得生物碱；流出液回收乙醇，酸化至 pH 2 上大孔树脂柱，醇洗得有机酸、黄酮。

仲胺碱在煎液中呈离子态，不必调 pH 值就能进行阳离子交换；而有机酸需酸化离子抑制才能以游离态吸附。

4-16

酸化使开环内酯闭环成中性分子，用有机溶剂萃取为总内酯。

注射液直接用有机溶剂萃取可测出制剂中游离的银杏内酯。

4-17

藁本内酯、丹皮酚、栀子苷一般情况下呈游离态，在强碱性溶液中藁本内酯开环而呈离子态、丹皮酚成盐。

阿魏酸、熊果酸、黄芩苷含有羧基（—COOH），一般呈离子态，只有酸化至 pH 2 以下才能呈游离态。

【综合题】

4-1

中药酸、碱类成分，在溶液中可以呈游离态或离子态，而游离态与离子态的作用力有本质区别，因此在制药过程中会有明显影响。如影响溶解度、煎出率、挥发性、升华性、萃取率、醇沉、吸附分离、结晶、膜透过率、制剂稳定等。

4-2

酸性化合物会有离子态与游离态形式，可以从酸碱的 pK_a 值与溶液的 pH 值来判断其在溶液中的状态。一般酸在溶液 pH 值大于 pK_a+2 时，为离子态，小于 pK_a-2 时，为游离态；生物碱则相反，溶液 pH 值大于 pK_a+2 时，为游离态，小于 pK_a-2 时，为离子态。

离子态与游离态的作用有本质区别，如可以用有机溶剂萃取率、树脂吸附率等来初步判断溶液中实际存在状态。

4-3

醇为弱酸性溶剂，在醇溶液中离子态的比例更高。一般中药复方水煎醇沉液 pH 值为 5.5~7.0。

4-4

溶液中同时存在离子态与游离态时，成分在二者之间动态平衡，分子作用力会不断变化，分离时不呈色带而无法分离。

以游离态或离子态的单一形式存在时，分子作用力恒定，可以呈色谱带而分离。

HPLC 色谱分析时有机酸成分如绿原酸、黄芩苷用乙酸、甲酸酸化流动相，酸性更强的有机酸用磷酸或三氟乙酸酸化，酚类成分一般用乙酸酸化。

生物碱在反相色谱中甚至可以用酸离子化进行色谱分析，如麻黄碱、苦参碱；也可以用有机胺，如二乙胺碱化进行正相色谱分析。

05

氧化反应

氧化反应指化合物与氧结合或脱去氢的反应，在自然界中发生率高。日常生活中氧化反应普遍存在，例如苹果放久了变色、植物油变质等。中药材和中药制剂中的氧化反应也是最常见的化学反应，一般中药成分氧化后，表现为成分含量下降，颜色变深，溶液pH值下降，变质、变味等。中药成分的氧化反应机理与其结构和官能团有关，吸电子基团、共轭体系、特定官能团可以促进氧化反应的进行。中药制剂生产过程中促氧化和抗氧化反应对中药成分含量的影响较大，从而直接影响中药制剂的质量。了解中药制剂生产过程中的促氧化和抗氧化反应，在制剂生产过程中有效控制氧化反应对提高中药制剂质量有重要意义。

5.1 氧化反应概述

5.1.1 氧化反应的概念

氧化反应指物质失电子的作用，狭义的氧化反应指物质与氧结合或脱去氢的反应。有机化学家还根据碳原子氧化态的不同，将官能团分为几类，然后把氧化反应定义为分子中的官能团从较低一类转化成较高一类，即发生了氧化反应。

$$RCH_2OH \xrightarrow{[O]} RCHO$$

$$RCHOHR_1 \xrightarrow{[O]} RCOR_1$$

$$RCHO \xrightarrow{[O]} RCOOH$$

$$—CH{=}CH— \xrightarrow{[O]} —CH—CH— \text{(环氧，O 桥连两个 CH)}$$

$$\text{对苯二酚 (HO–C}_6\text{H}_4\text{–OH)} \xrightarrow{[O]} \text{对苯醌 (O=C}_6\text{H}_4\text{=O)}$$

中药中多种化学成分在贮藏、加工炮制、提取等过程中均会发生缓慢的氧化反应，甚至生成新的成分，影响中药疗效。

5.1.2 氧化反应的机理

氧化反应的机理多种多样，原因在于成键的变化大不相同，机理会随使用氧化剂的不同而差别极大。以下列出了几种常见的反应机理。

（1）自氧化反应

自氧化反应是由空气中的氧气自发引起的自由基链式反应，是药物发生氧化降解的主要方式。如具有酚类、烯醇类、芳胺类、吡唑酮类、噻嗪类等结构的中药就比较容易发生自氧化反应。

① 自氧化反应机理

药物的自氧化一般都是自由基链式反应，可分为四个阶段：自由基形成阶段、链反应形成阶段、链反应扩展阶段和链反应终止阶段。

a. 自由基形成阶段：药物在一定条件下（如光照、金属离子的催化氧化、引发剂的存在等），碳氢键发生均裂，形成烃基自由基和氢自由基：

$$RH \longrightarrow R\cdot + H\cdot$$

b. 链反应形成阶段：空气中的氧分子存在一个 σ 键和两个 3 电子 π 键，后者的两个未配对的单电子的自旋方向相同，这种基态的氧分子不稳定，在日光（紫外线）激发下成呈激发态。激发态氧分子与烃基的自由基结合成烃过氧自由基，后者再与烃发生反应，生成过氧化物和烃自由基。新生成的烃自由基再与激发态氧分子反应，链反应形成。

c. 链反应扩展阶段：链反应中形成的氢过氧化物如果稳定，则可以分离得到，否则它将进一步分解生成自由基和多种自氧化产物，如醇、醛、酮和酸等。

d. 链反应终止阶段：当自由基相互结合成非自由基产物或反应器表面使过氧化物变为非活性物质时，链反应即终止。

因此，为了防止药物的氧化降解应防止自由基形成、打断链反应并加速链反应的终止。

② 标准氧化电位和自氧化性

药物的自氧化趋势可以从其标准氧化电位值与氧的标准氧化电位值的比较判定，即氧化电位大的药物易自氧化，特别是药物的标准氧化电位值与氧的标准氧化电位值相比，前者较大时，药物则更易自氧化。

根据 Nernst 方程，化合物的氧化电位值受 pH 值的影响，氧分子在酸性、中性、碱性溶液中的氧化电位值分别为 -1.239V、-0.815V、-0.40V，因此，药物的标准氧化电位的绝对值大于上述绝对值时，这种药物则易于氧化。

(2) 氢原子转移

$$RH + Cl\cdot \longrightarrow R\cdot + HCl$$

氧化反应按照所涉及键的变化类型分类为:

① 氢的消去反应

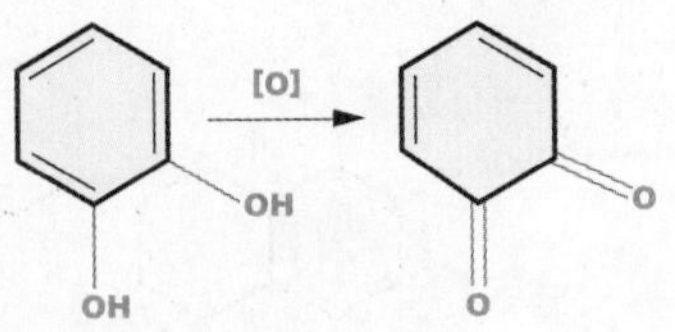

② 氢被氧置换反应

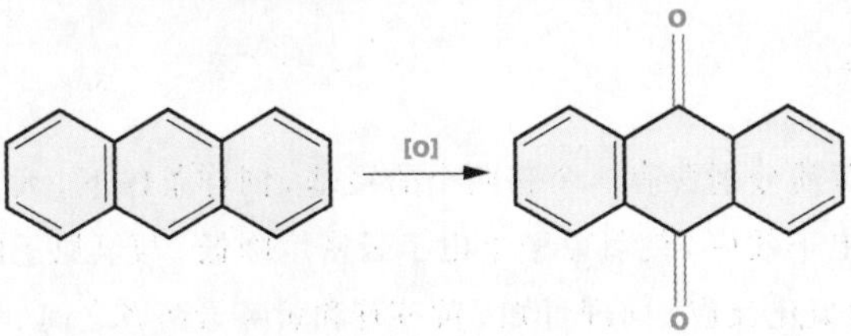

③ 氧与底物的加成反应

$$R_3N \xrightarrow{[O]} R_3N^+—O^+$$

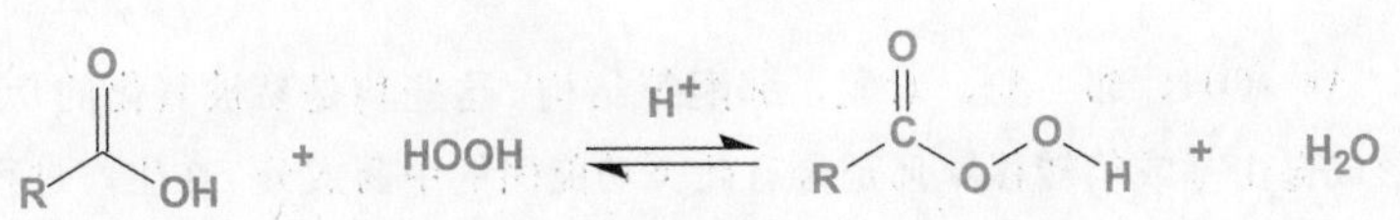

5.1.3 影响氧化反应的因素

（1）吸电子基团

吸电子基团，如—OH 等存在，使电子云发生偏移。

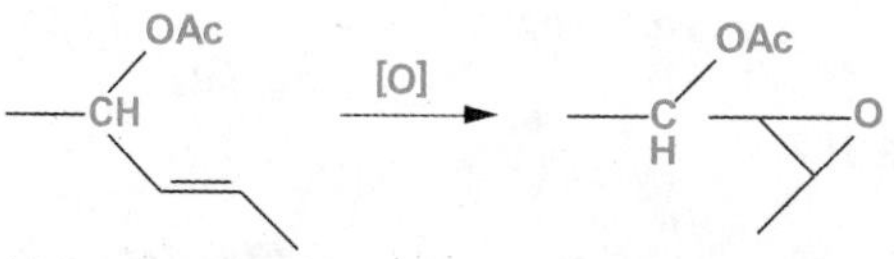

（2）大共轭体系

共轭体系越大，电子云密度越高，化学性质越活泼。

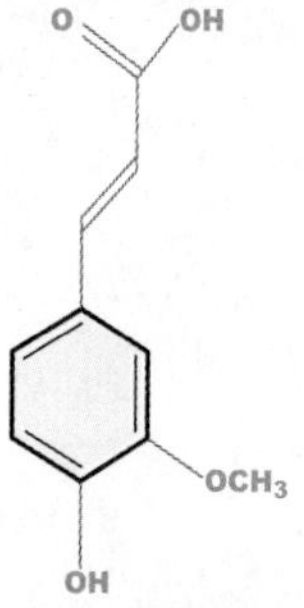

阿魏酸 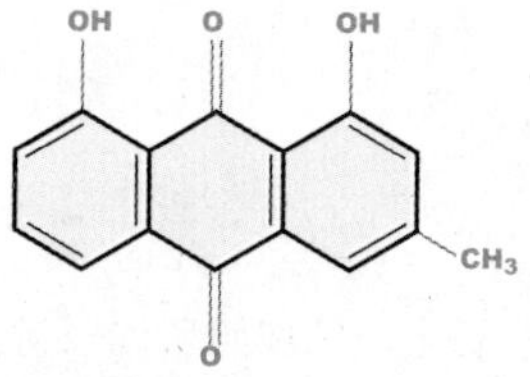　　大黄酚

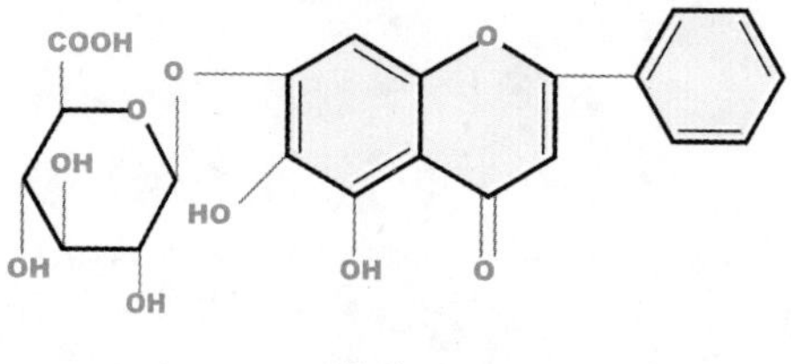

黄芩苷 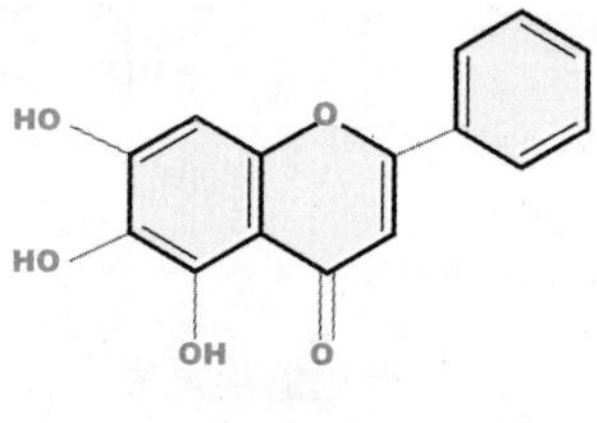　　黄芩素

由上可以看出，阿魏酸、大黄酚分别含有一个和两个酚羟基，同样条件下，大黄酚更易氧化，因酚羟基中氧原子的供电子效应，使氧原子上电子云密度降低，与氢原子的结合能力下降，容易失去氢质子，发生氧化反应；同理可知，黄芩苷和黄芩素两者之间，黄芩素更易氧化，黄芩素氧化生成醌类衍生物而显绿色，这就是黄芩变绿的原因所在。

（3）官能团结构

例如—CHO、Ar—OH、邻二酚、对醌、邻醌等结构，这些均是易被氧化的功能团，在反应过程中易形成自由基或氢转移。凡是含有此类功能团的中药成分，在生产过程中均需要注意氧化反应的发生。

5.2 中药成分的氧化反应

5.2.1 酚的氧化反应机理

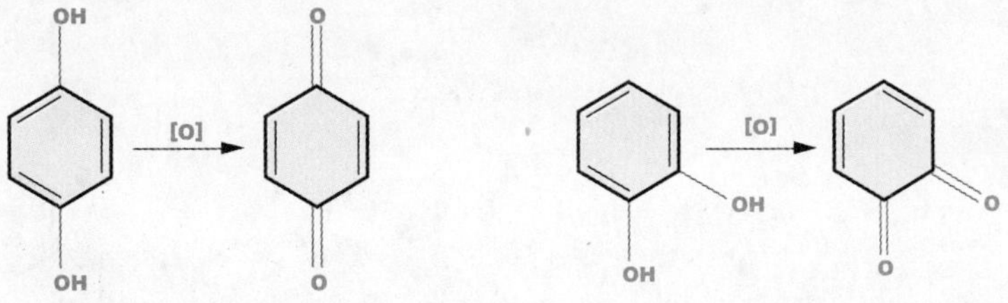

邻苯二酚和对苯二酚容易被氧化成邻苯醌和对苯醌。当羟基对位存在其他基团，如卤素、OR、Me、叔丁基等，反应可以成功进行，但对位是H时产率很低。

（1）酚的主要氧化反应

① 黄酮的氧化反应

黄酮类化合物具有多种生物活性，如葛根总黄酮、银杏叶总黄酮等具有扩张冠状血管作用，临床上可用于治疗冠心病。中药中的黄酮类成分含有丰富的酚羟基，性质不稳定，暴露在空气中能缓慢发生氧化反应，例如以下常见的中药成分：

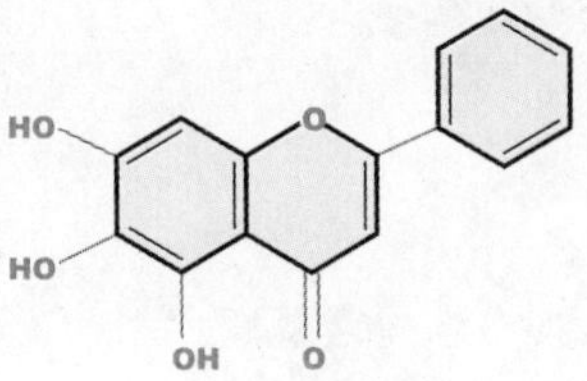

黄芩苷元 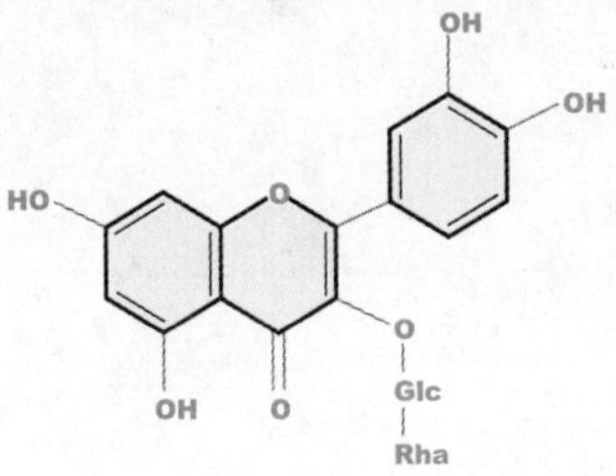　　芦丁 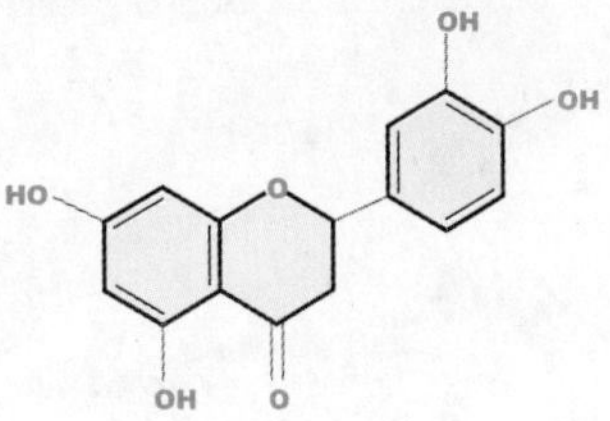　　木犀草素

红花中含有红花苷、新红花苷和醌式红花苷。红花在开花初期时，由于花中主要含无色的新红花苷及微量的红花苷，故花冠呈淡黄色；开花中期由于花中主要含的是红花苷，故花冠为深黄色；开花后期则氧化变成红色的醌式红花苷，故花冠呈红色。

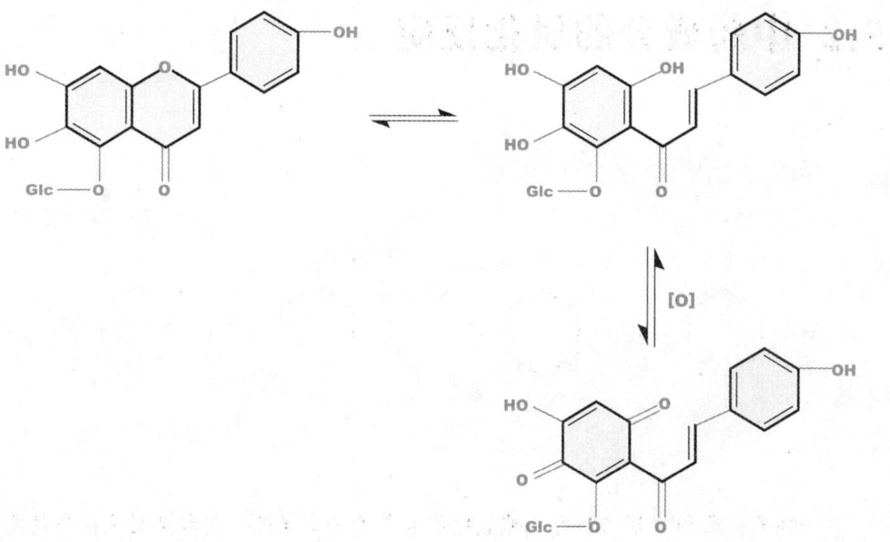

② 多元酚的氧化反应

茶叶中含有丰富的多酚类物质，在空气中容易氧化变色，引起茶叶品质改变。茶叶在干燥过程中呈现绿色，是由于干燥过程并未使细胞膜破裂，细胞膜的存在阻止了酶与茶多酚的接触，在泡茶过程中，细胞膜破裂，多酚氧化酶与茶多酚结合，发生氧化反应，再加上空气中氧的作用，茶叶由绿变黄，色泽变暗。其反应过程一般分两步进行，首先单酚氧化形成邻酚，同时邻酚形成相应的邻醌，而邻醌可以相互聚合，生成黄褐色高分子聚合物，其过程如图 5-1 所示。

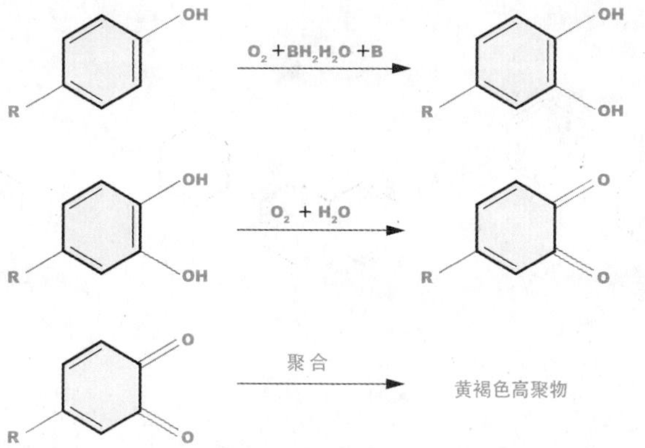

图 5-1 茶多酚的氧化反应

在茶叶产业中，采用低温冷藏可以对茶叶进行保鲜，在此条件下，微生物及酶的作用降至最低，茶叶的生化活动被抑制，营养成分的氧化降解得到极大延缓，能有效保鲜茶叶。

鞣质是没食子酸（或其聚合物）的葡萄糖（及其他多元醇）酯、黄烷醇及其衍生物的聚合物以及两者混合共同组成的植物多元酚。鞣质含有很多酚羟基，为强还原剂，很易被氧化，能还原菲林试剂。采用低温冷藏可以对茶叶进行保鲜，在此条件下，微生物以及酶的作用降至最低，茶叶的生化活动被抑制，营养成分的氧化降解得到极大的延缓，能有效保鲜茶叶。

茶叶中的多酚类物质主要为儿茶素（黄烷醇类）；黄酮、黄酮醇类；花青素、花青素类；酚酸及缩酚酸类。其中儿茶素的含量最高，约占多酚总量的70%~80%。儿茶素属黄烷醇，是2-苯基并吡喃的衍生物，性质活泼。儿茶素的B环酚羟基易氧化形成邻醌，而邻醌又很不稳定，易发生复杂的聚合、缩合反应，形成双黄烷醇类、茶黄素类和茶红素等。儿茶素除了B环酚羟基易氧化形成邻醌外，还存在许多其他活性部位，如C_6、C_8位由于C_5、C_7位羟基以及1位氧原子的p-π共轭效应影响，而呈现出极强的亲核性；$C_{2'}$、$C_{6'}$、C_4位由于邻位羟基的吸电子效应，易形成正碳离子，随后氧化成双黄烷醇、原花青素类、茶红素等，使得儿茶素的氧化途径变得极其复杂。

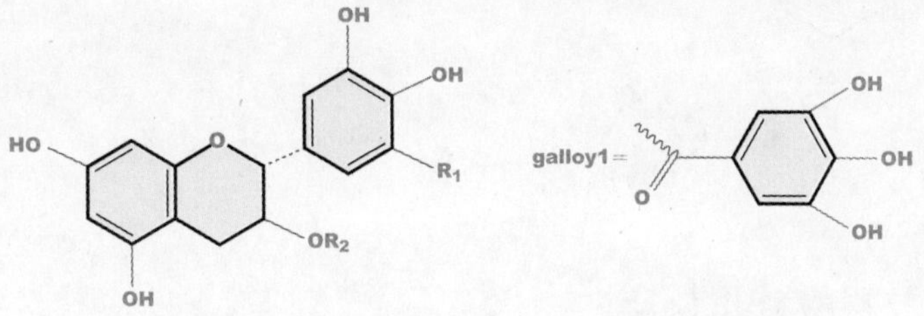

Epicatechin: $R_1=R_2=H$
Epigallocatechin: $R_1=OH$, $R_2=H$
Eplcatechin gallate: $R_1=H$, $R_2=$galloy1
Epigallocatechin gallate: $R_1=OH$, $R_2=$galloy1

（2）酚酸的氧化反应

绿原酸是植物体在有氧呼吸过程中合成的一种苯丙素类物质，含有羧基和邻二酚羟基的有机酸，由于邻二酚羟基的存在，很容易被氧化。绿原酸在空气中首先氧化成醌，然后再进一步氧化形成褐色的聚合物。因此在提取时应避免高温、强光及长时间加热。绿原酸供试液应置于棕色瓶、低温（2℃）保存以保证其稳定性。

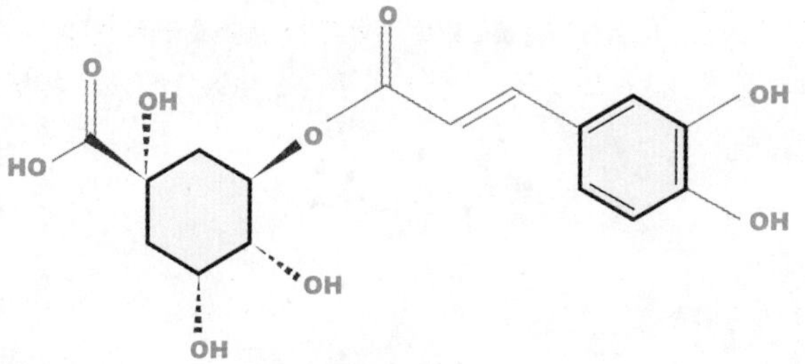

绿原酸

（3）醌的氧化反应

① 萘醌的氧化反应

紫草萘醌类化合物 5 位与 8 位酚羟基上的氢可以分别与 1 位和 4 位上的氧形成分子内氢键。萘醌结构很不稳定，极易向外传递电子和质子，发生氧化反应。紫草素萘醌类化合物基本结构如下：

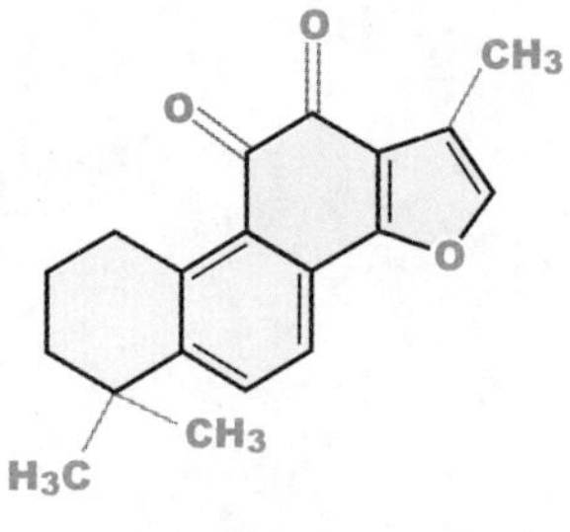

紫草素 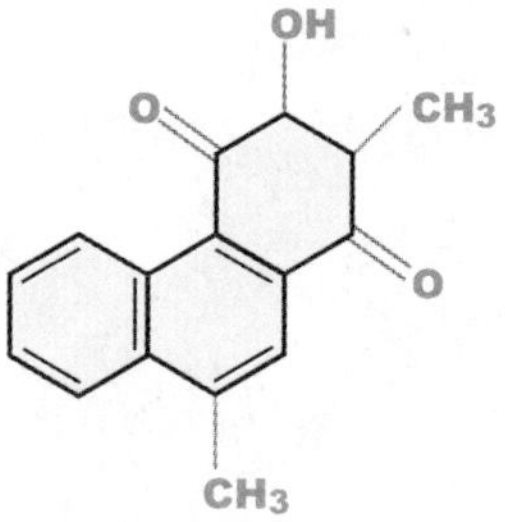　　　　阿卡宁

② 菲醌的氧化反应

丹参根中含有多种菲醌衍生物，均属于邻菲醌类和对菲醌类化合物。

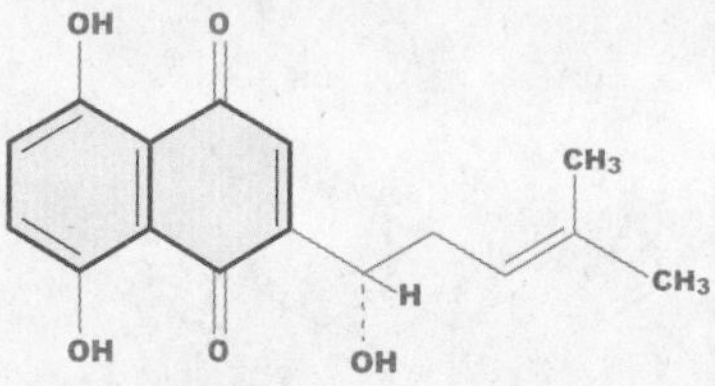

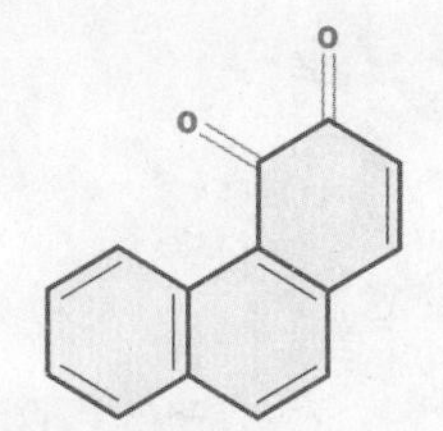

丹参醌

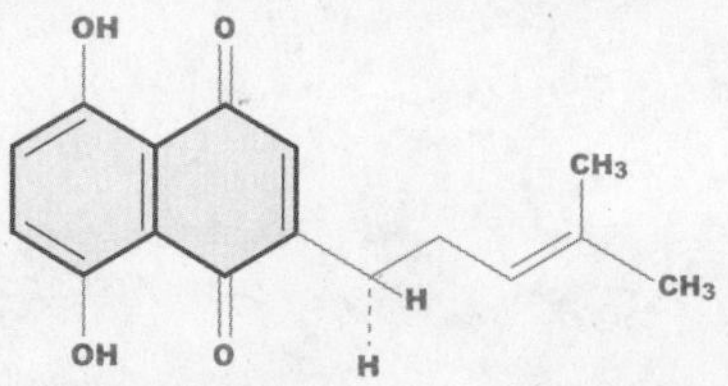

丹参新醌丙

丹参中的邻菲醌结构

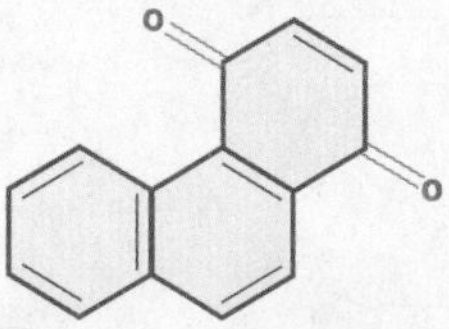

丹参中的对菲醌结构

丹参醌Ⅱ属邻菲醌，是丹参脂溶性成分的代表，其乙醇溶液和水溶液随温度升高稳定性下降；丹参醌Ⅱ含有醌型结构，电子行为活跃，易被氧化还原，可参与机体的多种生化反应而有多种生物活性。丹参用醇提取时，丹参醌含量很高，经过加热浓缩、干燥等过程后，几乎检测不出其存在，原因是丹参醌类成分在加热过程中发生了氧化反应，转变成其他物质了。这是复方丹参片丹参醌类成分经常不合格的主要原因。

③ 蒽醌的氧化反应

天然存在的蒽醌类化合物在蒽醌母核上常被羟基、羟甲基、甲基、甲氧基和羧基取代，它们以游离形式或与糖结合成苷的形式存在于植物体内。蒽醌苷大多为氧苷，但有的化合物为碳苷，如芦荟苷。蒽醌母核被羟基等基团取代后，变得很活泼，易被氧化。

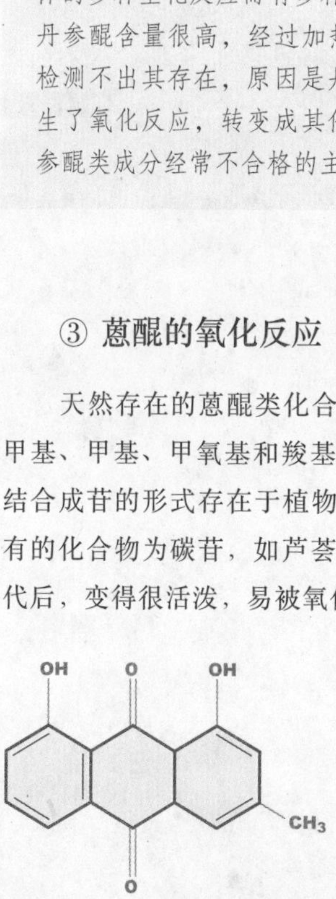

大黄酚

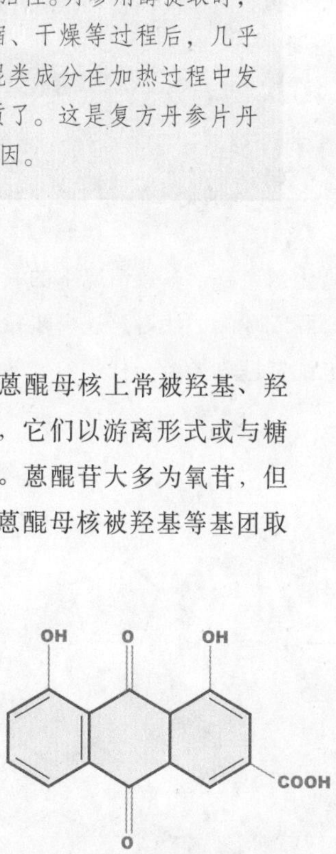

大黄酸

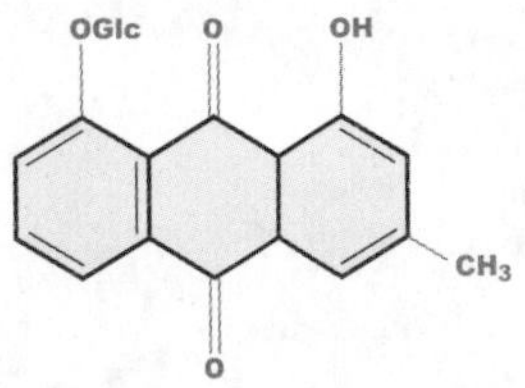

大黄酚-8-*O*-*β*-D葡萄糖苷

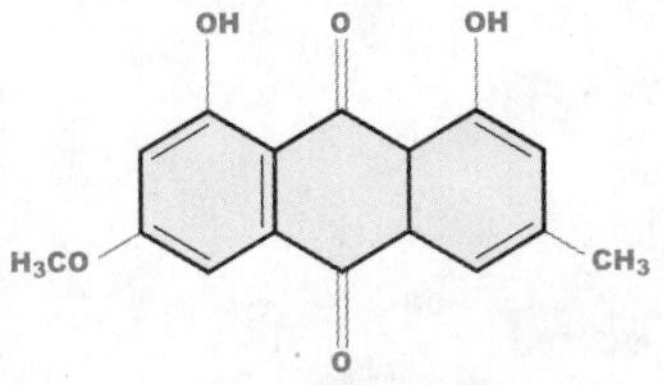

大黄素甲醚

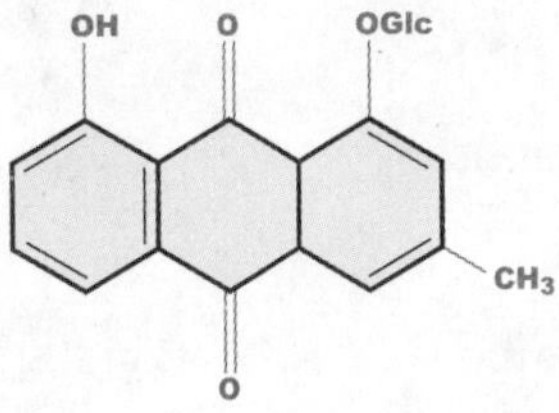

大黄酚-1-*O*-*β*-D葡萄糖苷

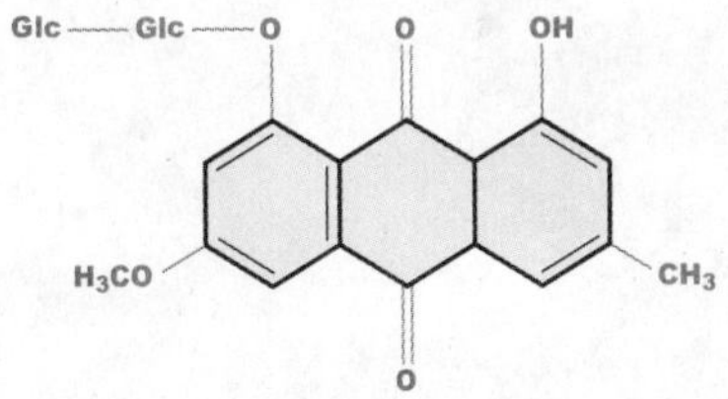

大黄素甲醚-8-*O*-*β*-D龙胆双糖苷

5.2.2 双键的氧化反应

$$R_2C{=}CHR \xrightarrow{[O]} R_2C{=}O + RCOOH$$

双键能被很多氧化剂裂解，多数情况下的氧化机理可能是烯先被氧化成二醇或环酯，然后再进一步按照邻二醇的方式氧化。与亲电试剂进攻烯烃一样，叁键的氧化要比双键难。

例如：

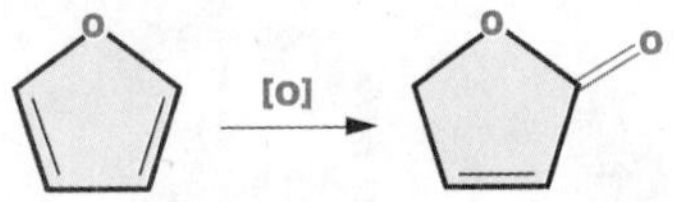

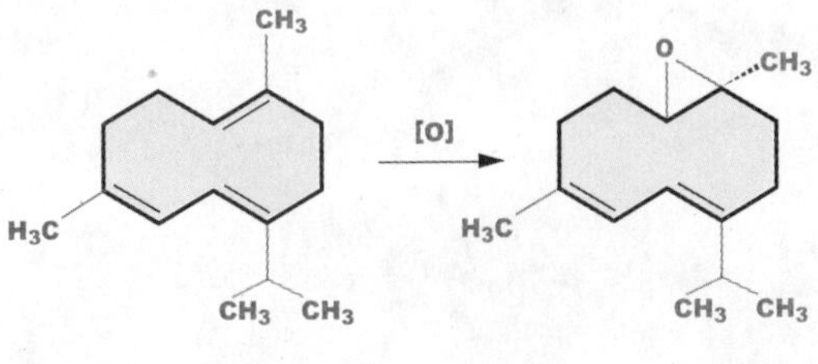

（1）共轭双键的氧化反应

① 萜类的氧化

挥发油为液态，分子高度分散，且其中的萜类成分一般含有双键、醛基、半缩醛、酚羟基等易氧化基团，与空气及光线经常接触会逐渐氧化变质，使挥发油的相对密度增加，颜色变深，失去原有香味，形成树脂样物质，不能随水蒸气蒸馏，因此，要选择合适的方法制备挥发油，产品也要装入棕色瓶内密塞并低温保存。

研究发现，白术炮制后白术内酯Ⅰ和白术内酯Ⅲ的含量明显升高，可能是由于白术中的主要化学成分苍术酮不稳定，炮制过程中遇氧气氧化为白术内酯Ⅰ、白术内酯Ⅲ和双白术内酯，但随着炒制时间的延长和温度的升高，白术内酯Ⅲ含量下降，转化为白术内酯Ⅱ。研究了土炒白术前后苍术酮、白术内酯Ⅱ、Ⅲ的含量变化，结果显示，白术在土炒过程中苍术酮含量降低，而白术内酯Ⅱ和Ⅲ的含量升高，推测苍术酮可以在加热条件下氧化生成白术内酯Ⅱ和Ⅲ，反应过程如下图 5-2 所示。

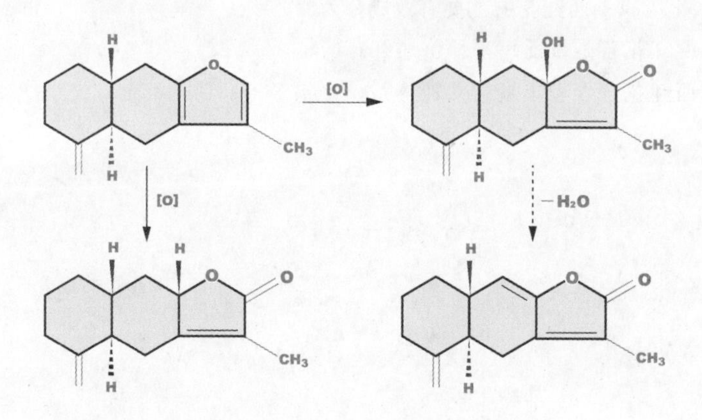

图 5-2　苍术酮的氧化反应

② 烯醇的氧化

维生素 E 是生育酚类化合物的总称，是苯并二氢吡喃的衍生物，由于维生素 E 在空气中会缓慢氧化，紫外线也可使其分解，保护其他易被氧化的物质不被破坏，所以是极有效的天然抗氧化剂。维生素 E 通过自身被氧化成生育醌，从而将 ROO · 转变为化学性质不活泼的 ROOH，中断脂质过氧化的连锁反应，有效抑制脂类过氧化作用。维生素 E 的抗氧化作用是与脂过氧自由基反应，向它们提供 H，使过氧链式反应中断，从而实现抗氧化。其反应过程如下：

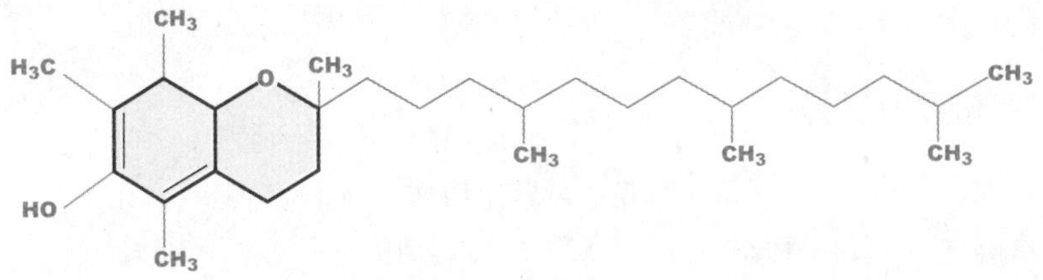

维生素E

$$ROO\cdot + AH_2 \longrightarrow ROOH + AH\cdot \text{（抗氧化剂破坏自由基）}$$
$$ROO\cdot + AH\cdot \longrightarrow ROOH + A \text{（氧化）}$$
$$A\cdot + A\cdot \longrightarrow AA \text{（偶合）}$$
$$AH\cdot + AH\cdot \longrightarrow AH_2 + A \text{（歧化）}$$
$$ROO\cdot + AH\cdot \longrightarrow ROOH \text{（加成）}$$

式中，AH_2 为维生素E；ROOH为氢过氧化物；ROO·为过氧自由基；AH·为抗氧化剂自由基。

③ 长链共轭的氧化反应

a. 共轭多烯的氧化反应：西红花的主要有效成分为西红花酸和西红花苷，西红花苷是目前用来评价西红花质量优劣的指标性成分。西红花苷含有丰富的共轭体系，化学性质活泼，易被氧化。

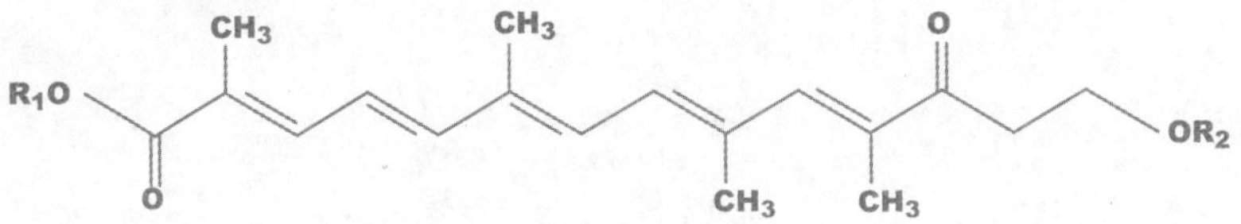

西红花苷

西红花苷Ⅰ： $R_1=R_2=gen$
西红花苷Ⅱ： $R_1=gen$，$R_2=glc$
西红花苷Ⅲ： $R_1=gen$，$R_2=H$
西红花苷Ⅳ： $R_1=glc$，$R_2=glc$

b. 聚炔的氧化反应：炔类化合物是一种较特殊的天然产物，含有这种成分的植物很多，分布很广，主要集中于五加科、菊科、伞形科和檀香科等植物中。此类化合物主要特点除具有不饱和三键结构外，往往还含有烯的结构，因而具有很高的化学活泼性。同时，许多天然炔类化合物又带有醇、酮、酸、酯或苯、呋喃、吡喃和噻吩等官能团，使三键变得相对稳定。

由于人参炔醇对光和热的化学不稳定性，利用目前的物理化学手段，很难制备得到高纯单体。

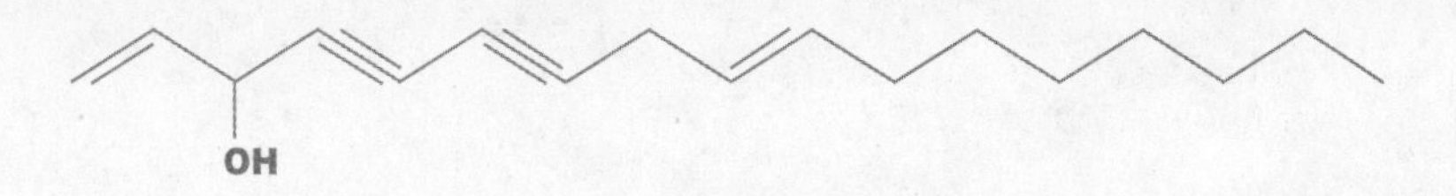

人参炔醇

C. 天然色素的氧化反应：天然食用色素的化学结构中大多含有不饱和双键及其他可氧化基团，在空气中氧的作用下会发生氧化作用而造成褪色；天然色素对光、热、金属等因素也非常敏感，稳定性较差。例如多数天然色素在紫外光照射下会发生褪色，有的甚至放在室内受散射光照射也会褪色。如甜椒红色素在日光照射下颜色越来越浅，番茄红素在室内散射光照射下 8 天后全部褪色，而在日光直接照射下 8 小时颜色就全部损失。

类胡萝卜素广泛分布于多种植物的色素体中，β- 胡萝卜素是世界上广泛分布的类胡萝卜素中的一种。由于分子中含有较多共轭双键，具有很强的抗氧化作用。其化学性质不稳定，易在光照和加热时发生氧化分解，储存过程中应避免直接光照、加热和空气接触，而应低温贮存在不活泼气体（如 N_2）中，其操作也应该在黄光（β-胡萝卜素分子含长的共轭双键生色团，具有光吸收性质而显黄色）下进行。

β- 胡萝卜素

（2）孤立双键的氧化反应

环烯醚萜苷类化合物是植物界广泛分布的一类单萜，具有环戊烷并吡喃的特殊环状结构，且多以苷类形式存在。植物体内一般都存在与苷相对应的水解酶，细胞膜一旦破裂，苷与酶接触，被水解成苷元，生成的苷元为半缩醛结构，其半缩醛 C_1-OH 性质不稳定，易被氧化。

鲜地黄中含有多种环烯醚萜苷类成分，而没有环烯醚萜苷元类成分存在，而在生地黄和熟地黄中出现多种环烯醚萜苷元类成分，说明鲜地黄在炮制过程中，某些环烯醚萜苷类成分发生了脱糖基水解反应，生成苷元，苷元不稳定，进一步被氧化。梓醇是鲜地黄中环烯醚萜苷类成分的代表，具体结构如右。

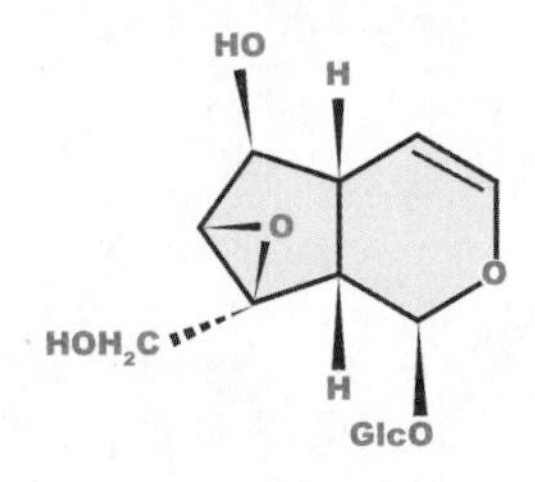

梓醇

此外，这类化合物在 C_3 和 C_4 之间存在双键，C_4、C_8 多连有甲基，且易氧化成—CH_2OH、—CH_2OR、—COOH、—COOR 等基团。栀子苷属于环烯醚萜苷类化合物中的一种，也存在于杜仲和管花肉苁蓉等植物中。

栀子苷

泽泻中的倍半萜多为 guaiane 型骨架，已报道从中国泽泻及日本泽泻共分离出 guaiane 型的倍半萜类成分十多个，大部分是由 guaiane 氧化而来，而泽泻三萜中一些孤立双键也容易被氧化生成环氧结构。

5.2.3 醛的氧化反应

醛基是中药有效成分中最容易氧化的反应基团，氧化后生成酸类化合物。

桂皮醛是传统中药肉桂挥发油的主要成分，其为无色或微绿色或浅绿色的油状液体，具有较强的挥发性，遇光和热不稳定，在空气中易氧化成肉桂酸，所以，为降低其挥发性和增强稳定性，目前最常用的方法是将其制成固体粉末，以便制成多种制剂。

桂皮醛 —[O]→ 肉桂酸

因此，桂皮醛应保存于低温库房，通风，干燥，防火；注意与氧化剂、食品原料分开存放。

5.2.4 氮的氧化反应

生物碱除了烷烃键发生氧化反应外，其氮原子也易发生氧化，生成氮氧化合物。

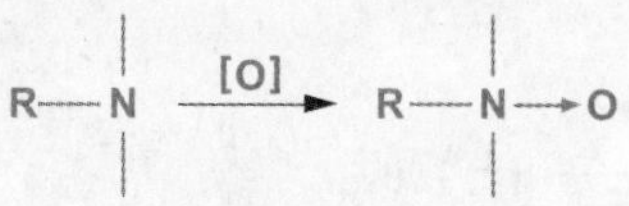

$$R-N \xrightarrow{[O]} R-N\rightarrow O$$

在加热炮制过程中，马钱子中的马钱子碱和士的宁易发生分解及氧化反应。对士的宁和马钱子碱进行加热和氧化，结果发现，以士的宁和马钱子碱为母体，在 H_2O_2 作用下，可以生成士的宁和马钱子碱氮氧化物。士的宁加热到 50℃，可氧化为士的宁氮氧化物，马钱子碱加热到 180℃则局部开环形成异士的宁氮氧化物。马钱子受热过程中化学成分的氧化过程如下：

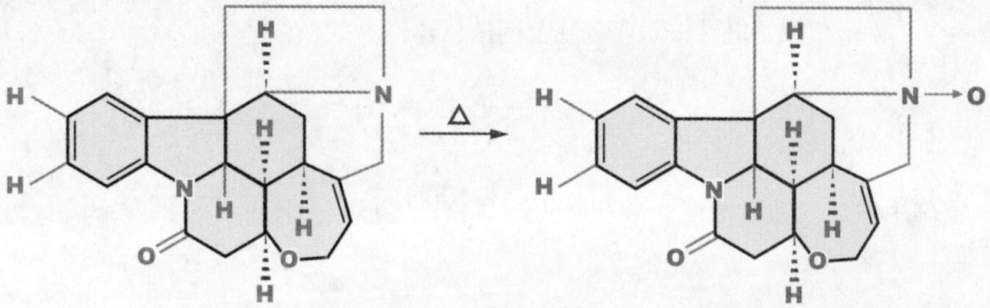

士的宁 → (△) 士的宁氮氧化物

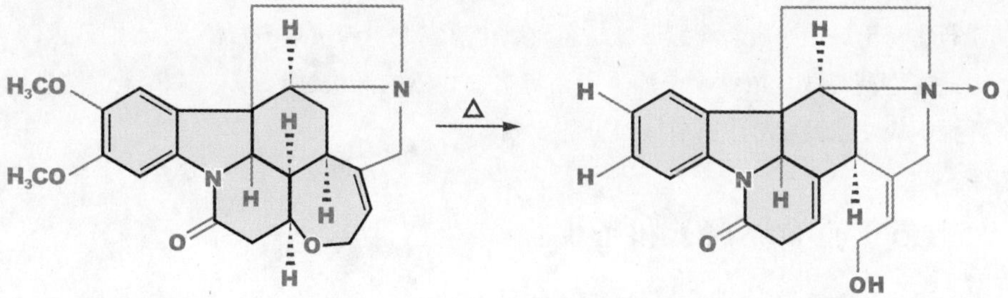

马钱子碱 → (△) 异士的宁氮氧化物

5.3 生产过程中促氧化及抗氧化反应

5.3.1 影响氧化反应的因素

（1）化学结构

药物发生氧化反应的难易程度首先是由药物的化学结构决定的，这也是影响氧化反应的内在因素，如醇类、酚类就容易发生氧化反应。

（2）存在状态

有些药物在干燥状态下比较稳定，但在润湿状态或在水溶液中则比较容易氧化，如维生素C。有些药物在水分存在时易水解，其水解产物则容易氧化变质，如水杨酸毒扁豆碱水解后生成毒扁豆碱，很易被氧化成红色的依色林红。

思考题 5-1

一般液体制剂会用到抗氧剂而固体制剂不需要，为什么氧化反应一般在溶液中更容易发生？

（3）空气

空气中的氧气和氧浓度影响药物自动氧化链式反应，使形成过氧化物。

（4）温度

温度的升高有利于游离基的形成，从而加速氧化反应，使药物易于氧化变质。一般温度越高，氧化反应速率越快。因此在中药提取、浓缩、干燥、灭菌等需要加热的操作过程中，应注意温度对中药有效成分的影响。

（5）重金属离子和光线

重金属离子和光对氧化反应中游离基的形成和链式反应的扩展有显著影响。在游离基的形成阶段，没有光线和重金属离子的参与，游离基比较不容易生成，但有了光线和重金属离子的参与，游离基的生成就容易了。这就是光和重金属离子的催化作用。

（6）酸碱度

药物在一定的pH值范围内是相对稳定的，但酸性过强或碱性过强均可加速其氧化变质。

5.3.2 中药制药过程的促氧化反应

（1）采收加工

茶叶采收后应及时干燥脱水，防止多酚氧化酶对茶多酚的催化氧化作用，引起茶叶品质的下降；含有环烯醚萜苷类成分的中药材，如玄参、地黄等，在杀酶保苷的同时，还要防止苷元的氧化，这也是导致它们颜色加深的原因所在。

（2）加工炮制

中药材加工炮制，一般均需要经过加热过程，如炒、蒸、煅、煮以及炮制的干燥过程；部分药材在浸泡、发汗等过程中还因为水解酶、氧化酶等作用而发生氧化。

思考题 5-2

高温炮制过程中，一般哪些结构会发生氧化反应？

（3）提取、浓缩、干燥

热处理在中药提取、浓缩、干燥过程中普遍存在，在不同的溶液环境中，尤其在溶液中成分高度分散，比表面积大，更容易氧化，因此这些生产操作过程中常常发生氧化反应。

（4）化合物纯度

化合物越纯，越容易氧化，混合物之间可以起到抗氧化作用。

（5）金属离子

金属离子可促氧化。丹参中的酚酸类成分，如丹酚酸B，在金属容器中浓缩干燥容易氧化，此时金属离子起到类似催化的作用。

（6）物质相态

固态成分不易发生氧化反应，溶液态容易氧化。

5.3.3 生产过程中的抗氧化反应

（1）降低温度

降低温度可使药物氧化降解速度减慢。中药制剂在制备过程中，往往需要加热提取、浓缩、灭菌等操作，应该注意温度对药物有效成分的影响，制定合理的工艺条件。对于含有易氧化成分的中药，应该避免在较高温度下长时间处理。如果成品是需要灭菌的药物，在保证完全灭菌的情况下，应该适当降低灭菌温度、缩短灭菌时间、改变灭菌方法。如果药物对于热较敏感，也应根据实际情况选用不经高温的前处理和灭菌工艺，如超临界 CO_2 萃取技术和辐射灭菌法等。成品应低温贮存。

思考题

5-3 为什么藁本内酯对照品要在超低温下存放?

（2）避免光照

对光敏感的药物制剂，制备过程中要避光操作。另外，将药物制为 β-环糊精包合物、脂质体或胶囊也是很好的避光方法，包装应采用棕色玻璃瓶或在容器内衬垫黑纸，避光贮存。

（3）减少氧气含量

各种药物制剂几乎都有与氧接触的机会，氧进入制剂的主要途径，一是氧在水中的部分溶解，二是容器内的空气中含有一定量的氧。因此，减少氧气含量是防止药物氧化的根本措施，如充氮气、二氧化碳。

生产上一般在向溶液中和容器空间内通入惰性气体，如 CO_2 或 N_2，置换其中的氧。但 CO_2 溶解于水中可降低药液的 pH 值，并可使某些钙盐产生沉淀，应注意选择使用。另外，惰性气体通入的充分与否对成品的质量影响很大，有时同一批号的注射液，色泽深浅不一，可能与通入气体的多少不同有关。对于固体制剂，为避免空气中氧的影响，也可采用真空包装。

（4）添加抗氧剂

药物的氧化降解常为自动氧化，制剂中只要有少量氧存在，就可能引起药物的氧化，因此常需要加入抗氧剂。

抗氧剂有两种作用类型。一种为抗氧剂本身是强还原剂，很易被氧化，从而保护主药免遭氧化，在此过程中抗氧剂逐渐被消化（如亚硫酸盐类）。另一种抗氧剂是链反应的阻化剂，能与游离基结合，使链反应中断，在此过程中，抗氧剂（如油溶性抗氧剂）本身不被消耗。此外还有一些物质能显著增强抗氧剂的效果，通常被称为协同剂，如枸橼酸和酒石酸等。

抗氧剂可分为水溶性和油溶性两大类，可根据制剂的溶液类型选用。另外应根据药液的酸碱性，选择合适的抗氧剂。焦亚硫酸钠、亚硫酸氢钠常用于弱性酸药液；亚硫酸钠常用于偏碱性药液；硫代硫酸钠在偏酸性药液中可析出硫的细颗粒，故只能用于碱性溶液中。使用抗氧剂时还应注意抗氧剂与药物的相互作用。如 Na_2SO_3 作为琥珀宁注射液的抗氧剂，可与其有效成分脱水穿心莲内酯琥珀酸半酯结构中的桥形共轭双键加成，影响含量测定的结果。

（5）控制金属离子含量

微量的金属离子对自氧化反应有显著的催化作用，铜、铁、钴、镍、锌、铅等离子对自氧化反应都有促进作用，他们可以引发链反应，加速游离基的生成，使诱导期缩短，对链反应各个阶段均有催化作用。

制剂中的微量金属离子主要来自原料、辅料、溶剂、容器及操作过程中使用的工具、设备等。为避免金属离子的影响，应严格控制原辅料的质量，尽可能避免与金属器械接触。同时可以加入螯合剂，如依地酸盐或枸橼酸、酒石酸、磷酸、二羟乙基甘氨酸等附加剂。有时螯合剂与亚硫酸盐类抗氧剂联合应用，效果更佳。

（6）调节 pH 值

药物的氧化作用由氢离子或氢氧根离子催化，一般药物在 pH 值较低时比较稳定。对于易氧化分解的药物一定要用酸（碱）或适当的缓冲剂调节，使药液保持在最稳定的 pH 值范围。

（7）制备稳定的衍生物

有效成分的化学结构是决定中药成分稳定性的内因，不同的化学结构具有不同的稳定性。对不稳定的成分进行结构改造，如制成盐类、酯类、酰胺类或高熔点衍生物，可以提高制剂的稳定性。但是由于化学结构是决定药物有效性和安全性的物质基础，因此，为提高制剂稳定性而对药物的化学结构进行的改造应建立在药剂学、药动学、药效学和毒理学等试验及临床研究的基础之上。

将有效成分制成前体药物是提高其稳定性的一种方法。前体药物是将具有药理活性的母体药物引入另一载体基团（或与另一母体药物结合）形成一种新的化合物，这种化合物在体内经生物转化，释放出母体药物而呈现疗效。制备前体药物的目的包括提高药物的溶解度和稳定性，改变药物的体内过程，降低毒副作用和刺激性等。

例如：姜黄素是常用中药材姜黄的主要有效成分，其具有广泛的生物活性，如抗氧化、抗癌、降血脂、抗菌等作用。姜黄素的化学结构对称，含有 2 个酚羟基、2 个不饱和的羰基和 1 个活泼的亚甲基，这些基团都是与生物大分子结合的潜在位点。近年来，以其为先导化合物，进行结构修饰合成衍生物已成为国内外研究的热点，国内外学者合成了大量的姜黄素衍生物。

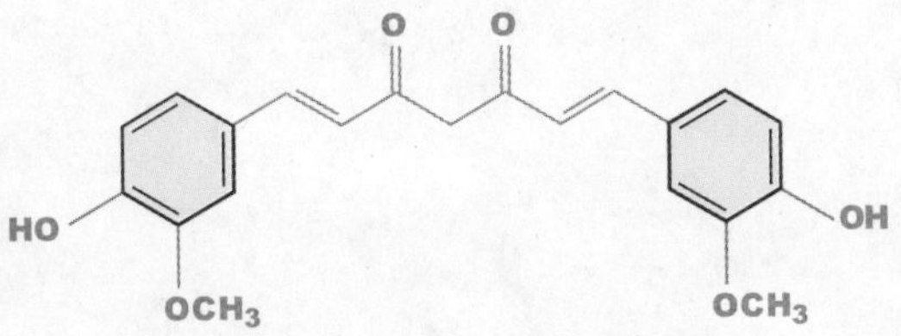

O O
HO OH
OCH_3 OCH_3

姜黄素

(8) 制成微囊或包合物

采用微囊化或β-环糊精包合物等技术可有效防止药物受环境中的氧气和光线的影响。

(9) 制成固体剂型

在水溶液中不稳定的药物，可考虑制成固体制剂，如片剂、胶囊剂或颗粒剂等，但应注意固体化工艺过程中有效成分的稳定性，尽可能采用低温或快速干燥的方法。

(10) 改进工艺条件

在中药制剂的提取、分离、浓缩、干燥和成型等工艺过程中，某些有效成分会因湿热而降解。因此对于湿热不稳定的有效成分，在制剂生产上应尽量减少与湿热接触的时间或采用不接触湿热的工艺条件。在成型工艺过程中，一些对湿热不稳定的药物可以采用直接压片或干法制粒。包衣也是解决片剂、丸剂等固体制剂稳定性问题的常规方法。对于含有湿热不稳定有效成分的中药制剂采用无相变的膜分离技术是现代中药工艺热点。

5.3.4 生产过程中的促氧化

在中药的生产过程中，大部分中药要注意抗氧化，但有些过程是为了促使中药成分发生氧化反应，特别是需经高温加工、炮制的工艺。白术主要成分苍术酮的化学性质不稳定，炮制过程中氧化为白术内酯Ⅰ、白术内酯Ⅲ和双白术内酯，氧化产物增强了白术健脾止泻的作用。马钱子炮制后其主要成分马钱子碱和士的宁能发生氧化反应，生成的氮氧化物产物与原化合物相比，药理活性作用相近，但毒性大大降低，达到了炒制减毒的目的。

还有一类例子，有些中药注射剂在灌封前经过高温高压预处理，促使易氧化类成分充分转化，避免注射剂在贮藏中发生氧化而产生不溶性微粒，影响制剂质量。

大多数矿物药煅制过程中，也会发生氧化反应，如自然铜在煅制过程中，逐渐由 FeS_2 氧化转变为 FeS，同时伴有氧化产物如 Fe_3O_4、 Fe_2O_3 和 FeO 等成分，增加了成分的溶出及药物疗效。

5.4 实　例

5.4.1 丹参中丹酚酸 B 稳定性的改善

丹酚酸 B 是丹参中主要的水溶性成分，也是丹参中热不稳定性物质之一，在干燥与提取过程中，如何减少损失，节约药材资源，是提高丹参产品质量的关键。

丹酚酸 B 对温度比较敏感，在受热时发生转化反应，丹酚酸 B 为代表的缩合酚酸含量不断下降，以丹参素、原儿茶醛为代表的小分子酚酸含量不断上升，以紫草酸为代表的中间产物含量先增加后减少。

丹参采收后要及时干燥脱水，以防霉变。目前的干燥方式有晒干和烘干，晒干需要的场地大、干燥效率低、难以适应集中采收后的大规模处理，因此，丹参以烘干为主。研究表明，丹酚酸B的含量随烘干温度的升高和烘干时间的延长而下降，甚至不能检出。

与晒干药材相比，微波干燥药材中丹酚酸 B 的含量较高。微波辅助提取利用微波辐射能使水迅速汽化膨胀，导致细胞壁破裂，有利于有效成分的溶出，在对丹参药材提取时，丹酚酸 B 的保留率高。微波干燥过程中的温度控制很重要，如果干燥时间过长，功率过大，有可能使药材局部变焦、变黑，导致丹酚酸 B 的损失。

如何改善丹酚酸 B 的稳定性是一个值得深入研究的问题。可从以下几个方面考虑：① 添加适当的辅剂，如加入抗氧化的维生素 C 或硫代硫酸盐等，因为溶解氧的存在可能促进丹酚酸 B 的降解。② 成盐，由于丹参中有大量丹酚酸 B 镁盐的存在，提示丹酚酸 B 与镁络合可能会增加丹酚酸 B 的稳定性，因此，可通过成盐（钾、钠和镁盐）改善丹酚酸 B 稳定性。③ 固体制剂，可把丹酚酸 B 微囊化或用环糊精包埋以增加稳定性。

5.4.2 黄芩苷的转化原理

黄芩是常用的清热解毒类中药，黄芩苷为其主要有效成分，为淡黄色针晶，溶于碱水及氨水初显黄色，不久则变成黑棕色。经水解后生成的苷元黄芩素分子中具有邻三酚羟基，易被氧化转变为醌类衍生物而显绿色，这是黄芩因保存或炮制不当变绿色的原因。黄芩变绿后，有效成分受到破坏，药材质量随之降低。

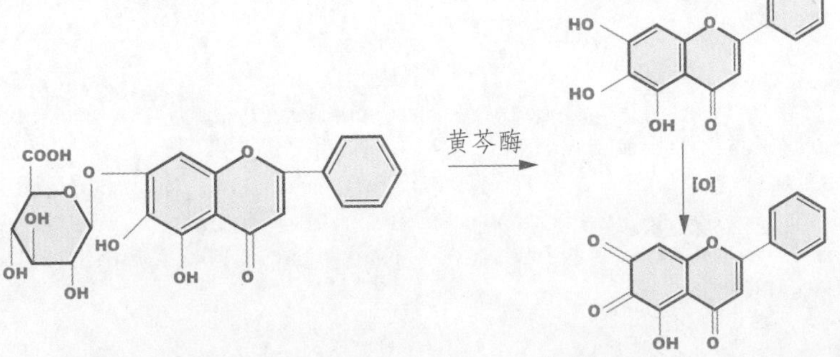

黄芩药材的产地加工工艺讲究“杀酶保苷”，即采用高温蒸煮的方法杀死黄芩中的黄芩苷水解酶，避免黄芩苷发生氧化从而保证黄芩药材质量。

5.4.3 天然色素的稳定化

天然色素需要采用适当的精制技术除杂，以提高色素的稳定性。如采用超滤法纯化葡萄皮色素和甜菜红色素，其稳定性得到明显改善。

金属离子（特别是 Fe^{3+}、Sn^{2+} 等）对很多色素有影响，在色素的生产和贮藏过程中应尽量避免使用金属容器，尽量使用去离子水，或者加入金属离子封闭剂。如姜黄色素溶液中加入三磷酸钠就可消除 Fe^{3+} 对该色素稳定性的影响。

EDTA 对栀子黄色素有稳定作用，环糊精类物质也可用于提升色素的稳定性。黄酮类和单宁类化合物常作为色素的抗氧化剂，如黄酮类抗氧化剂对多种胡萝卜素、花青素类色素、醌类色素等有明显的稳定作用。抗坏血酸对胡萝卜素、醌类色素有较好的防褪色和变色效果。

如将叶绿素制成叶绿素铜和叶绿素锌，可有效提高稳定性，将芸香苷改性成金属盐可提高色素的色价和稳定性，用有机酸使花青类色素酰化制成"酰化花色苷"可提高花青类色素的稳定性。

低温加热、与酶隔绝、低温流通、充氮保存、开发专用包装材料等措施，可有效改善色素变色、褪色，提升色素类成分稳定性。

参考文献

[1] Yoruk, Ruhiye, Marsha, et al. Physicochemical propertiesand function of plant polyphenol oxidase[J]. Journal of Food Biochemistry, 2003, 27(5): 361-422.
[2] 李伟，文红梅，崔小兵，等．白术的炮制机理及其倍半萜成分转化的研究[J]．中国中药杂志，2006, 31 (19): 1600-1603.
[3] Wang K T,Chen L G,Yang L L,et al. Analysis of the sesquiterpenoids in processed Atractylodis Rhizoma [J].Chem Pharm Bull, 2007, 55: 50-56.
[4] 李更生，刘明，王慧森，等．地黄药材炮制过程中环烯醚萜苷类成分动态变化的研究[J]．中国中医药科技，2008,(6): 440-442.
[5] Fraga B M. Natural sesquiterpenoids[J]. Natural Product Reports, 2008, 25 (6): 1180-1209.
[6] Herz W, Watanabe K, Herz W, et al. Sesquiterpene alcohols and triterpenoids from Liatris microcephala[J]. Phytochemistry, 1983, 22(6):1457-1459.
[7] Masayuki Y, Shoko H, Nobumitsu T. Orientalol A,B,and C,Sesquiterpenoids Constituents From Chinese Alismstis Rhizoma,And Revised Structures of Alismol and Alismoxide[J]. Chem Pharm Bull, 1992,40:2582-2584.
[8] 蔡宝昌，吴皓，服部征雄，等．士的宁加热反应的研究[J]．中国药学杂志，1994, 29 (5): 302-304.
[9] Cai B C, Hattori M, Namba T. Processing of nux vomica. II. Changes in alkaloid composition of the seeds of Strychnos nux-vomica on traditional drug-processing[J]. Chem PharmBull, 1990, 38(5): 1295-1298.
[10] Wu W, Qiao C, Liang Z, et al. Alkaloid profiling in crude and processed Strychnos nux-vomica seeds by matrixassisted laser desorption/ionization-time of flight mass spectrometry[J]. Journal of pharmaceutical and biomedical analysis, 2007, 45(3): 430-436.
[11] 余美荣，蒋福升，丁志山．姜黄素的研究进展[J]．中草药，2010, 30 (5): 254-256.
[12] 沈建芳，汪红．加热 pH 值对丹参中丹酚酸 B 稳定性的影响[J]．中华中医药学刊，2010, 7(28): 1531-1534.
[13] 张薇，邹兆重，刘慧珍，等．微波干燥丹参药材及其质量评价研究[J]．中国中医药信息杂志，2010,12 (7): 36-38.

本章小结

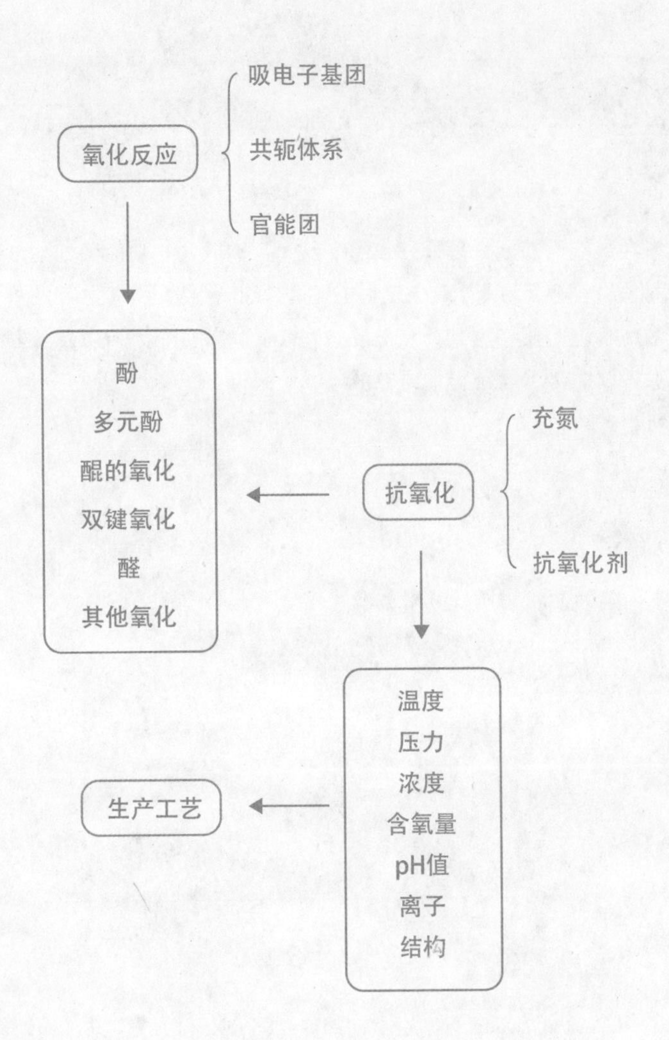

综合题

5-1 易氧化中药成分的加工中，应在生产中注意哪些现象？

5-2 中药注射剂在生产中如何防止中药成分的氧化？

5-3 从抗氧化原理分析目前茶叶保鲜的方法？

习题答案

【思考题】

5-1

因为分子在溶液中高度分散，分子的表面大，能与氧充分接触而易发生氧化反应。

成分在液体状态下要注意避免氧化反应，如在提取、浓缩、干燥过程，或在液体制剂制备时。

5-2

一般含有功能团如醛基，酚类尤其是多酚类、醌类，双键尤其是共轭双键，仲胺或叔胺，半缩醛等结构会发生氧化反应。

5-3

因为藁本内酯为油状物质，分子分散度高，且含有多个活性共轭双键，常温下易氧化，故要在超低温下存放。

【综合题】

5-1

易氧化的中药成分在加工时会发生氧化反应，在生产中要避免高温、高湿、长时间加工及注意隔氧（如充氮）。有时要注意 pH 值及金属器皿对成分的影响。

另外，喷雾干燥较适宜热敏成分的干燥。

5-2

提取、药液静置、浓缩等过程中注意避免高温、药液 pH 值及长时间操作，有时需向溶液或设备内充氮以降低氧化反应发生；制备结束后，可向制剂中充氮、加抗氧剂以延长保质期。

5-3

茶叶中茶多酚的氧化是茶叶存放变质的主要原因，要保鲜茶叶就需要减缓贮存过程中的成分氧化，充氮密闭、低温保存是有效手段。

06

水解与分解

水解反应是水与另一种化合物之间的反应，该化合物分解为两部分，水中氢原子加到其中的一部分，而羟基加到另一部分，因而得到两种或两种以上新化合物的反应过程。大多数有机化合物的水解，仅用水是很难顺利进行的。根据被水解物的性质，可将水解分为碱水解和酸水解两种方式。分解反应指一种化合物在特定条件下生成两种或两种以上化合物的反应。在制剂过程中，有些成分受热容易发生分解反应，进而引起疗效变化。

6.1 水解反应的类型与机理

在中药生产过程中水解是最常见的变化反应。其中大分子物质由于受热即可水解，在提取、浓缩等过程中大分子物质的组成呈动态变化。此外，一些小分子物质也会发生水解反应，尤其是芳香苷类成分。水解反应主要包括苷的水解、酯的水解以及肽键的水解。

6.1.1 苷的水解反应机理

苷是糖或糖的衍生物与另一非糖物质通过糖的端基碳原子连接而成的一类化合物，又称为配糖体。从结构上看，绝大多数苷类化合物是糖的半缩醛羟基与苷元上的羟基脱水缩合，成为具有缩醛结构的物质。苷中的非糖部分称为苷元或配基，苷元上形成苷键以连接糖的原子称为苷键原子，也称苷原子。苷键原子通常是氧原子，也有硫原子和氮原子；少数情况下碳原子也能作为苷键原子。苷元与糖之间形成的化学键称为苷键，苷键在稀酸（如稀盐酸、稀硫酸）或者酶的作用下可以断裂，水解成苷元和糖，苷键水解的方法主要有酸水解、碱水解、酶水解等。

$$\text{糖—OR} \xrightarrow[+H_2O]{H^+} \text{糖—OH} + \text{HO—R}$$

（1）酸水解

苷键易被稀酸催化水解，反应一般在水中或者稀醇中进行，所用的酸有盐酸、硫酸、乙酸和甲酸等。酸催化水解反应的机理是：苷键原子首先发生质子化，然后苷键断裂生成苷元和糖的正碳离子或半椅式中间体，在水中正碳离子或半椅式中间体经溶剂化，再脱质子形成糖。下面以氧苷中的葡萄糖苷为例，说明其反应历程。

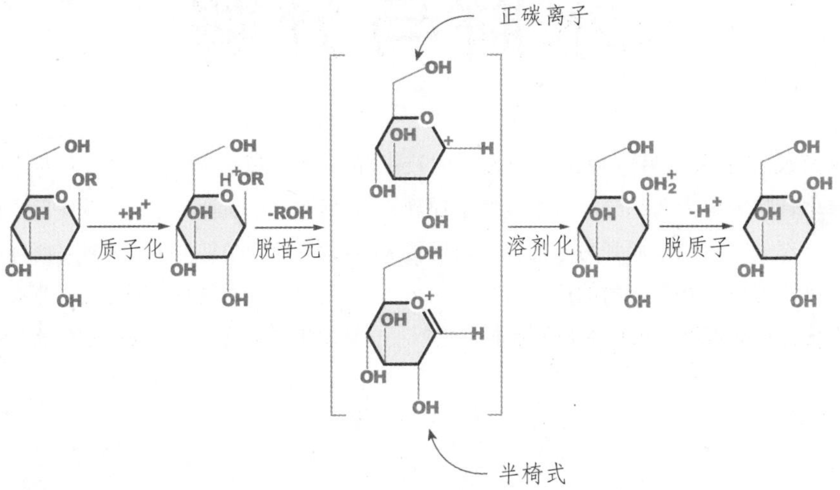

从上述反应机理可以看出，酸催化水解的难易与苷键原子的碱度，即苷原子上电子云的密度及其空间环境有密切关系。氮原子碱度高，易于接受电子，故氮苷最易发生酸水解反应。而碳原子上无游离电子对，不能质子化，故碳苷很难发生水解。葡萄糖碳苷需要长时间与酸加热才能在水解液中检出少量水解出的葡萄糖。

根据苷键原子的不同，苷类化合物酸水解的顺序是：*N*-苷键 > *O*-苷键 > *S*-苷键 > *C*-苷键。

在*O*-苷键中，酚苷（如黄酮苷、蒽醌苷、苯醌苷、萘醌苷等）因苷元部分有供电子结构，其水解比醇苷（如萜醇苷、甾醇苷等）容易得多。某些酚苷如蒽醌苷、香豆素苷不用加酸，只需加热就能水解出苷元。

大黄蒽醌苷中，由于氧原子向苯环的供电子效应，使得氧原子裸露，容易与糖基部分分离，较醇苷（如甘草酸）更易水解成苷元。

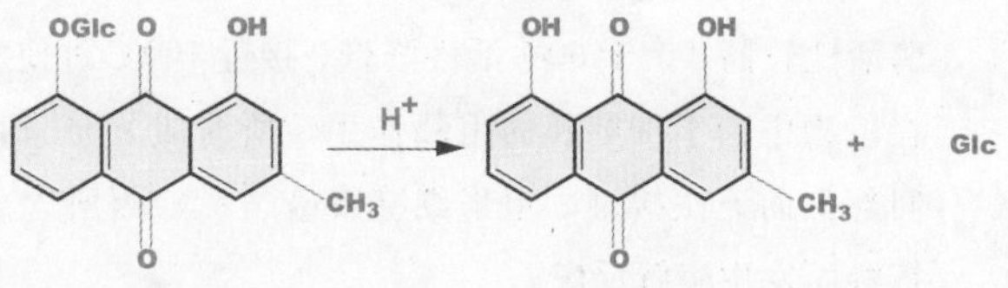

大黄酚 8-*O*-β-D 葡萄糖苷　　大黄酚

（2）碱水解

苷键属于缩醛结构，对稀碱较为稳定，不易被碱催化水解。但酯苷、酚苷、烯醇苷等β位有吸电子基取代（羰基、羧基等）的苷类，由于β位有吸电子基，使α-氢活化，在碱液中易与苷键起消除反应而使苷键裂解。

甘草皂苷 A_3 在碱性条件下，苷键受 30 位上羧基影响，易发生水解反应，生成甘草酸盐。

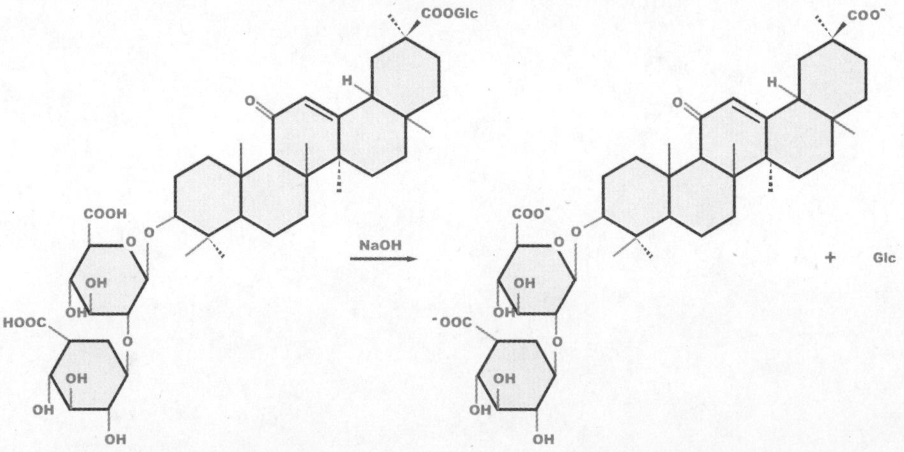

甘草皂苷 A_3　　甘草酸盐

（3）酶水解

苷类化合物除可以被酸或碱催化水解外，还易受酶的作用而水解。特别是对难以水解或不稳定的苷，用酸水解法往往会发生苷元脱水、异构化等反应，而得不到真正的苷元，而酶水解条件温和，不会破坏苷元结构，可以得到真正的苷元。酶水解一般具有高度专属性，α-苷酶只能水解 α-苷，β-苷酶只能水解 β-苷。麦芽糖酶是一种 α-苷酶，它只能使 α-葡萄糖苷水解；苦杏仁酶是 β-苷酶，它主要水解 β-葡萄糖苷。

酶的活性与温度关系密切，当温度在 30℃~60℃时，酶活性较高，大于 60℃活性降低，接近 100℃可使酶灭活。在植物中由于细胞膜的阻隔作用，所含成分与酶存在于不同部位而无法接触，但当细胞膜破裂后，因所含成分与酶接触而发生酶解反应。

如检测苦杏仁的加热炮制品与直接粉碎的生品中苦杏仁苷含量，前者含量正常，后者几乎检测不出。原因是苦杏仁苷在加热炮制过程中，酶被灭活，失去水解能力，而苦杏仁生品粉碎时，细胞膜破裂，苦杏仁苷与酶直接接触，导致水解反应的发生，苦杏仁苷含量急剧下降。

6.1.2 酯的水解反应机理

（1）酯水解的机理

酯的水解是酯化反应的逆反应，由于R′O的离去能力很弱，所以只含有水时大部分酯都不能被水解，而在酸碱催化作用下，则可以加速水解反应进行。

$$RCOOR' \underset{H^+}{\overset{H_2O}{\rightleftharpoons}} RCOOH + R'OH$$

$$RCOOR' \underset{H_2O}{\overset{OH^-}{\rightleftharpoons}} RCOO^- + R'OH$$

① 碱催化水解

酯的碱水解反应叫皂化反应。碱存在时，酯的水解反应是不可逆的，因为水解所生成的酸立即与碱作用生成水羧酸盐，使反应进行到底。

根据Ingold等的研究，在碱性条件下，最常见的催化机理是$B_{AC}2$，称为四面体机理。其中，B表示碱催化水解，AC表示酰氧键断裂，2表示反应的速度决定步骤的动力学方程是二级的，即双分子反应。酯的水解反应按下列历程进行：首先，亲核性强的OH^-作为亲核试剂，进攻羰基碳原子，形成四面体负离子中间体，然后消除R′O基团，生成强碱$R'O^-$。但$R'O^-$立即被生成的羧酸所中和，形成稳定的羧酸负离子与醇，使反应进行完全。反应历程如下：

$$R-\underset{\|}{\overset{}{C}}(=O)-OR' \xrightarrow{OH^-} R-C(OH)(O^-)-OR' \longrightarrow R-C(=O)-OH + {}^-OR' \longrightarrow R-C(=O)-O^- + R'OH$$

② 酸催化水解

在酸性条件下，最常见的催化机理是$A_{AC}2$，酯的水解反应按下列历程进行：首先，酯分子中羰基氧原子先质子化，使羰基碳的正电性大大增强，然后被水分子进攻，从而形成四面体正离子中间体，通过质子转移消去醇和质子，最后得到羧酸。但羧酸和醇又可重新结合成酯。因此，酸催化下的酯水解不能进行到底。

$$R-C(=O)-OR' \overset{H^+}{\rightleftharpoons} R-C^+(OH)-OR' \overset{H_2O}{\rightleftharpoons} R-C(O^+H_2)(OH)-OR' \rightleftharpoons R-C(OH)(OH)-O^+(H)R'$$

$$\overset{-R'OH}{\rightleftharpoons} R-C^+(OH)(OH) + R'OH \overset{-H^+}{\rightleftharpoons} R-C(=O)-OH + R'OH$$

（2）影响酯水解反应速率的因素

影响酯水解的因素主要为电子效应和空间效应，酯的水解速率决定于R、R′的结构和性质。

① 电子效应的影响

酯分子中R和R′基团含吸电子基，对碱水解反应有促进作用。因其中间体带负电荷，而R、R′的吸电效应可有效分散中间体的负电荷，使其稳定从而促进反应进行。同样，在酸性条件下，R和R′含供电子基则有利于酯的质子化。

如三氟乙酸酯的碱水解在室温下就能顺利进行。

$$CF_3-\overset{O}{\overset{\|}{C}}-OC_2H_5 + OH^- \longrightarrow F-\underset{F}{\overset{F}{C}}-\underset{OC_2H_5}{\overset{O^-}{C}}-OH \longrightarrow CF_3-\overset{O}{\overset{\|}{C}}-O^- + C_2H_5OH$$

② 空间效应

酯水解的关键步骤是亲核试剂进攻羰基碳生成四面体中间体，相应羰基碳由sp^2杂化转变为sp^3杂化，R和R′的体积愈大，空间效应越强，愈不利于中间体的生成，酯水解的速率就越慢。

6.1.3 肽键的水解反应机理

一个氨基酸的羧基与另一个氨基酸的氨基缩合脱水形成的酰胺键，又称为肽键。肽键与酯键不同，在中性溶液中，无催化剂、不加热条件下难以发生水解反应，而肽键水解的方法主要有酸水解、碱水解、酶水解等。

（1）肽键水解的机理

肽键水解的实质是*N*-取代的酰胺键发生水解。在酸碱催化条件下，水解产物分别是游离酸和铵盐或者羧酸盐和一级氨。其中，碱水解反应要易于酸水解反应。

$$R-\overset{O}{\overset{\|}{C}}-NH-R' \xrightarrow[OH^-]{H_2O} R-\overset{O}{\overset{\|}{C}}-O^- + R'NH_2$$

$$R-\overset{O}{\overset{\|}{C}}-NH-R' \xrightarrow[H_2O]{H^+} R-\overset{O}{\overset{\|}{C}}-OH + R'NH_3^+$$

（2）肽键的水解

① 碱水解

在碱性条件下，酰胺键水解通常认为是通过 $B_{AC}2$ 机理进行的。反应历程如下：

$$R-\overset{O}{\overset{\|}{C}}-NHR' \overset{OH^-}{\rightleftharpoons} R-\underset{O^-}{\overset{OH}{C}}-NHR' \longrightarrow R-\underset{OH}{\overset{O}{C}} + NHR'^- \longrightarrow R-\underset{O^-}{\overset{O}{C}} + R'NH_2$$

② 酸水解

在酸性条件下，酰胺键水解通常认为是通过 $A_{AC}2$ 机理进行的。反应所用的酸一般是盐酸、硫酸等。

$$R-\overset{O}{\overset{\|}{C}}-NHR' \overset{H^+}{\rightleftharpoons} R-\underset{NHR^-}{\overset{OH}{C^+}} \xrightarrow{H_2O} R-\underset{OH}{\overset{O^+H_2}{C}}-NHR' \rightleftharpoons R-\underset{OH}{\overset{OH}{C}}-N^+HR'$$

$$\longrightarrow \left.\begin{matrix} R-\underset{OH}{\overset{OH}{C^+}} \\ R'NH_2 \end{matrix}\right\} \longrightarrow \begin{matrix} R-\overset{O}{\overset{\|}{C}}-OH \\ R'N^+H_3 \end{matrix}$$

如水牛角提取物在制备过程中，在酸性条件下发生了水解反应，使氨基酸的含量明显提高。

③ 酶水解

肽键易受酶的作用而水解，在酶的作用下，水解位点特定，可用于分析肽谱。动物类中药中含有大量蛋白质类物质，在体内吸收过程中会被水解成小分子肽或氨基酸等物质。

$$R-\overset{O}{\overset{\|}{C}}-NHR' \xrightarrow[\text{酶}]{H_2O} R-\overset{O}{\overset{\|}{C}}-OH + H_2N-R'$$

如口服水蛭制剂后，经胃肠道蛋白酶水解，以小分子肽入血发挥疗效。

6.2 中药成分的水解反应

中药中常见的大分子物质如多糖、蛋白、多肽等是最易发生水解反应的。此外，一些小分子类成分如黄酮苷类、皂苷类和环烯醚萜苷等苷类成分，以及香豆素类、苯甲酸酯类和有机酸酯类等酯类成分，在一定的温度条件下，也会发生水解反应，引起中药成分的变化。中药炮制过程如清洗、润、蒸、煮、燀等方法，均需要在有水的条件下进行加热处理，有的还需要长时间加热，故也常常伴随成分的水解反应。因此阐明这些成分的水解反应过程及其机理对于揭示中药制药生产具有重要意义。

6.2.1 苷的水解反应

（1）黄酮苷、蒽醌苷的水解反应

黄酮苷类成分是中药中常见的化学成分，如黄芩中的黄芩苷、葛根中的葛根素和枳实中的橙皮苷等。在中药制药过程中，黄酮苷类成分会发生水解等反应。如甘草素芹菜糖苷和异甘草素芹菜糖苷等在加热过程中水解失去芹菜糖，生成黄酮苷元甘草素和异甘草素。

甘草素芹菜糖苷　　　　甘草素

二蒽酮类成分可以看成是 2 分子蒽酮脱去 1 分子氢，通过碳碳键结合而成的化合物，大黄及番泻叶中的致泻主要成分番泻苷 A、B、C、D 等皆为二蒽酮衍生物。二蒽酮类化合物在酸性条件下易发生水解反应，生成相应的苷元。

如番泻苷 A、番泻苷 C 酸水解后生成 2 分子葡萄糖和 1 分子番泻苷元。

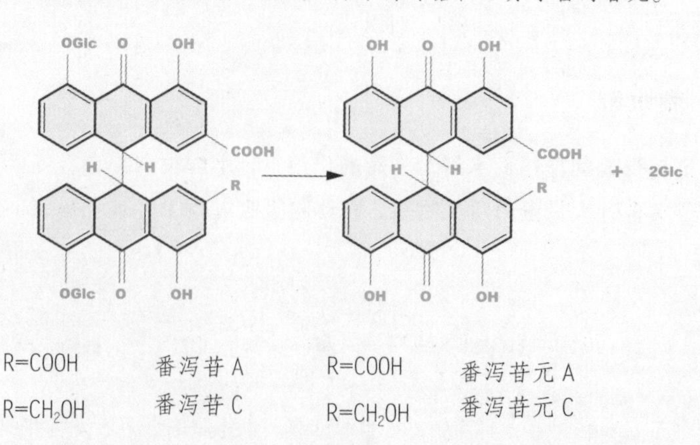

(2) 皂苷的水解反应

皂苷类成分在中药中广泛存在，如柴胡皂苷、知母皂苷和桔梗皂苷等。皂苷成分一般由皂苷元和 1 个或多个糖基组成。药材在加热过程中常会发生脱糖基水解反应，生成其他成分。

人参中含有大量的皂苷类成分，包括原人参二醇型、三醇型和齐墩果酸型人参皂苷，在加工炮制过程中，丙二酸单酰基人参皂苷常发生酯键水解，产生相应的人参皂苷；达玛烷型人参皂苷主要发生 20 位糖苷键水解；齐墩果酸型人参皂苷多发生酯苷键和醚苷键的水解。原人参三醇型皂苷（如人参皂苷 Re）的 C_{20} 位在炮制过程中脱糖基水解生成人参皂苷 Rg_2 和 F_4。同时，人参皂苷 Re 在炮制过程中还会水解脱去 C_{20} 位的葡萄糖和 C_3 位末端的鼠李糖，生成人参皂苷 Rh_1，反应过程如下：

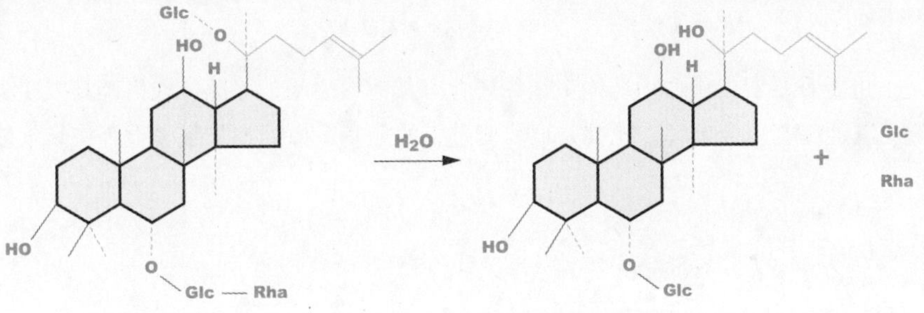

人参皂苷 Re　　　　人参皂苷 Rh_1

(3) 环烯醚萜苷的水解反应

鲜地黄中含有多种环烯醚萜苷类成分，在炮制加工成熟地黄的过程中，环烯醚萜苷类成分发生不同程度的水解反应，其水解程度与糖的数目有关，单糖苷水解最多，其次是双糖苷，而三糖苷如地黄宁苷 D 等几乎不水解。

梓醇是鲜地黄中环烯醚萜苷类成分的代表，属于单糖苷，容易发生水解反应，脱去单糖，生成苷元。

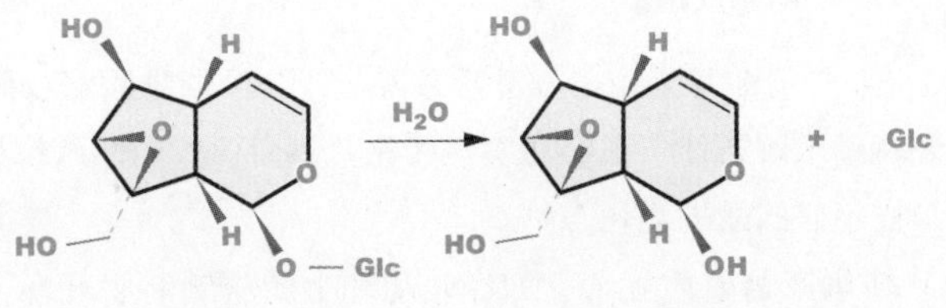

梓醇

6.2.2 酯的水解反应

（1）香豆素内酯的水解反应

香豆素类成分是一类具有苯骈 α-吡喃酮母核的天然产物的总称，在结构上可以看成是顺式邻羟基桂皮酸脱水形成的内酯类化合物。

香豆素类分子中具有内酯结构，碱性条件下可水解开环，生成顺式邻羟基桂皮酸的盐。顺式羟基桂皮酸盐溶液经酸化至中性或酸性即闭环恢复为内酯结构。但如果与碱液长时间共热，开环产物顺式邻羟基桂皮酸衍生物则发生双键构型的异构化，转变为反式邻羟基桂皮酸衍生物，此时，再经酸化也不能环合为内酯。

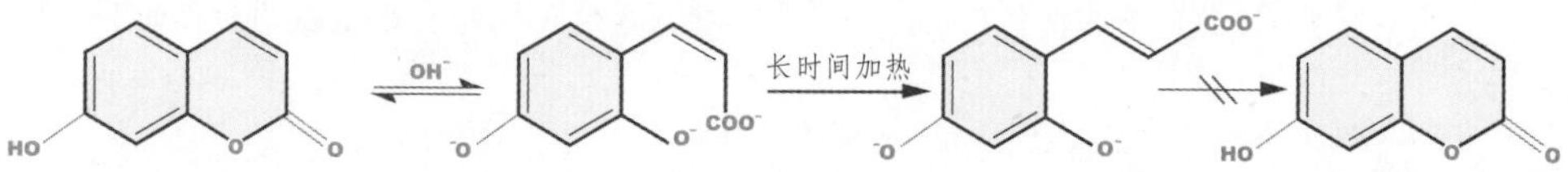

由于香豆素类化合物结构中往往还含有其他的酯基，因此，在内酯环发生碱水解的同时，其他酯基也会水解，尤其是取代侧链上的酯基，如处在苄基碳上则极易水解。

（2）芳香酸酯的水解反应

芍药苷结构中含有苯甲酸酯键，对碱性环境和温度非常敏感，所以在提取精制过程中应避免溶液 pH 值过高而使成分发生变化。此外，芍药苷对热的稳定性与含水率有关，在制剂生产过程中，芍药苷处于含水的状态下易受热分解使含量降低。

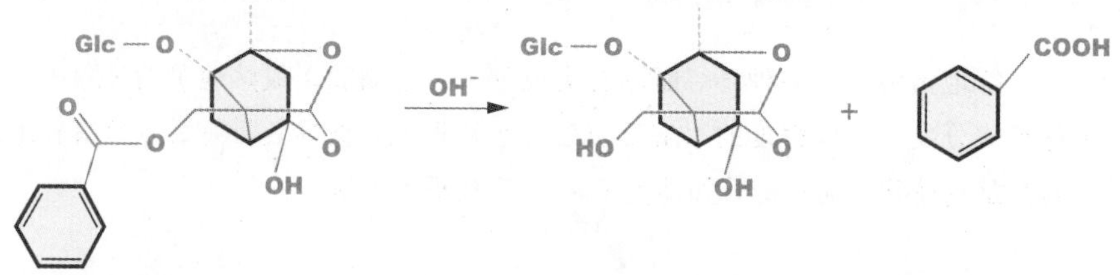

芍药苷

（3）有机酸酯的水解反应

从结构上看，丹酚酸 B 是由三分子丹参素与一分子咖啡酸缩合而成，其结构中的酯键、醚键及呋喃环在碱水解条件下很容易发生转化，不同位置的酯水解以及不同方式的呋喃环开环，均可形成不同的酚酸类化合物。

丹酚酸 B 转化产物较为复杂。如经呋喃环上的醚键断裂开环，可形成丹酚酸 E；当连接在苯丙呋喃环上的丹参素经水解失去后，可转化成紫草酸，再进一步发生脱羧反应即可生成丹酚酸 A；而当呋喃环发生开环重排后，同时伴随酯键水解脱去一分子丹参素，即可转化成丹酚酸 I，该化合物在热碱水溶液中极易发生异构转化生成丹酚酸 H。

此外，丹酚酸 B 也可同时发生酯键及醚键的碱水解，同时伴随着呋喃环的开环，转化生成丹参素、原儿茶醛、丹酚酸 D 或迷迭香酸。丹酚酸 B 可能的转化途径见图 6-1。

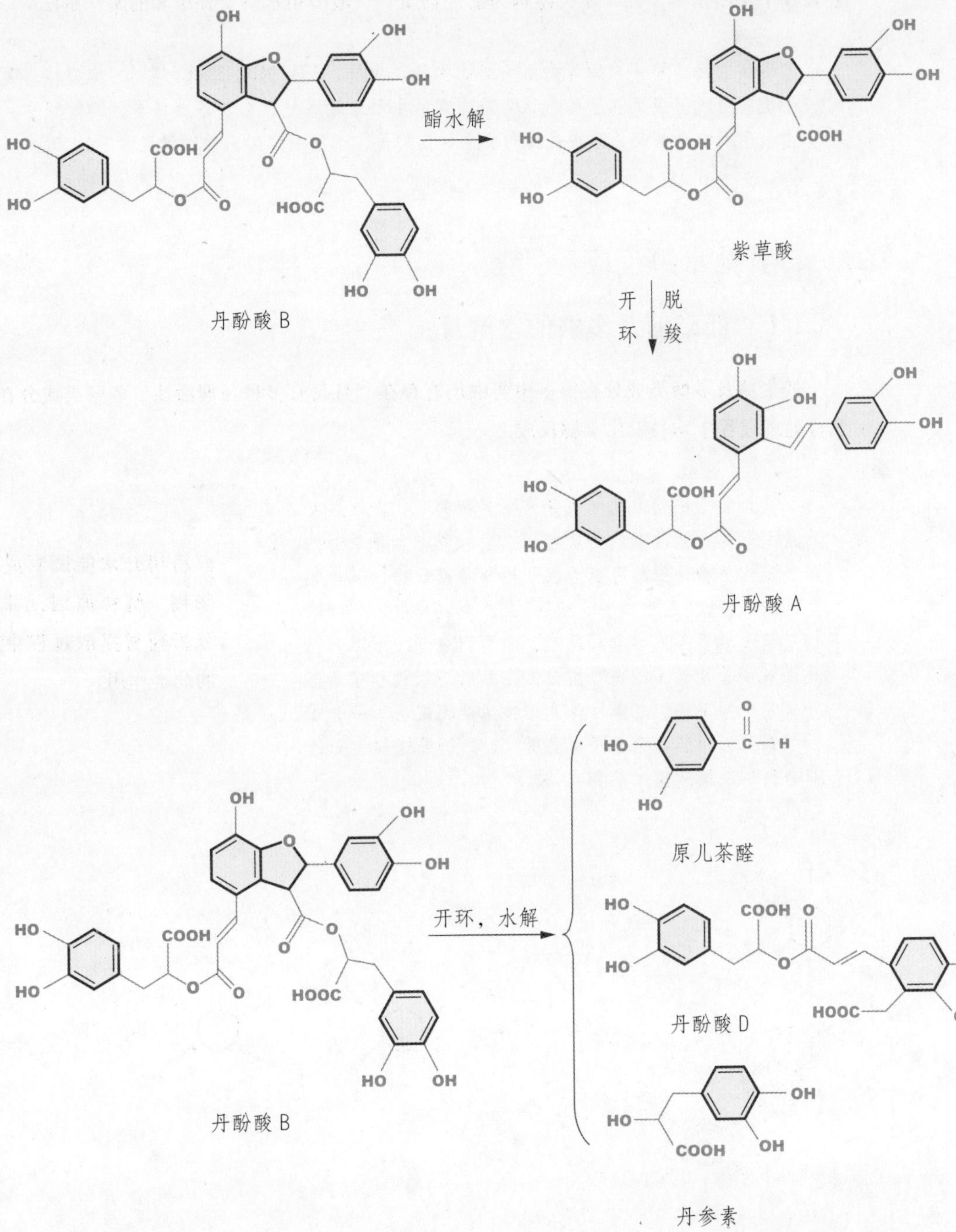

丹酚酸 B

酯水解

紫草酸

开环 脱羧

丹酚酸 A

丹酚酸 B

开环，水解

原儿茶醛

丹酚酸 D

丹参素

图 6-1 丹酚酸 B 可能的转化途径示意图

6.2.3 蛋白质的水解反应

蛋白质是中药常见成分，动物类中药中含有大量蛋白质、多肽等大分子物质，会在加热过程中不断水解。如果肽类结构为活性物质，一般多用水解条件缓和的酶水解法。

胃蛋白酶、胰蛋白酶等酶解全蝎体内的蛋白质，获得的氨基酸酶解物的抑瘤作用要强于全蝎原粉。鹿茸多肽一般认为是鹿茸的主要活性成分，在制备鹿茸多肽的过程中，通常采用双酶水解法（胰蛋白酶与复合蛋白酶），水解鹿茸蛋白后得到鹿茸多肽。

6.2.4 其他水解反应

（1）低聚糖及多糖的水解反应

低聚糖及多糖类成分在很多中药中均有存在，且具有多种药理活性，多糖类成分在加热等处理过程中均易发生水解反应。

生地黄炮制前后化学成分发生复杂的变化，这些变化是引起其疗效改变的物质基础。生地黄中含量最高的四糖是水苏糖，三糖可能为棉子糖和甘露三糖，其他糖类还有毛蕊糖、蔗糖和半乳糖等。在蒸制过程中，水苏糖、蜜三糖和蔗糖等发生水解反应，游离出果糖。水苏糖是生地黄中含量最多的多糖组分，在加工炮制过程中水苏糖含量大幅下降，二维红外光谱技术研究发现，一分子水苏糖可以水解成 2 分子半乳糖、1 分子果糖和 1 分子葡萄糖。反应过程如下：

思考题 6-1

面粉用开水能调制成浆糊，解释原因，并分析药材提取过程中的此类作用。

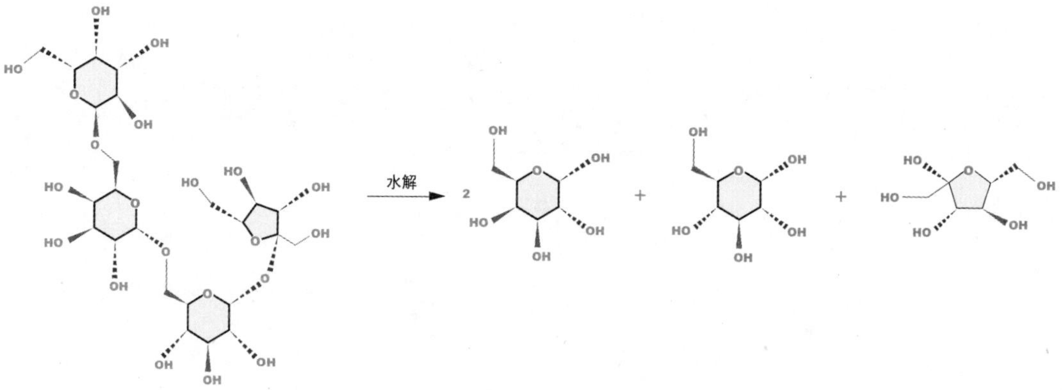

水苏糖 —水解→ 2 半乳糖 + 葡萄糖 + 果糖

（2）生物碱的水解反应

中药中生物碱类成分具有多种药理活性，有些中药中生物碱类成分在加工过程中会发生水解反应。

川乌、草乌和附子均有很强的毒性，其毒性成分主要是乌头碱等生物碱类成分，在炮制过程中，这些生物碱类成分发生水解反应，毒性大大降低，而其镇痛和抗炎等活性有一定的增强。主要反应是毒性较大的双酯型生物碱先水解脱去乙酰基生成毒性较小的苯甲酰单酯型生物碱，进而再水解脱去苯甲酰基，生成毒性更小的乌头原碱。

乌头碱 —水解→ 乌头次碱 + CH_3COOH

乌头次碱 —水解→ 乌头原碱 + 苯甲酸（COOH）

6.3　中药中主要的分解反应

鲜人参中含有丙二酸单酰基人参皂苷 Rb_1、Rb_2、Rc 和 Rd 等人参皂苷类成分，在加工炮制过程中，丙二酸单酰基人参皂苷会发生脱羧分解反应，生成乙酰基化合物，如丙二酸单酰基人参皂苷 Rb_2 转化为乙酰基人参皂苷 Rb_2，即人参皂苷 Rs_1；丙二酸单酰基人参皂苷 Rc 转化成乙酰基人参皂苷 Rc，即人参皂苷 Rs_2，该反应是丙二酸单酰基人参皂苷上的丙二酸遇热发生脱羧降解反应，反应过程如下：

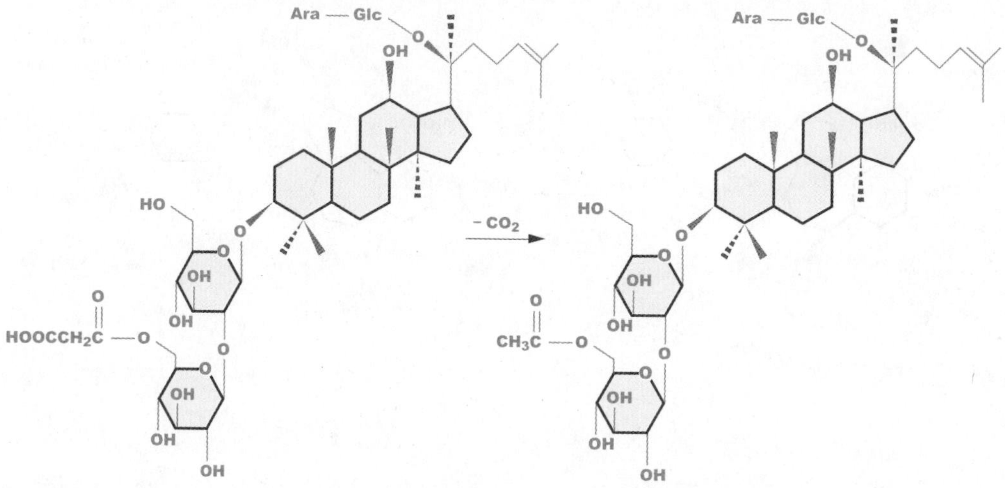

丙二酰人参皂苷 Rb_2 　　$-CO_2$　　人参皂苷 Rs_1

小檗红碱在生黄连中几乎不存在，其含量随着加热温度的升高或加热时间的延长而增加，与此同时小檗碱含量相应减少。小檗碱 160℃加热生成小檗红碱，转化过程如下图所示：

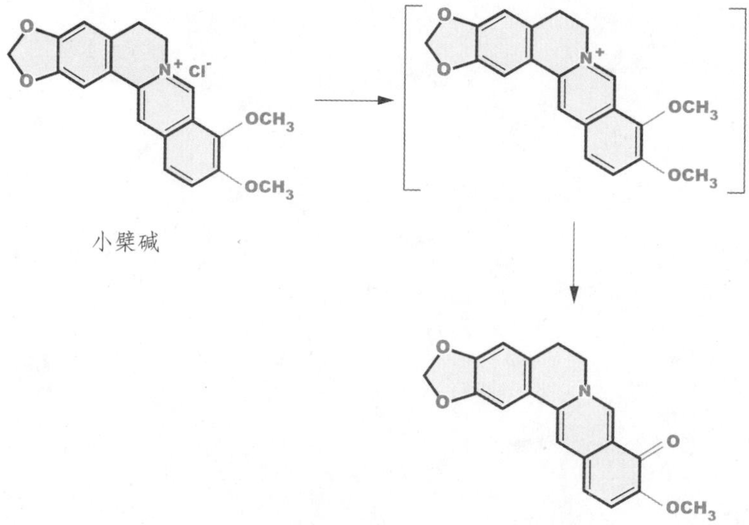

小檗碱

小檗红碱

中药炉甘石是一种常见矿物药，主要成分为含碳酸锌($ZnCO_3$)。在煅制炉甘石的过程中部分碳酸锌分解为氧化锌(ZnO)，且粒径变小。经研究发现700℃煅制1小时能使炉甘石分解较完全，ZnO含量高，水飞后颗粒变得小而均匀，但是抑菌实验表明，炉甘石煅制后抑菌活性增强主要是因为锌元素的相对含量增加。由此认为炉甘石煅制过程的化学机理已基本明确，但煅制后药效增强的主要物质基础还有待进一步研究。

$$ZnCO_3 \longrightarrow ZnO + CO_2$$

6.4 水解和分解反应的影响因素

6.4.1 水解和分解反应对中药成分的影响

一些中药在加工炮制及中成药生产过程中，其多糖、蛋白、多肽等大分子物质均会出现不同程度的水解反应，有些水溶性差的大分子物质经水解后还生成了水溶性物质，被提取出来。由于水解反应，多数中药的水提物会发生固含物变化及提取物中大分子物质的组成发生变化的情况。

含有酯类、苷类等成分的中药，在生产过程中，这些成分容易在酸、碱或酶的作用下水解，有些成分生成糖和苷元，有些成分则发生水解转化成其他药物成分。按照提取、加工的目的，根据苷和苷元的极性差异、反应特征选择适当的方法，如采用适当的溶剂达到提取、分离，利用酸碱水解方法提高药物有效成分的含量。

6.4.2 影响水解反应的因素

① 温度：温度升高有利于水解；温度降低抑制水解。

② 相态：成分在固体中相对稳定，在溶液状态下反应速度加快。

③ 浓度：反应底物浓度越小，水解程度越大。

④ 酸碱度：体系中加入酸或碱会促进水解反应，可通过控制酸碱度来控制水解平衡。

⑤ 酶：具有催化高效性，能够使水解反应速率显著加快。

⑥ 时间：时间越长，水解反应进行的越完全。

⑦ 其他：中药复杂成分间会相互影响，有些水解反应也受到其他成分的影响。

6.4.3 水解反应的生产应用

在工业化生产中，应具体问题具体分析，大多数情况下应防止活性成分的水解，最大限度的保留所需有效成分，也有一些情况则需要促进成分水解转化，增效减毒。

丹酚酸B是丹参中主要的水溶性成分，受热时发生转化反应，若生产中要求提高丹参素、原儿茶醛的含量时，在生产过程中可以提高温度及增加加热时间，或进行碱水解；若生产中需要保留丹酚酸B，那么应低温浓缩，减少生产环境影响，最大限度的保留成分。

思考题

6-2　有些植物药材在提取前采用纤维素酶、果胶酶等温浸预处理，能提高中药成分的提取率，为什么？

6-3　设计一个水解酶溶液的制备方法及糖苷类成分的酶解方法。

6-4　野菊花水煎煮时得膏率很高，一般可采用什么方法提取？

6-5　解释黄芩、苦杏仁等药材煎煮时为什么要煮沸？

6.5 实例

6.5.1 苦杏仁苷的酶解反应

中药生苦杏仁、生桃仁等在粉碎过程中，易发生成分的酶解反应。因此，在含量测定时，首先应对生品进行杀酶处理。在炮制中，为减少药效物质的损失，一般采用燀法、蒸法及炒法等方式使细胞内的酶失活，阻止成分的酶解。

但是在止咳口服液生产时，则将苦杏仁直接捣碎加水冷浸，苦杏仁苷在水中酶解产生氢氰酸、苯甲醛和葡萄糖等，使杏仁水中富含氢氰酸，提高镇咳效果。

苦杏仁苷 —酶→ 杏仁腈 + 2Glc

杏仁腈 → 苯甲醛 + HCN（氢氰酸）

6.5.2 黄芪甲苷的水解反应

黄芪药材在煎煮中发现碱性环境下黄芪甲苷含量明显高于一般的煎煮方法。因此，提取黄芪甲苷过程中，加入碱液，调整溶液 pH 值有利于提高黄芪甲苷的得率。

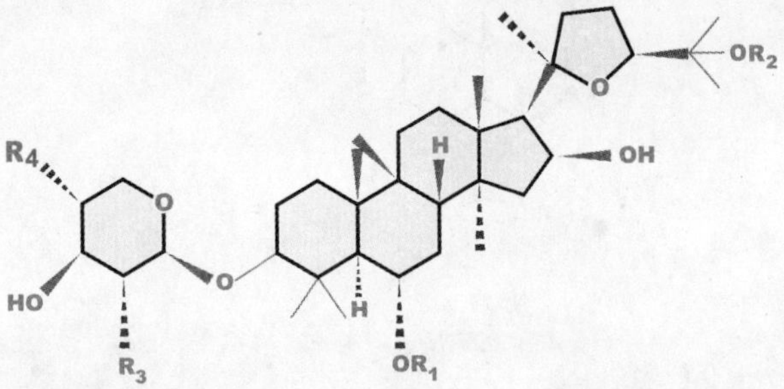

	R_1	R_2	R_3	R_4
黄芪皂苷Ⅰ	Glc	H	Ac	Ac
黄芪皂苷Ⅱ	Glc	H	Ac	H
黄芪皂苷Ⅲ	H	H	Glc	H
黄芪皂苷Ⅳ	Glc	H	H	H
黄芪皂苷Ⅴ	H	Glc	Glc	H

由图中我们可以看出，黄芪皂苷Ⅰ、Ⅱ、Ⅳ在结构式上的差别仅在于 R_3、R_4 基团的不同，黄芪甲苷的 R_3、R_4 基团均为氢原子，黄芪皂苷Ⅰ的 R_3、R_4 基团均为乙酰基，黄芪皂苷Ⅱ只有 R_3 基团为乙酰基，R_4 基团也为氢原子。黄芪皂苷在酸性和碱性条件下加热时，分别有如下水解反应：

（1）酸水解

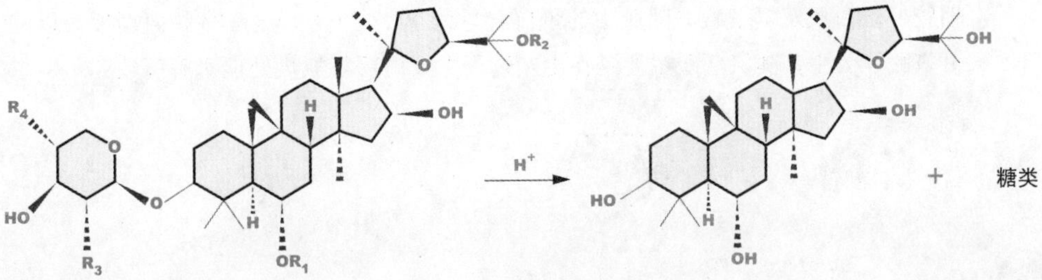

黄芪皂苷　　　　环黄芪醇

黄芪皂苷在酸性加热条件下，水解生成环阿屯烷型皂苷元环黄芪醇，此外还可能获得羊毛脂烷型化合物黄芪醇，结构式如下。其中环黄芪醇是温和水解产生的环阿屯烷型皂苷元，而羊毛脂烷型化合物黄芪醇是环黄芪醇结构中的环丙烷在酸水解时开裂形成的次生结构，不是真正的皂苷元。

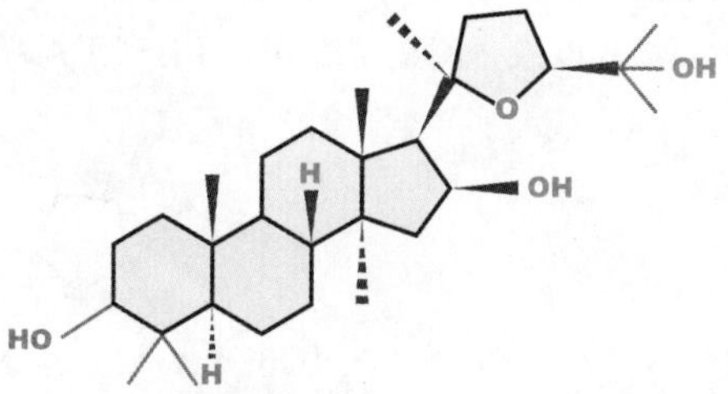

黄芪醇

（2）碱水解

由黄芪皂苷的结构可知，黄芪皂苷Ⅰ、Ⅱ和Ⅳ区别在于木糖端基链上多了一个或两个乙酰基，而由文献可知，在碱性环境中乙酰基易于脱落，从而得到目标产物黄芪甲苷，从而黄芪皂苷Ⅰ、Ⅱ在碱性条件下，有如下的水解反应：

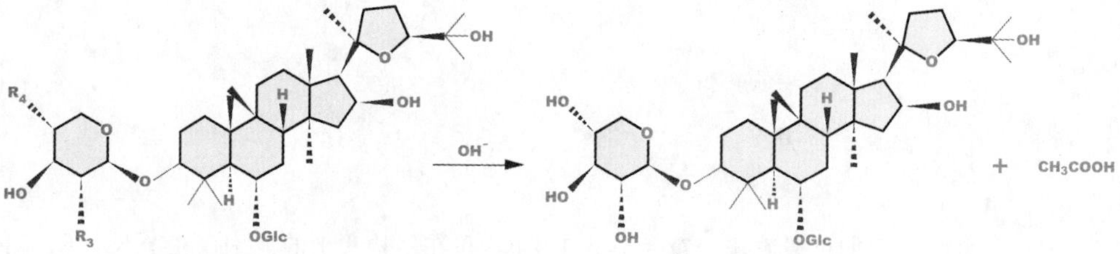

黄芪皂苷Ⅰ或黄芪皂苷Ⅱ　　黄芪皂苷Ⅳ

6.5.3 阿胶的水解反应

中药阿胶由驴皮煮熬所得胶液浓缩干燥而成。驴皮由骨胶原蛋白组成，其水解可得到明胶、蛋白质及氨基酸。阿胶中的蛋白含量为60%~80%，含有多种氨基酸，以脯氨酸、甘氨酸等为主，其氨基酸主要是在生产过程中蛋白反复加热处理水解所致。

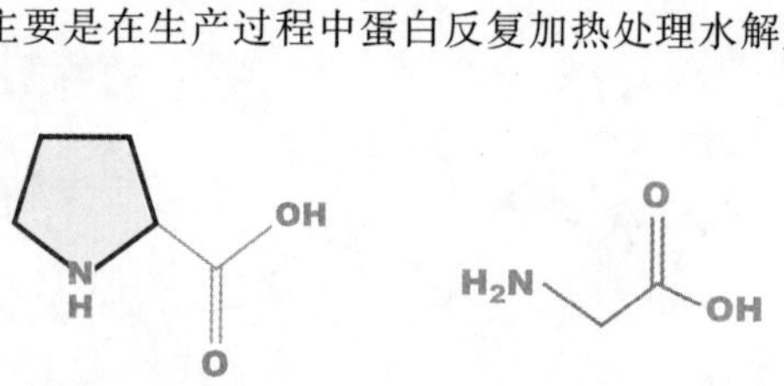

脯氨酸　　甘氨酸

驴皮加碱使驴皮上层的角质蛋白发生水解脱落，在制备过程中经过煎煮水解，胶原蛋白受热肽键断裂生成一系列水解产物，最终制备成胶质药物。

参考文献

[1] 曹玲．甘草皂苷分离及甘草酸盐反应一体化研究[D]．广州：华南理工大学，2003. 6-9.

[2] 尚强，刘岩，王振中，等．正交试验法优选水牛角水解工艺[J]．中国中药杂志，2010, 35(20): 2693-2695.

[3] Kuwajima H, Taneda Y, Chen W Z, et al. Variation of chemical constituents in processed licorice roots: quantitative determination of saponin and flavonoid constituents in bark removed and roasted licorice roots[J].Yakugaku Zasshi, 1999, 119(12): 945-955.

[4] Sun B S, Gu L J, Fang Z M,et al.Simultaneous quantification of 19 ginsenosides in black ginseng developed from Panax ginseng by HPLC-ELSD[J].J Pharm Biomed Anal, 2009, 50(1): 15-22.

[5] Kang K S, Yokozawa T, Yamabe N, et al.ESR study on the structure and hydroxyl radical-scavenging activity relationships of ginsenosides isolated from Panax ginseng C A Meyer[J].Biol Pharm Bull, 2007, 30(5): 917-921.

[6] Ha Y W, Lim S S, Ha I J, et al. Preparative isolation of four ginsenosides from Korean red ginseng (steam-treated Panax ginseng C. A. Meyer), by high-speed counter-current chromatography coupled with evaporative light scattering detection.[J]. Chromatogr. A, 2007, 1151(1-2): 37-44.

[7] 李计萍，马华，王跃生，等．鲜地黄与干地黄中梓醇、糖类成分含量的比较[J]．中国药学杂志，2001, 36(5):300-302.

[8] 李更生，王慧森，刘明，等．地黄中环烯醚萜苷类化学成分的研究[J]．中医研究，2008, 21(5): 17-19.

[9] 林超，王玉蓉，吴清，等．全蝎的酶解工艺研究[J]．北京中医药大学学报，2005 25(6): 66-69.

[10] 徐明，岳喜庆．酶解法制备鹿茸多肽的研究[J]．食品工业科技，2012, 33(5): 205-207.

[11] Kubo M, Asano T, Matsuda H, et al. Studies on Rehmanniae radix. III. The relation between changes of constituents and improvable effects on hemorheology with the processing of roots of Rehmannia glutinosa[J].Yakugaku Zasshi, 1996, 116(2): 158-168.

[12] Kubo M, Matsuda H, Asano T. Historical investigation on herbal and medical literatures of processing and effect of Rehmanniae Radix[J].Yakugaku Zasshi, 1996, 31(3): 23-28.

[13] Tomoda M, Miyamoto H, Shimizu N, et al. Characterization of two polysaccharides having activity on the reticuloendothelial system from the root of Rehmannia glutinosa.[J].Chem Pharm Bull, 1994, 42(3): 625-629.

[14] Singhuber J, Zhu M, Prinz S, et al. Aconitum in traditional Chinese medicine: a valuable drug or an unpredictable risk?[J]. J Ethnopharmacol, 2009, 126(1): 18-30.

[15] 李向高，郑毅男，张连学，等．田七素在加工红参中的变化及其转化机理[J]．吉林农业大学学报，2005, 27(4): 405-407.

[16] Park K D, Lee J, Kin S H, et al.Synthesis of 13-(substituted benzyl) berberine and berberrubine derivatives as antifungal agents[J]. Bioorg Med Chem Lett, 2006, 16(15): 3913-3916.

[17] 周灵君，徐春蕾，张丽，等．炉甘石炮制工艺研究[J]．中华中医药杂志，2012, 27(6): 1550-1554.

[18] Michael B Smith, Jerry March. 李艳梅译．高等有机化学[M]．第五版．北京：化学工业出版社，2010. 229-238.

本章小结

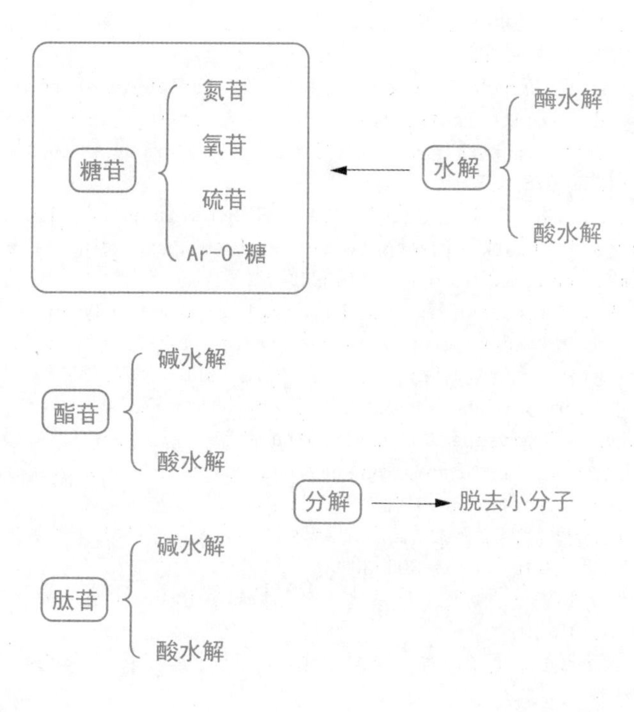

综合题

6-1 碱一般用于哪些水解反应？酸一般用于哪些水解反应？植物药材中最易发生哪些水解反应？

6-2 中药提取物批次之间固含物不稳定，是否与生产过程中大部分物质的热不稳定有关？

6-3 举例说明药材通过水解使药物成分含量增高的例子，生产过程如何控制？

习题答案

【思考题】

6-1

面粉是分子量巨大的淀粉，属多糖类，开水调制时是糖苷在溶液高温作用下水解，生成分子更小一些的多糖，多糖具有黏性，就成了浆糊。

植物中药中，一般含有淀粉或多种类营养性多糖物质，在水煎煮提取过程中会不断地水解，因此煎煮时间越长，固含物越高；提取物中多糖的组成也在不断变化。

如果多糖作为有效成分提取，要低温处理如温浸、超声、微波提取等。

6-2

中药成分煎煮提取时，一方面是溶剂作用力促进溶解，另一方面植物组织具有包裹及界面效应，尤其是分子稍大的成分如皂苷等从植物组织内向溶液迁移较困难，而用纤维素酶、果胶酶等温浸预处理时，可通过水解破坏植物组织，加大成分向溶液中迁移，增加提取率。

6-3

苦杏仁生品中含有大量糖苷水解酶，生苦杏仁粉碎时，随着植物组织被破坏，糖苷酶与苦杏仁苷接触发生水解反应，使苦杏仁苷含量大大降低。

水解酶溶液制备方法：用家用粉碎机（或豆浆机）将生苦杏仁加50℃左右的温水，按豆浆的制备方法粉碎成浆液，滤出澄清的水溶液，即得水解酶溶液。

将中药成分放入水解酶溶液中，在50℃左右水浴加热，即能制得苷元成分。如将甘草苷放入旋转蒸发仪中，加入苦杏仁浆液过滤液（水解酶溶液），在50℃左右水浴加热旋转约2小时，低温静置，析出甘草素。

6-4

野菊花植物组织易水解，如果用常规的水煎煮法提取时，得膏率高达60%以上，一般可采用温浸的方法提取或用稀醇溶液提取。

6-5

黄芩、苦杏仁等是含有苷类有效成分药材，同时富含水解酶，在水煎煮过程中随着药材浸润水温升高，会发生酶解反应，影响糖苷类有效成分的提取。

先将其他药材煮沸，再将这类药材沸下，起到杀酶保苷的作用。

【综合题】

6-1

碱一般用于蛋白、多肽、酚苷及酯类成分的水解，酸类一般用于多糖、苷类、肽类的水解。

酚苷类、大分子蛋白、多肽及多糖易发生水解反应。

6-2

中药大分子物质具有水解而热不稳定的通性，是中药提取物中固含物不稳定的主要因素之一；药材植物因采收、加工等因素影响其营养物质组成，也与提取物的固含物有关。

6-3

丹参中丹参素、黄芪中黄芪甲苷、大黄中大黄酚均因在提取过程中水解而含量增高；而靛蓝则是从板蓝根的碱水解法中制得的染料。

07

缩合与聚合

小分子化合物经缩合、聚合形成分子量更大的化合物的过程是复杂成分体系中最常见的反应，在中药制药过程中常会发现这类不同反应程度的缩合物与聚合物。这些成分往往结构复杂，含量较低，因而成分分离与结构鉴定较为困难。例如经过几十年研究，青霉素过敏物质仍然没有明确其反应过程与具体产物结构。中药的缩合与聚合反应对药物有效性、安全性的影响已有初步认识，但研究尚未深入。

7.1 缩合反应

缩合反应是两个或两个以上有机分子相互作用后以共价键结合成一个大分子，并常伴有失去小分子（如水、氯化氢、醇）的反应。主要包括美拉德反应（Maillard 反应）、羟醛缩合、缩合鞣质和莨类缩合，其中研究较为深入的是美拉德反应，该反应引起的成分变化与制剂质量关系密切。

7.1.1 美拉德反应

美拉德反应又称羰氨反应，指含有氨基的化合物和含有羰基的化合物之间经缩合、聚合而生成类黑素的非酶促反应。此反应最初是在1912年由法国化学家 Louis Maillard 在甘氨酸和葡萄糖混合加热后形成褐色物质过程中发现，1953年 John Hodge 等人把这个反应正式命名为美拉德反应，又称非酶褐变。在日常生活中，美拉德反应随处可见，如煮奶茶的香味、加热咖啡和烘焙糕点的芳香，传统美食北京烤鸭的色泽及特殊风味等都来自这种反应。

（1）美拉德反应的机制与历程

美拉德反应分为起始阶段、中间阶段和最终阶段三个阶段，具体反应历程如图 7-1。

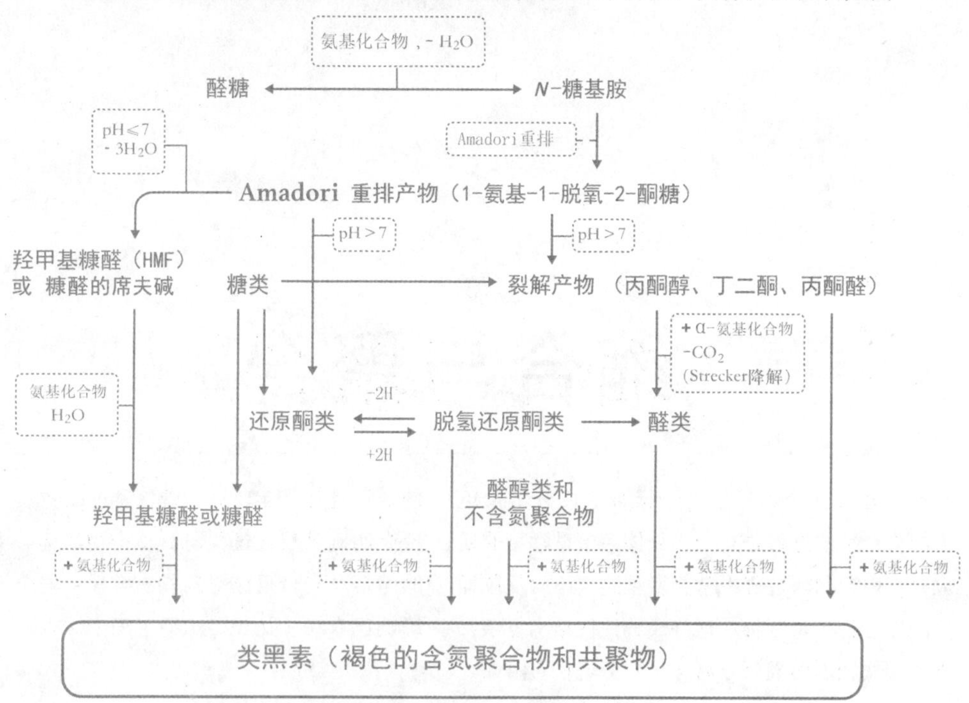

图 7-1 美拉德反应的历程

① 开始阶段

体系中氨基化合物的氨基与羰基化合物的羰基缩合生成不稳定的亚胺衍生物，随即环化为 *N*–葡萄糖基胺，再在酸的催化下经过 Amadori 分子重排生成果糖基胺（1–氨基 –1– 脱氧 –2– 酮糖）。

② 中间阶段

1– 氨基 –1– 脱氧 –2– 酮糖通过 3 条路径进行反应。

a. 当 pH ≤ 7 时，利于 1, 2 位烯醇化。若参与反应的是戊糖，则 Amadori 重排反应的产物主要是 1, 2 位烯醇化而形成糠醛；若参与反应的是己糖，则生成羟甲基糠醛（HMF），这一过程可看成糖类脱去 3 分子水生成糠醛衍生物，其中含氨基化合物先加成后脱去，相当于催化剂的作用。

b. 当 pH > 7 且温度较低时，利于 2, 3 位烯醇化。1–氨基 –1– 脱氧 –2– 酮糖较易发生 2, 3 位烯醇化而形成还原酮类，如乙酰基烯二醇。还原酮有较强的还原作用，也可异构成脱氢还原酮，如 1– 甲基 –2, 3– 二羰基化合物，这一过程中，含氨基化合物也起催化作用，帮助糖类脱去 2 分子水生成邻二羰基衍生物。

c. 当 pH > 7 且温度较高时，利于裂解。1– 氨基 –1–脱氧 –2– 酮糖较易裂解产生很多中间体，如 1– 羟基 –2–丙酮、丙酮醛、二乙酰基等。中间体继续反应，如脱氢还原酮易使氨基酸发生脱羧、脱氨反应形成醛类和 α–氨基酮类，即 Strecker 降解反应。

③ 终期阶段

包括环化、降解、重排、异构和进一步缩合、聚合等一系列反应，过程复杂，机制尚不清楚。主要是中间产物与胺类发生醛基 - 氨基等反应，最终生成棕色甚至黑色的大分子物质，统称为类黑素。

美拉德反应产物（MRPs）包括类黑素、还原酮及一系列含氮、硫的挥发性杂环化合物。研究表明，这些物质都具有一定的抗氧化能力和抗突变活性。另外，研究发现，蔗糖与沙蚕经美拉德反应后生成的产物的水溶液对受试细菌和真菌有不同程度的抑制活性。

（2）美拉德反应的影响因素

美拉德反应影响因素主要是氨基酸的种类，此外还受温度、反应时间、pH 值、水分、高压、辐射等的影响。

① 底物

美拉德反应主要是还原糖和氨基酸的缩合反应。还原糖可以是双糖、戊糖和己糖，氨基酸的种类和浓度对美拉德反应也有很重要的影响。

② 温度和时间

美拉德反应受温度的影响很大。一般在 20℃~25℃条件下即可发生，温度越高，褐变速度越快。温度每提高 10℃，反应速度大约增加 3~5 倍。如 100℃反应 2 小时得到的甘氨酸和葡萄糖的色度，在 56℃条件下需要 250 小时。

温度不仅影响反应的速度，而且影响反应物的浓度和它们的种类。

③ 反应体系的 pH 值

美拉德反应一般随 pH 值的升高而加剧，偏酸性时会抑制美拉德反应的发生，偏碱性时会加速美拉德反应。pH 值对反应产物类型也有至关重要的影响，因为羰基和氨基随氢离子浓度变化会发生不同程度的离子化，从而产生不同的产物。

④ 水分

含水量与美拉德反应密切相关，含水量在 10%~15% 时反应容易进行，3% 以下反应受到抑制。无水的情况下几乎不能发生美拉德反应。但水分过多会稀释反应物导致反应速度下降。

⑤ 压力

高压通常指压力在 100~800MPa，压力越大，美拉德反应速度越快。

⑥ 金属离子

金属离子对美拉德反应的影响取决于金属离子的类型。例如，Fe^{3+}、Fe^{2+} 促进美拉德反应，且 Fe^{3+} 比 Fe^{2+} 作用更强；Ca^{2+}、Mg^{2+} 对美拉德反应起抑制作用，Mg^{2+} 比 Ca^{2+} 作用更强，K^{+} 对美拉德反应影响较小。

⑦ 辐射

用 X 射线、γ 射线辐射灭菌是药品加工过程常用的手段。辐射也可引起美拉德反应，加热不产生褐色色素的非还原糖在辐射条件下仍然形成了褐色物质。其原因是辐射能量使糖苷键断裂，从而释放出羰基，进一步与氨基化合物发生反应。

（3）美拉德反应对制备工艺及制剂质量的影响

中药中除了有糖类与氨基酸外，还含有还原性羰基化合物、生物碱等多种成分，这些成分均可参与美拉德反应。

中药汤剂在煎煮过程中颜色会变深，且中药浸膏的颜色一般较“黑”，而这种“黑色”物质正是美拉德反应的产物——类黑素。中药不同配伍可显著地改变该产物的种类与特性，该产物与美拉德反应的前体物质（即不同药味所含的成分）、pH值、水分、温度、压力等因素密切相关；美拉德反应的产物既有多种药理活性，又可能产生有毒物质，因此深入研究制药过程中美拉德反应发生的条件、机理以及产物，才能更好地控制中药制剂制备过程的工艺参数，生产出安全有效、质量稳定的中药制剂。

生地黄经过蒸制，颜色变深，氨基酸含量减少，梓醇等环烯醚萜苷类降解，5-羟甲基糠醛(5-HMF)生成，均说明其中发生了美拉德反应。

7.1.2 羟醛缩合

羟醛缩合也称醇醛缩合（aldolcondensation），是指在稀碱或稀酸的作用下，含 α-氢的醛（酮）可以发生自身加成反应，生成 β-羟基醛（酮）的反应。通过羟醛缩合，分子中形成了新的碳碳键，延长了碳链。其反应过程如下：

$$H_3C-\overset{O}{\overset{\|}{C}}-H + H_2\overset{H}{\overset{|}{C}}-\overset{O}{\overset{\|}{C}}-H \xrightarrow{10\%NaOH} H_3C-\underset{H}{\overset{OH}{\overset{|}{C}}}-CH_2-\overset{O}{\overset{\|}{C}}-H$$

（1）碱催化下的反应机理

（2）酸催化下的反应机理

龙胆苦苷在酸性条件下加热水解去糖后，结构中的醛基和双键变得相当活泼，容易发生羟醛缩合、加成、氧化和重排等反应，生成各种结构的化合物，如 Swertivarisin G、白金花内酯、龙胆苦醛等。

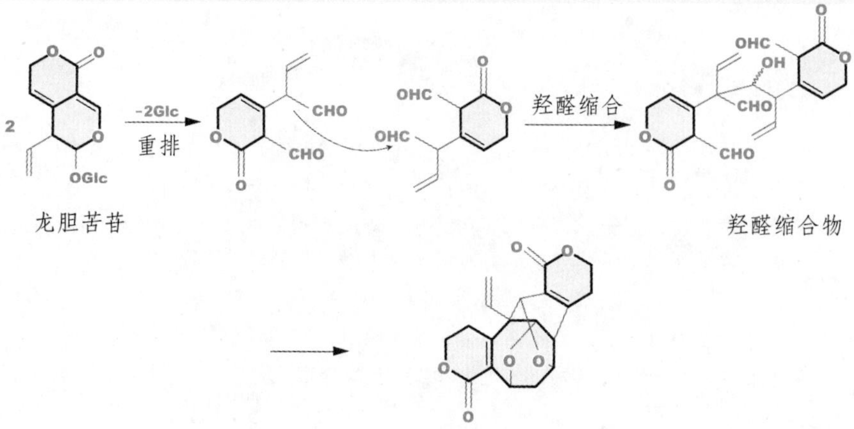

龙胆苦苷　　　　羟醛缩合物

Swertivarisin G

图 7-2 Swertivarisin G 生成途径

麻黄中主要含有麻黄碱、伪麻黄碱，桂枝中主要含有挥发油，复方提取过程中能形成新的化合物。此反应就是羟醛缩合后再与氨基脱水，形成的缩合物。

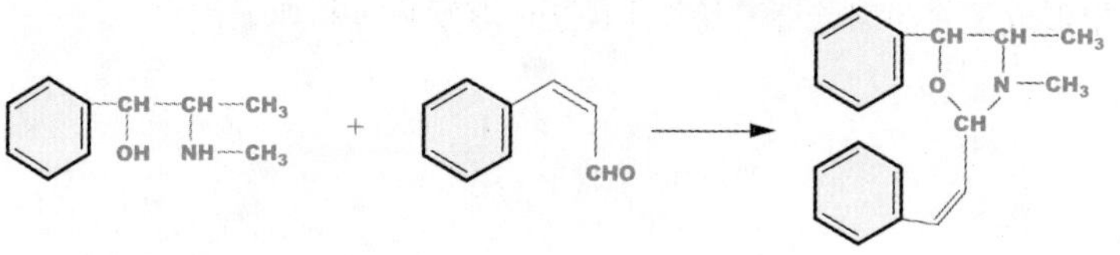

麻黄碱　　　　桂皮醛　　　　缩合物

7.1.3 缩合鞣质

缩合鞣质一般不能水解，但经酸处理后可缩合成为不溶于水的高分子化合物鞣酐，又称为鞣红。如麻黄中的麻黄鞣质，就可缩合成二聚体、三聚体、四聚体以上的鞣质。缩合鞣质在中药中分布较广，天然鞣质多数属于此类，如虎杖、四季青、钩藤、槟榔、桂皮和麻黄等所含的鞣质均属缩合鞣质，但有些中药中所含的鞣质为可水解鞣质。

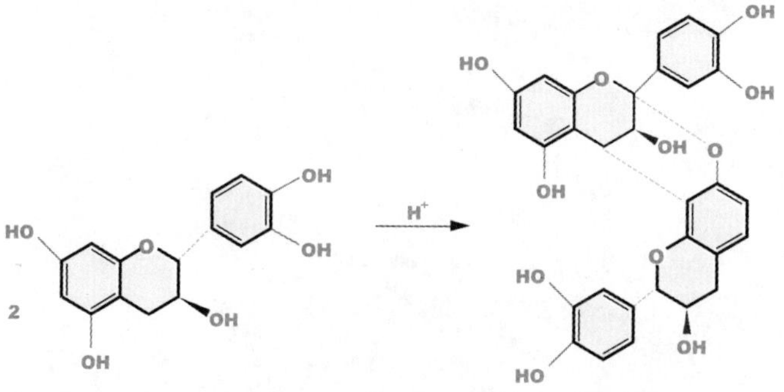

儿茶素　　　　二聚体

7.1.4 芪类缩合

芪类化合物（stilbenes）是一类具有二苯乙烯母核化合物的总称，易发生缩合反应。天然芪类化合物可缩合成二聚体、三聚体或更大的聚合体，一些乔木中含有系列聚合芪类化合物，是树脂中的一类特殊成分。

白藜芦醇分子含1个碳碳双键、2个苯环和3个酚羟基，可聚合成二聚体、三聚体，甚至可缩合成八聚体。

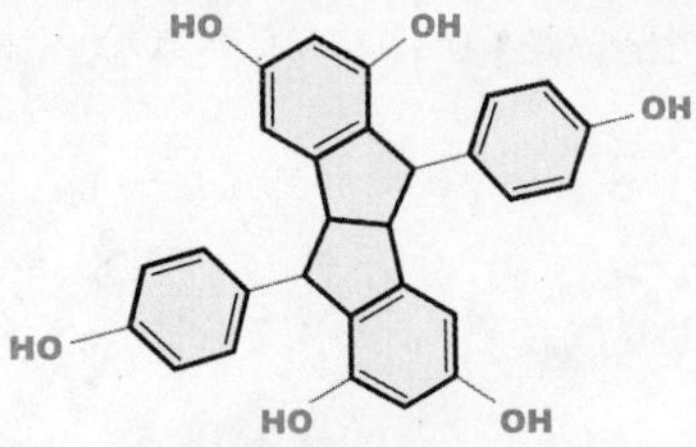

白藜芦醇二聚体

何首乌中含有二苯乙烯苷类化合物，是以二苯乙烯苷元侧链结合一个单糖基的形式存在，受热不稳定，二苯乙烯易发生缩合反应，但何首乌中该类成分水解后发生的进一步反应尚未研究清楚。二苯乙烯苷的结构式如右。

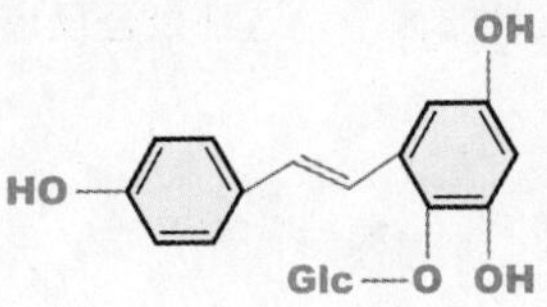

二苯乙烯苷

7.1.5 其他缩合

马兜铃酸Ⅰ在加热条件下不稳定，煎煮过程中易发生缩合反应生成马兜铃酸Ⅰ缩合物，形成机制可能是2个马兜铃酸分子失去硝基后缩合而成。

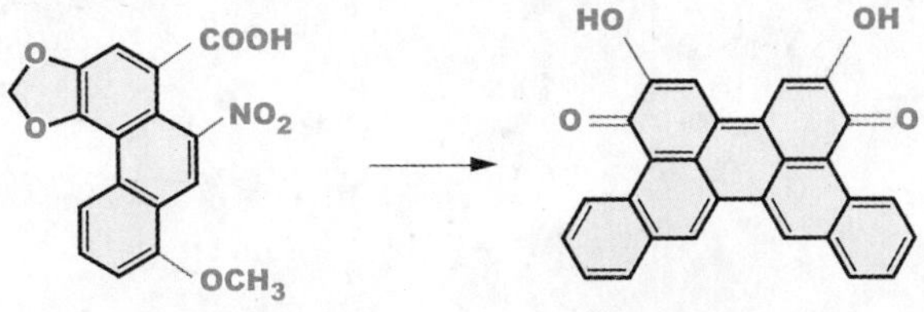

马兜铃酸Ⅰ　　马兜铃酸Ⅰ缩合物

7.2 聚合反应

聚合反应是指由单体（低分子化合物）聚合成为高分子化合物的反应。高分子化合物（又称高聚物）简称高分子，是指分子量超过一万的主要以共价键连接的化合物。高分子中的重复结构单位称为链节，高分子化合物中链节的数目称为聚合度。例如，纤维素的结构单位是 $C_6H_{10}O_5$，$(C_6H_{10}O_5)_n$ 中的 n 值即为聚合度。

以典型的有机反应为例，烯烃分子在一定条件下，可通过自身加成方式聚合，形成聚烯烃。

$$nCH_2=CH_2 \xrightarrow{200^\circ C\sim300^\circ C} \left[CH_2-CH_2\right]_n$$

单体间相互加成聚合形成高聚物，这种聚合反应称为加聚反应。只有一种单体参与的加聚反应称为均聚反应；由两种或两种以上单体参与的加聚反应称为共聚反应。

若生成高聚物的同时，有小分子如水、卤化氢等生成，即单体与高聚物的链节含有不同数目的原子，这种聚合反应称为缩聚反应。

藁本内酯是中药川芎的主要有效成分之一，川芎在加工过程中，2 分子藁本内酯可通过加成反应而聚合。聚合后二聚物有两种，一种是由 1 分子藁本内酯的 6 位双键与 1 分子藁本内酯的 3 位双键加成，形成具有四碳环的聚合物；而另一种是由 1 分子藁本内酯的侧链与 1 分子藁本内酯的共轭双键进行 1,4 加成（Diels-Alder 反应），产生具有环己烯结构的产物。

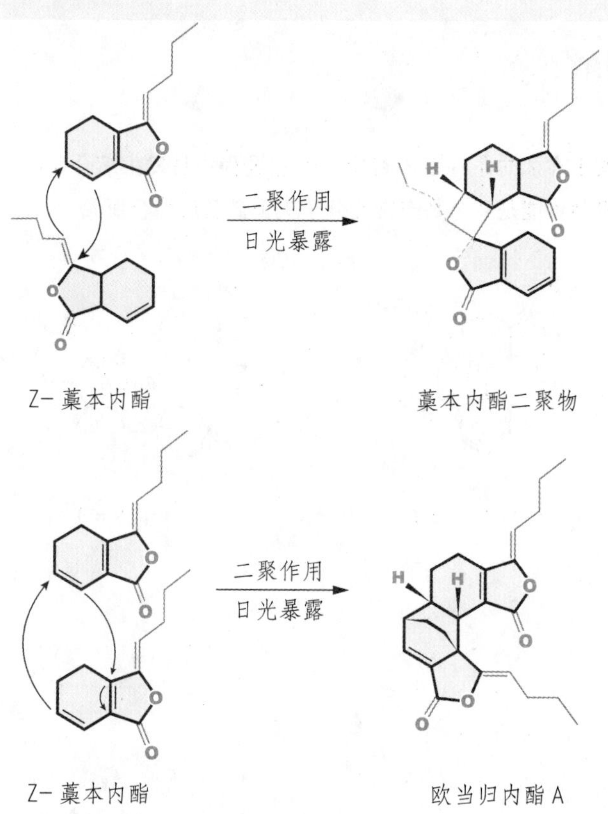

聚炔类化合物（polyaeetylenes）是一种较特殊的天然化合物，大多带有两个或更多的共轭三键，不饱和度较高，活泼性较强。该类化合物大多数对热不稳定，在蒸馏时会发生爆炸；有典型的光反应现象，即使在 -40℃ 暗藏，2 天内也会树脂化。中药人参、三七、白术等中均存在聚炔类化合物。

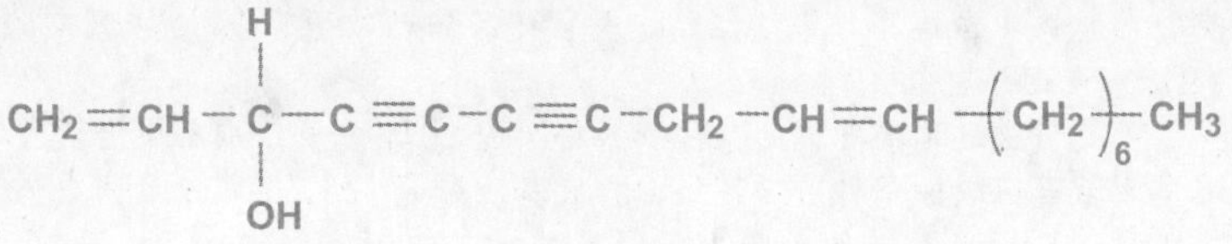

$$CH_2{=}CH{-}CH(OH){-}C{\equiv}C{-}C{\equiv}C{-}CH_2{-}CH{=}CH{-}(CH_2)_6{-}CH_3$$

人参炔醇

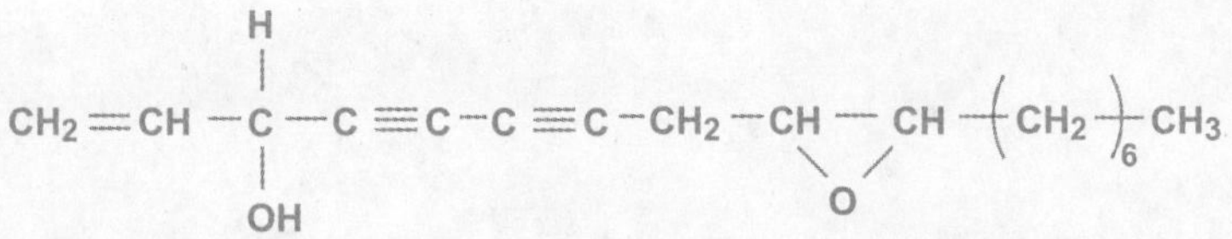

$$CH_2{=}CH{-}CH(OH){-}C{\equiv}C{-}C{\equiv}C{-}CH_2{-}\underset{O}{CH{-}CH}{-}(CH_2)_6{-}CH_3$$

人参环氧炔醇

$$CH_2{=}CH{-}CH(OH){-}C{\equiv}C{-}C{\equiv}C{-}CH_2{-}CH(OH){=}CH(OH){-}(CH_2)_6{-}CH_3$$

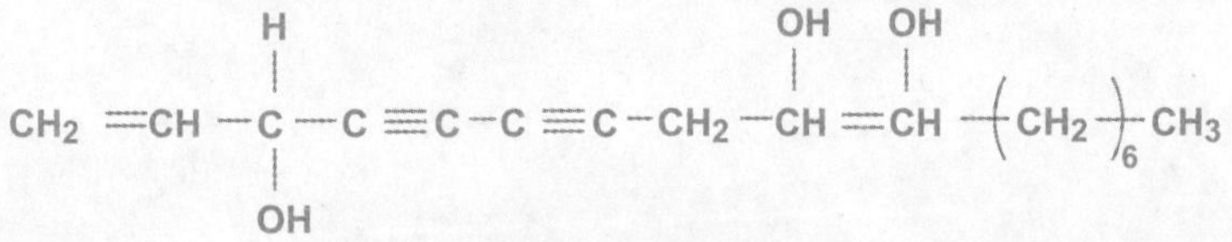

人参炔三醇

青霉素不稳定，可以分解为青霉噻唑酸和青霉烯酸。前者可聚合成青霉噻唑酸聚合物，虽然具体结构并没有解析清楚，但这类聚合物与多肽或蛋白质结合成青霉噻唑酸蛋白，成为一种速发的过敏物质，是青霉素产生过敏反应最主要的成分。

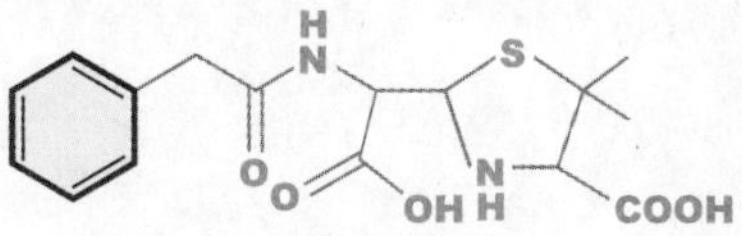

青霉噻唑酸

参考文献

[1] 周逸群，贺福元，杨岩涛，等．美拉德反应研究现状及对中药炮制和制剂工艺研究方法的影响[J]. 中草药，2014, 45 (1): 125-130.
[2] 吴惠玲，王志强，韩春，等．影响美拉德反应的几种因素研究 [J]. 现代食品科技，2010, 26 (5): 441-444.
[3] 郭艳霞．美拉德反应与地黄炮制机理的关系研究 [D]. 济南：山东大学，2012.
[4] 初红梅，曲桂武，戴胜军，等．红参中美拉德反应产物研究 [J]. 中国实验方剂学杂志，2014, 20 (9): 86-89.
[5] 严茂伟．半夏干燥过程褐变机制及抑制条件研究 [D]. 成都：成都中医药大学，2010.
[6] 李进．龙胆苦苷在酸性条件下热转化的物质基础研究 [D]. 昆明：云南中医学院，2014.
[7] 王勇，夏博，邓晓春．马兜铃酸Ⅰ在煎煮过程中的缩合反应研究 [J]. 中草药，2010, 41(8): 1288-1291.
[8] Li SL. Post-Harvest Alteration of the Main Chemical Ingredients in Ligusticum chuanxiong HORT. (Rhizoma Chuanxiong)[J]. Chem Pharm Bull, 2007, 55(1): 140-144.
[9] 罗智敏，周会艳，王薇薇，等．青霉噻唑酸的制备及检测 [J]. 药物分析杂志，2013, 33 (4): 628-632.

本章小结

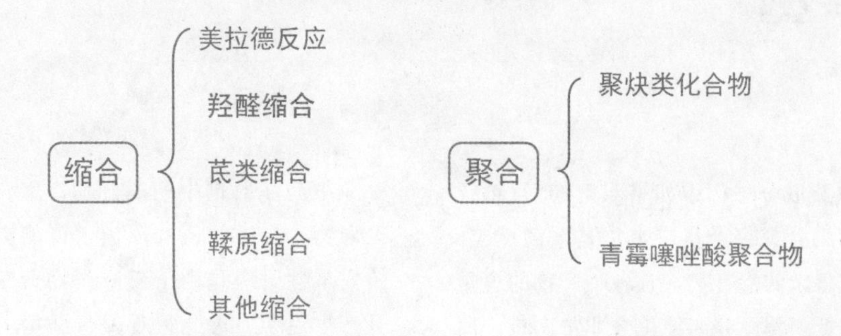

综合题

7-1 为什么中药缩合物和聚合物的研究很少?

7-2 中药注射剂要求注重中药高分子缩合物的安全性研究，为什么难以对其缩合物进行分离、结构鉴定和检测?

7-3 从反应机理出发，简述缩合、聚合反应的影响因素或者条件？

习题答案

【综合题】

7-1

中药成分结构中如果双键的活性高，发生的缩合或聚合反应常常是系列反应，会生成复杂的混合物，且各个产物的含量均比较低，因此分离纯化会非常困难。而且化合物在分离纯化过程中可能结构还会发生变化，所以研究进展很慢。

7-3

(1) 液态易反应；
(2) 光照；
(3) 温度；
(4) 受其他成分影响或参与；
(5) 化合物越纯越易相互反应。

7-2

中药注射剂中的缩合物、聚合物是可见异物、过敏物质的原因，可能影响制剂的安全性；但是由于反应产物含量极低，且产物复杂，因此很难进行结构的分离鉴定。

由于成分复杂且含量极低，一般检测方法灵敏度不够。而色谱-质谱联用技术难以分析缩合物、聚合物结构，因为分子在检测时如质谱的质子化过程中本身就易

08

其他转化反应

在制药过程中除了会发生常见的氧化、水解等化学反应外，还会出现其他一些转化反应，如异构化反应、脱小基团反应、加成转化、位移转化等。

8.1 异构化反应

由一个化合物转变为其异构体的反应叫做异构化反应。在中药制药过程中，有些成分在加热、酸碱或光照条件下可发生结构的改变，转变成为其异构体。常见的有构造异构和构型异构两种，生成异构体的物质生物活性会发生改变，应引起高度重视。

8.1.1 构造异构

（1）二氢黄酮的异构化

二氢黄酮类成分在豆科植物中较常见，其往往具有抗氧化、抗炎等生理活性。如甘草中的甘草苷就属于二氢黄酮类成分，该成分在碱性条件下可以转化为深黄色的查耳酮类成分异甘草苷，如溶液遇酸，则异甘草苷又可转化为甘草苷。在生产过程中，可以利用这一异构化反应，分离制备所需要的目标成分。

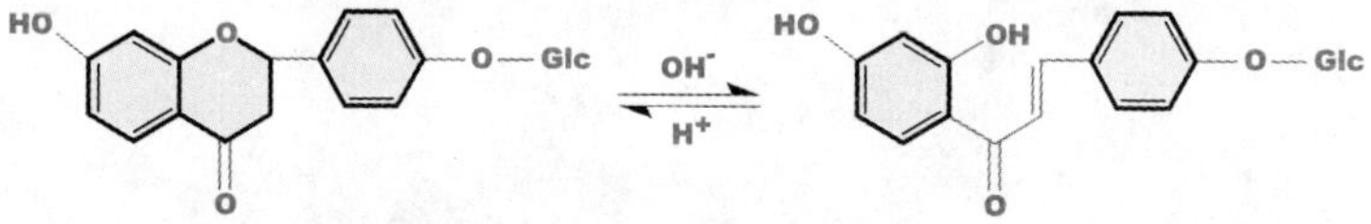

甘草苷　　　　异甘草苷

（2）花色素的异构化

花色素是一类抗氧化活性较强的中药成分，在不同 pH 值条件下会发生结构异化，导致共轭体系的改变，颜色也会发生相应的变化。

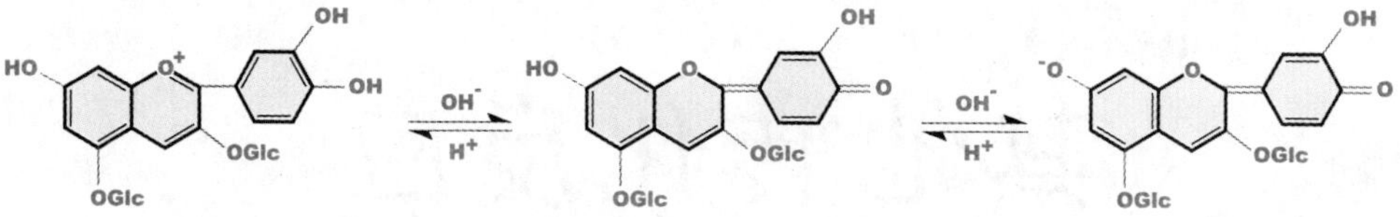

花色素红色结构　　　　花色素紫色结构　　　　花色素蓝色结构

因此，在提取或生产含有花色素活性成分的中药如红花、栀子时，应注意对药液 pH 值的控制。

（3）常山碱的异构化

常山根中的抗疟活性成分常山碱 (febrifugine) 和异常山碱 (isofebrifugine) 分子式相同，二者可以互相转化，常山碱在氯仿中加热可转为异常山碱，异常山碱在乙醇中加热又可转为常山碱。

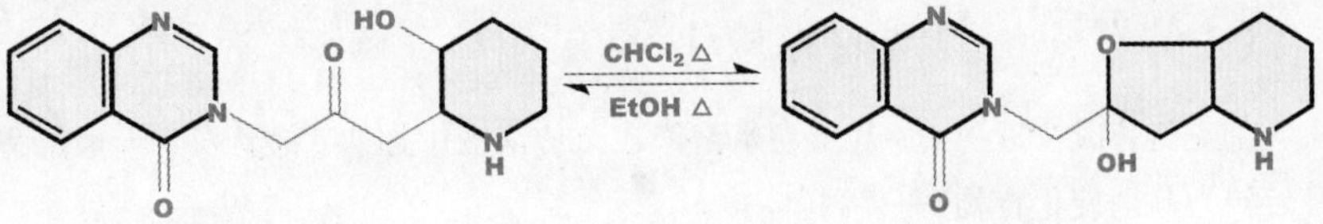

$CHCl_3$ △ ⇌ EtOH △

常山碱　　　　异常山碱

（4）橄榄脂素和落叶松脂素的异构化

某些木脂素类遇到矿酸后能引起结构重排，例如落叶松脂素 (lariciresinol) 易转变为异落叶松脂素 (isolariciresinol)，橄榄脂素在矿酸作用下易转变为环橄榄脂素 (cycloolivil)。

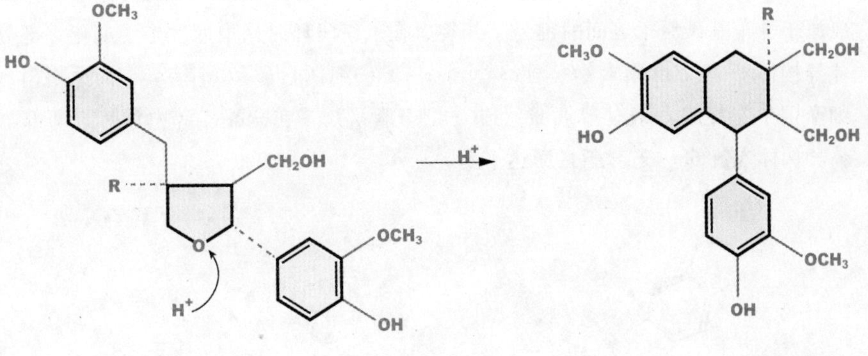

H^+

R=H　落叶松脂素

R=OH　橄榄脂素

R=H　异落叶松脂素

R=OH　环橄榄脂素

8.1.2 构型异构

许多中药化学成分有不对称中心，具有光学活性。在提取分离时经酸碱处理过程中，一些化合物立体构型往往会发生改变，产生变旋反应或消旋化，同时生物活性也会发生变化。

（1）左旋莨菪碱的异构化

左旋莨菪碱在碱液中，甚至在水溶液或氯仿溶液中加热，都易发生一般烯醇互变反应，最后转为其消旋化合物——阿托品。

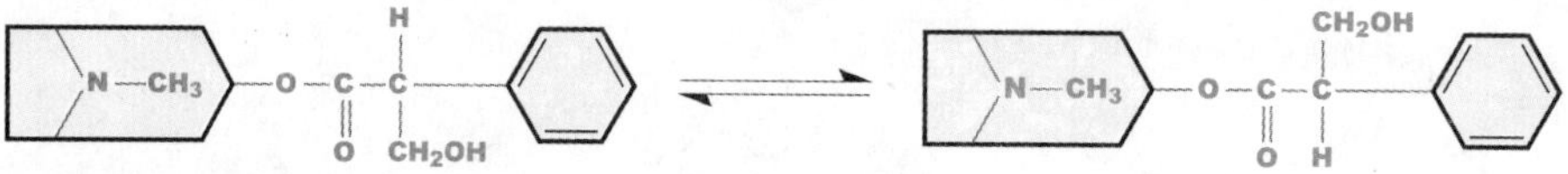

左旋莨菪碱　　　　阿托品

（2）*d*–芝麻脂素的异构化

芝麻油中的 *d*–芝麻脂素是一种双环氧木脂素类化合物，在酸的作用下，呋喃环上的氧原子与苄基碳原子之间的键易于开裂，在重新闭环时构型即发生了变化，部分转变为立体异构体 *d*–表芝麻脂素（*d*-episesamin），即 *d*–细辛脂素（*d*-asarinin）而达平衡。又如来自细辛根中左旋的 *l*–表芝麻脂素（或 *l*–细辛脂素），在盐酸乙醇中加热，即部分转变为立体异构体左旋的 *l*–芝麻脂素而达平衡。

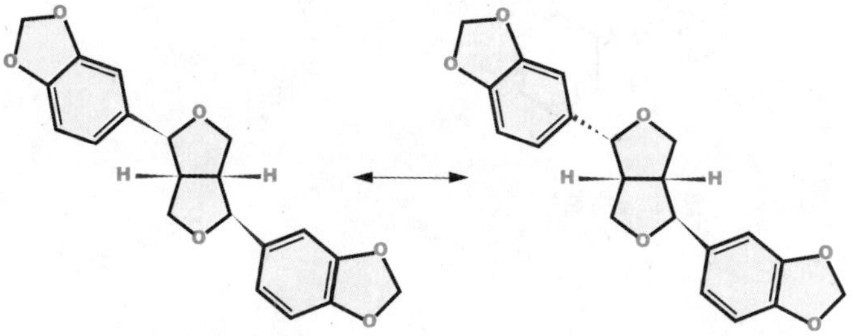

d– 芝麻脂素　　　　*d*– 细辛脂素

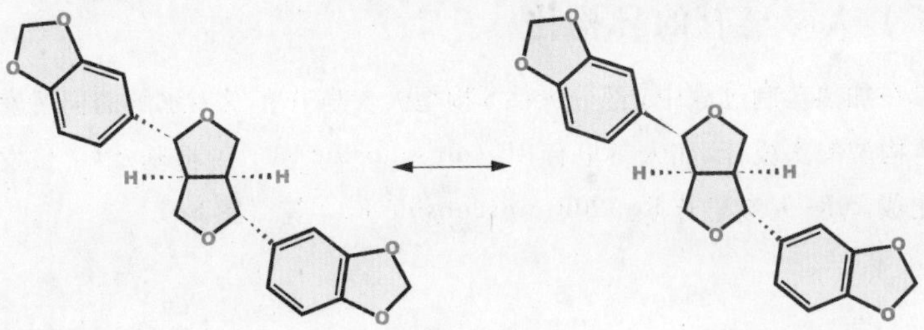

l- 芝麻脂素　　　　l- 细辛脂素

（3）鬼臼毒素的异构化

木脂素类化合物的饱和环状结构部分可能含有手性碳，在受到酸碱作用后，容易发生异构化，转变成立体异构体。鬼臼毒脂素 (podophyllotoxin) 为小檗科桃儿七属植物桃儿七根茎部提取的有效成分，属于四氢萘内酯类木脂素，是一种抗癌活性成分，鬼臼毒脂素具有苯代四氢萘环和反式内酯环结构，其中 7'/8' 顺式和 7/8 反式构型是具有抗癌活性的必要结构，在光学活性上为左旋性，$[\alpha]_D$-133°。但此类结构遇碱易异构化，反式内酯逐渐变为顺式内酯，所得异构体为苦鬼臼脂素 (picropodophyllin)，旋光性为右旋性，$[\alpha]_D$+9°，失去抗癌活性。

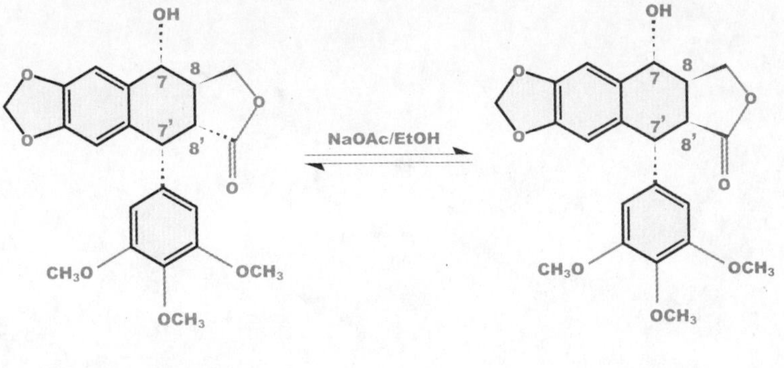

NaOAc/EtOH

l- 鬼臼毒素　　　　苦鬼臼脂素

木脂素分子中常具有多个手性碳原子或手性中心结构，所以大部分都有光学活性。木脂素的生理活性常与手性碳的构型有关。因此在提取过程中应注意操作条件，以避免提取物的化学结构发生改变。

（4）人参皂苷的异构化

人参在加热蒸制过程中，部分天然S构型人参皂苷在发生水解的同时发生异构化反应，转变成R构型的次级苷。如人参皂苷Rb_2（ginsenoside Rb_2）脱糖基及C_{20}位发生异构化反应，部分转化成20R-人参皂苷Rg_3(20R-ginsenoside Rg_3) 等（图 8-1）。

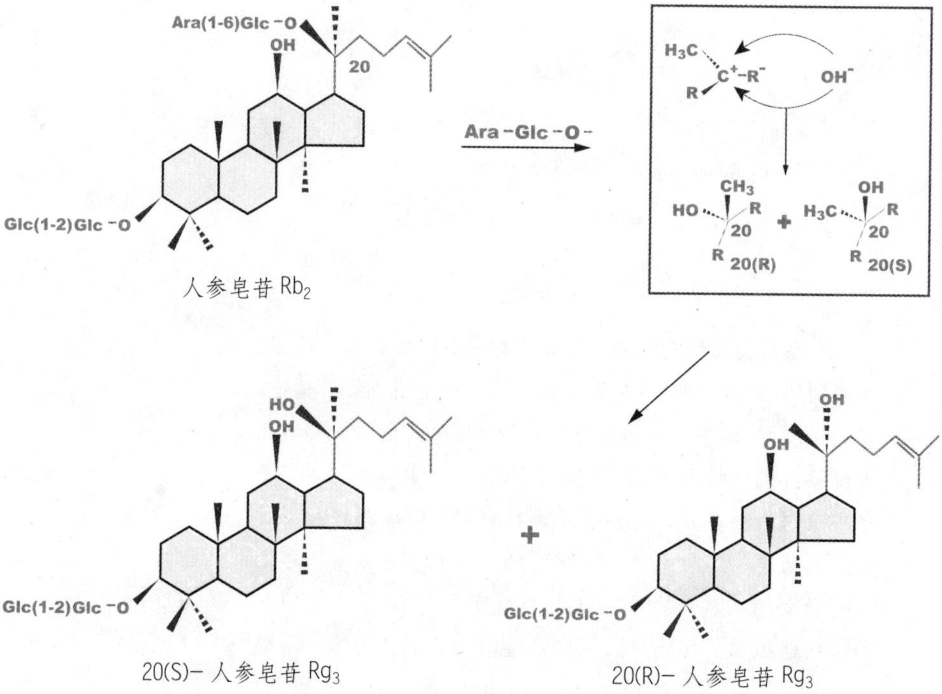

图 8-1 人参皂苷的异构化

(5) 23-乙酰泽泻醇 B 的异构化

23-乙酰泽泻醇 B(alisol B 23-acetate) 为泽泻药材中的三萜类主成分，在加工过程中，23-乙酰泽泻醇 B 可转化为 24-乙酰泽泻醇 A 和泽泻醇 B；其转变可能是两条途径，一条是氧环开裂并重排生成 24-乙酰泽泻醇 A(alisol A 24-acetate)，进一步脱乙酰基转化成泽泻醇 A(alisol A)；另一条是先脱乙酰基生成泽泻醇 B(alisol B)，继而氧环开裂转化成泽泻醇 A。氧环开裂比脱乙酰基更容易进行（图 8-2）。

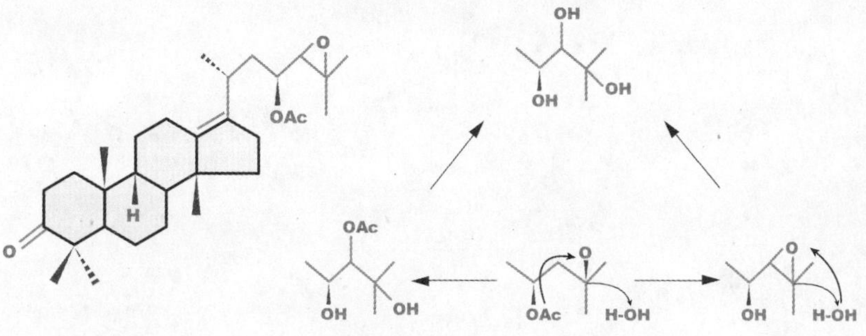

24-乙酰泽泻醇 A　　23-乙酰泽泻醇 B　　泽泻醇 B

图 8-2 23-乙酰泽泻醇 B 的异构化

8.2 脱小基团反应

中药的某些化学成分在制药过程中可从结构中脱去小分子基团（如 H_2O、HCN、H_2 等），发生的此类化学反应称为脱小基团反应。

8.2.1 苦杏仁苷

苦杏仁苷存在于杏的种子中，具有 α-羟基腈结构。该化合物在酶或酸的存在下可发生苷水解生成杏仁腈，继而发生脱 HCN 反应，生成苯甲醛。

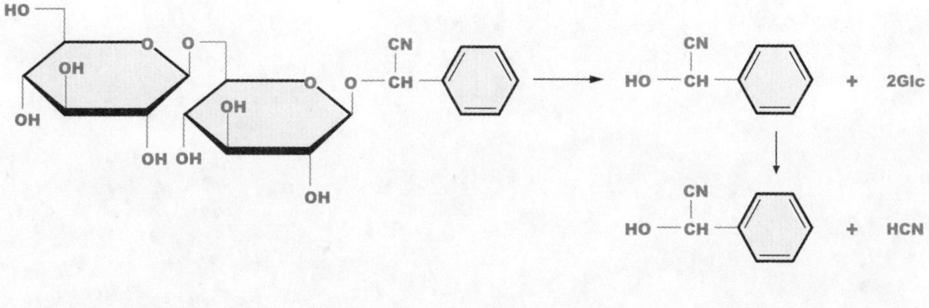

8.2.2 芥子苷

芥子苷是一类主要分布于十字花科植物中，以硫原子为苷键原子的葡萄糖苷类化合物，在中性条件下，以芥子苷酶进行水解，可脱去葡萄糖基团及硫酸根基团，生成异硫氰酸酯。

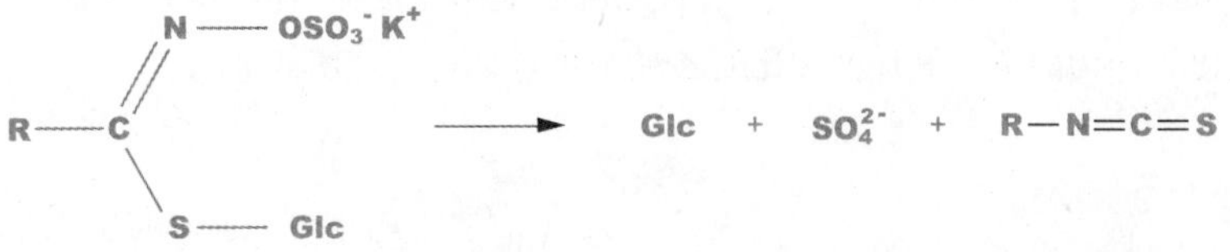

N
OSO3- K+
R
C
S
Glc
Glc
+
SO4 2-
+
R—N=C=S

芥子苷通式　　　　葡萄糖　　　　异硫氰酸酯

8.2.3 葡萄糖

葡萄糖是自然界中最常见的单糖，也是制剂生产过程中常用的辅料。该成分在加热条件下，可脱去 2 分子水生成 5-羟甲基糠醛。5-羟甲基糠醛没有明显的毒副作用，制剂中 5-羟甲基糠醛的含量往往反映了制备工艺中生产条件的控制情况。

OH
O
OH
OH
OH
OH
HO
OH
O
HO
O
-2H2O
△
OH
O
O

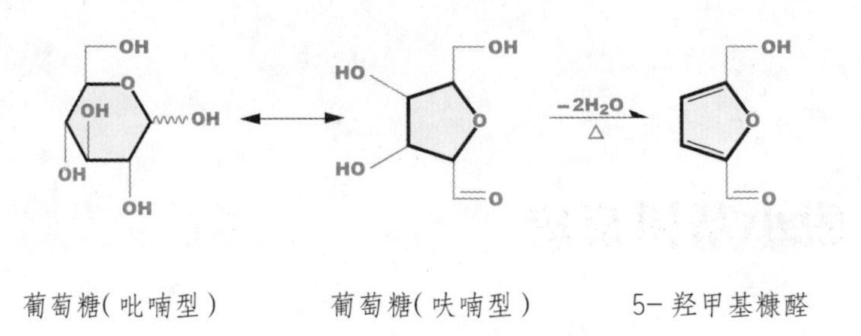

葡萄糖(吡喃型)　　　　葡萄糖(呋喃型)　　　　5-羟甲基糠醛

8.2.4 藁本内酯

藁本内酯是当归、川芎挥发油中的主要成分，室温条件下贮存一段时间后，即可发生脱氢反应转化成丁烯基苯酞。因此，在当归、川芎挥发油长期贮存时，应将样品低温避光放置。

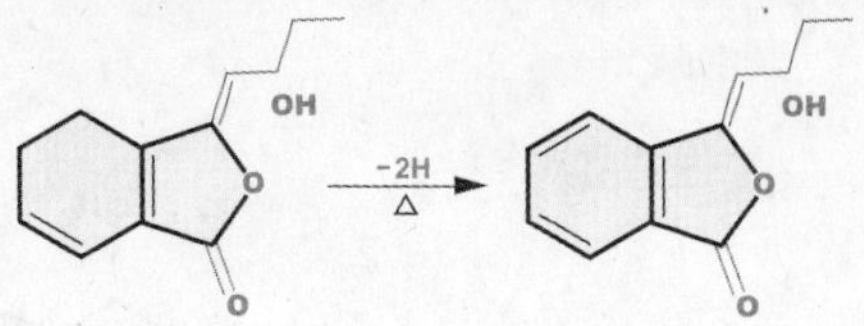

藁本内酯　　　丁烯基苯酞

8.2.5 小檗碱

黄连生品的主要化学成分为小檗碱型生物碱，在加热过程中，黄连中的小檗碱(berberine) 可脱去一个甲基转变为小檗红碱 (berberrabine)。其他小檗碱型生物碱，如掌叶防己碱、黄连碱、药根碱等也会发生类似的结构变化。

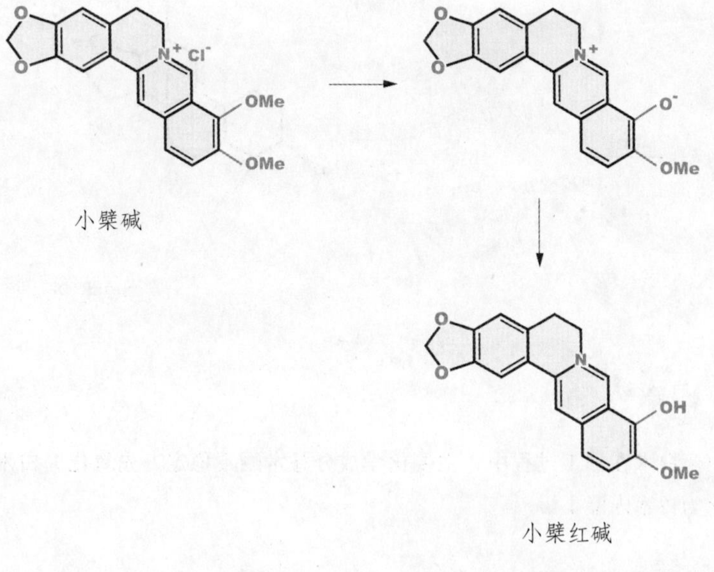

小檗碱

小檗红碱

8.2.6 丙二酸单酰基人参皂苷

鲜人参中含有丙二酸单酰基人参皂 Rb_2、Rc 和 Rd 等人参皂苷类成分，在加工过程中，丙二酸单酰基人参皂苷会发生脱羧分解成乙酰基化合物，如丙二酸单酰基人参皂苷 Rb_2(malonyl-ginsenosideRb_2) 转化为乙酰基人参皂苷 Rb_2，即人参皂苷 Rs_1(ginsenoside Rs_1)；单酰基人参皂苷 Rc 转化成乙酰基人参皂苷 Rs_2。

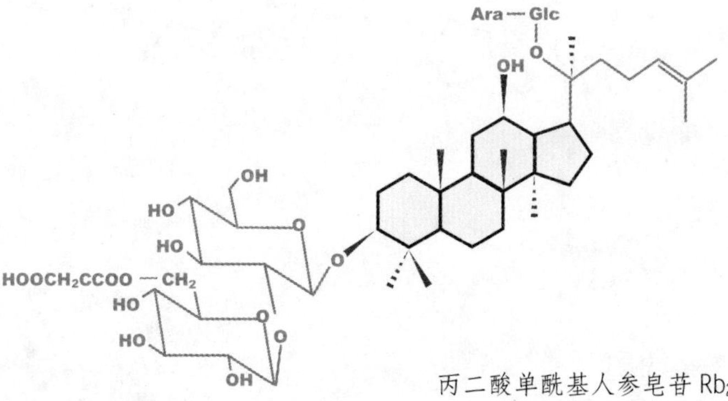

丙二酸单酰基人参皂苷 Rb_2

$-CO_2$

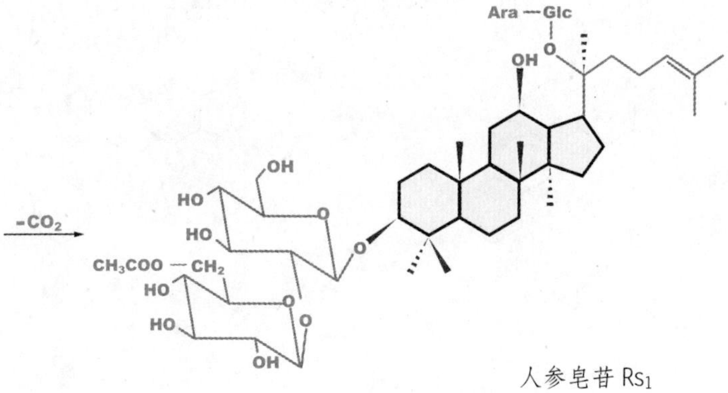

人参皂苷 Rs_1

8.2.7 白术内酯

中药白术在加工过程中，主要化学成分苍术酮不稳定，先氧化为白术内酯Ⅲ等，再脱水转化为白术内酯Ⅰ。

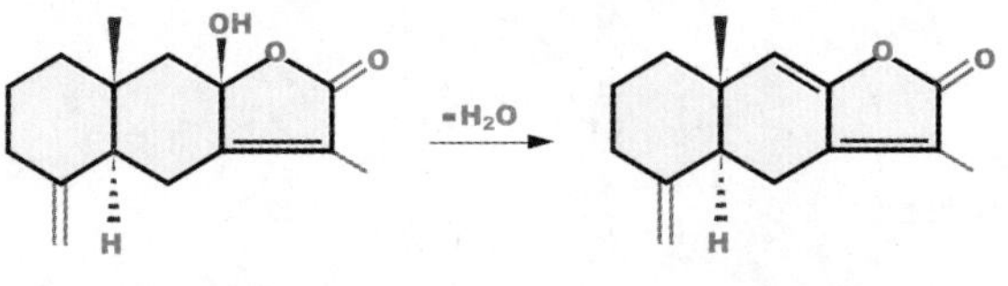

$-H_2O$

白术内酯Ⅲ　　　白术内酯Ⅰ

8.3 位移转化反应

一些中药化学成分在制药过程中，受热、酸或碱等因素的影响，分子中的某些取代基团发生迁移，使得取代基团的位置改变。

8.3.1 绿原酸

绿原酸是金银花中的有效成分，具有多种药理活性，因此常作为含金银花的中药成方制剂的质控指标。但绿原酸稳定性较差，在偏碱性水溶液或在加热过程中即可发生分子内酯基的迁移，生成新绿原酸、隐绿原酸及绿原酸异构体（图 8-3）。

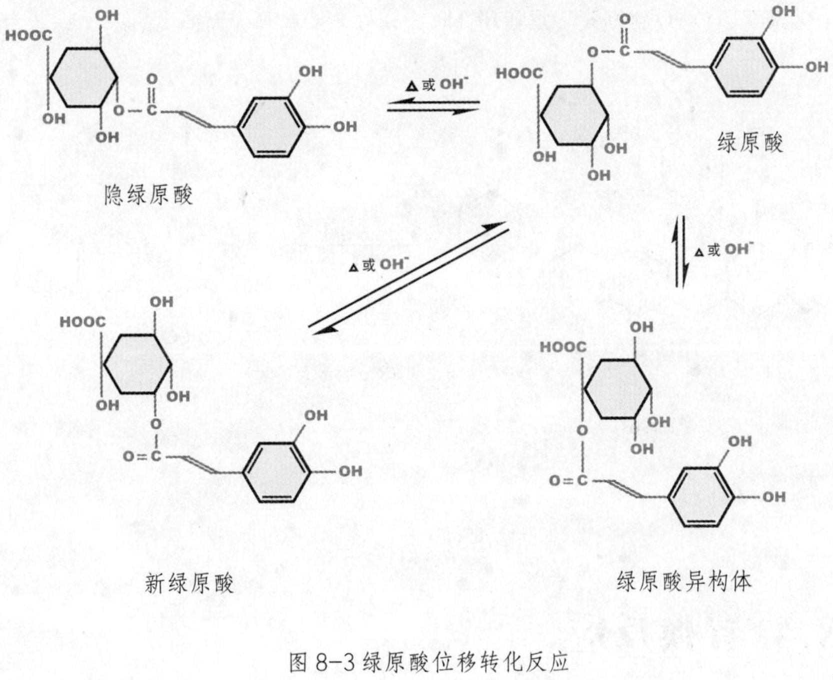

隐绿原酸 绿原酸

新绿原酸 绿原酸异构体

图 8-3 绿原酸位移转化反应

因此，在含绿原酸成分的中药生产过程中，应特别注意温度、成盐条件及溶液 pH 值的控制，减少绿原酸成分的转变。

金银花主要含绿原酸类成分，其原药材的HPLC色谱图中主要是绿原酸色谱峰，但水煎液中其转变成分如隐绿原酸及新绿原酸等成分色谱峰明显增高，并且随着浓缩、干燥过程，转变成分的含量会逐渐增加。如果金银花与石膏共煎，将加速绿原酸在提取、浓缩、干燥过程中的结构转变。

同样，用绿原酸单体配成水溶液调 pH 值 6~7，按注射液工艺灭菌后，绿原酸转化基本达到平衡，绿原酸、隐绿原酸及新绿原酸在 HPLC 色谱图中峰面积基本相同，但是绿原酸异构体的含量较低（可能是空间位阻原因）。因此，相同原料分别制成的注射液（有灭菌工艺）与粉针（冻干成型），其效应成分的组成明显不同。

另一特征实例，桑叶药材也含有绿原酸成分，其原药材与金银花相似，HPLC 色谱图中主要是绿原酸色谱峰，但其水煎液中绿原酸的转变达到了平衡，可能是桑叶中含有生物碱，其复盐促进了绿原酸在提取过程中的转变。经试验，如果用酸调节 pH 值至 2~3，桑叶水煎煮液 HPLC 色谱图中主要成分仍然是绿原酸色谱峰。

8.3.2 黄酮碳苷类的重排

黄酮类 6–C–糖苷及 8–C–糖苷在酸水条件下不能被水解，但可发生 Wessely-Moser 重排，成为 6–C–糖苷和 8–C–糖苷的混合物。例如夏佛塔苷（schaftoside）经 Wessely-Moser 重排，转变成其异构体异夏佛塔苷（isoschaftoside）。反之，异夏佛塔苷在同样条件下，又可以经过重排转变成夏佛塔苷，这样互变的结果，最后得到的是两者的混合物。需要指出的是，由于碳苷比较稳定，所以该反应并非糖苷裂解后重排所致，而是黄酮结构中色原酮环 C_2–O 键断裂，重新环合时部分与 5–OH 环合而产生的。

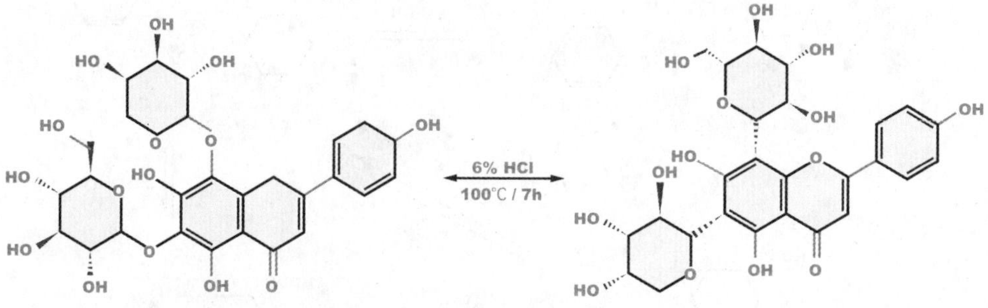

6% HCl
100℃ / 7h

夏佛塔苷　　　　异夏佛塔苷

8.4 置换反应

个别含氧环烯醚萜类成分在氨的作用下，可置换成含氮化合物。

龙胆草所含的龙胆苦苷（gentiopicrin）是其有效成分之一，该成分在氨的作用下，可发生氧原子的置换，转化成龙胆碱（gentianine）。

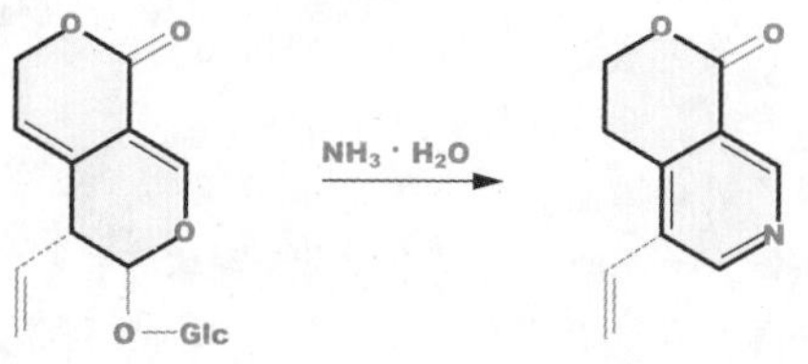

$NH_3 \cdot H_2O$

龙胆苦苷　　　　龙胆碱

8.5 加成转化

两个或多个分子相互作用，生成一个加成产物的反应称为加成反应，中药化学成分的加成反应一般是双键通过加一分子水形成醇或进一步缩醛化的过程。

8.5.1 黄曲霉素 B_1

黄曲霉素 B_1 在酸性条件下，可使双键加水，转化成黄曲霉素 B_{2a}。

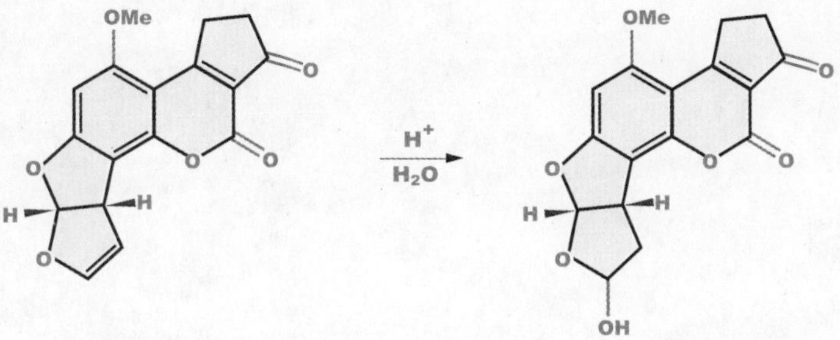

黄曲霉素 B_1　　　　黄曲霉素 B_{2a}

8.5.2 共轭季铵碱

异喹啉类生物碱中的苯骈菲啶类化合物在用碱性醇溶液重结晶时，易在 C_8 位引入烷氧基，即在碱性溶液中易发生氮杂缩醛化（图 8-4）。它们存在下列互变异构反应：

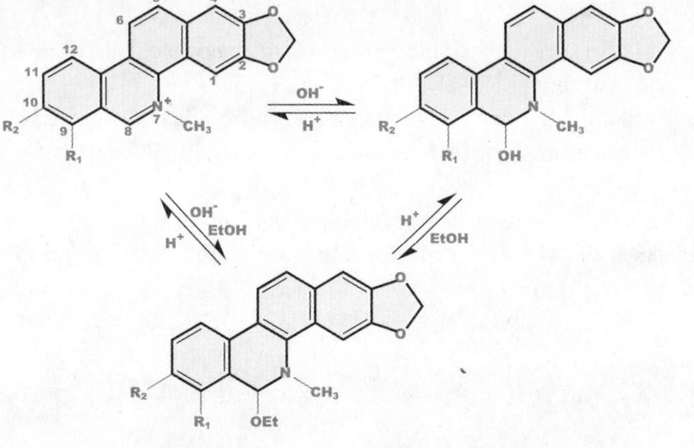

图 8-4　苯骈菲啶生物碱的加成转化

博落回为罂粟科植物，其生物碱成分具有抗菌、杀虫作用。对博落回碱（bocconine）进行精制时，其盐酸盐用氨水碱化后用乙酸乙酯萃取，所得萃取物用乙醇重结晶即得二氢化物的乙氧基化合物。

博落回碱　　　　8-乙氧基二氢博落回碱

参考文献

[1] 匡海学．中药化学 [M]. 北京：中国中医药出版社 .2003.
[2] 肖崇厚．中药化学 [M]. 上海：上海科学技术出版社 .1997.
[3] 王峥涛，梁光义．中药化学 [M]. 上海：上海科学技术出版社 .2009.
[4] 丁奎岭，范青华．不对称催化新概念与新方法 [M]. 北京：化学工业出版社 .2009.
[5] Kitagawa I,Taniyama T, Shibuya H, et al. Chemical studies on crude drug processing. V. On the constituents of ginseng radix rubra (2): Comparison of the constituents of white ginseng and red ginseng prepared from the same Panax ginseng root [J]. Yakugaku Zasshi, 1987, 107 (7): 495-505.
[6] Kwon S W, Han S B, Park I H, et al. Liquid chromatographic determination of less polar ginsenosides in processed ginseng [J]. Journal of Chromatography A, 2001, 921 (2): 335-339.
[7] Kang K S, Kim H Y, Baek S H, et al. Study on the hydroxyl radical scavenging activity changes of ginseng and ginsenoside-Rb_2 by heat processing[J]. BiolPharm Bull, 2007, 30 (4): 724-728.
[8] 郑云枫，朱玉岚，彭国平，等．泽泻炮制过程中 23- 乙酰泽泻醇 B 的转化 [J]. 中草药，2006, 37(10): 1479-1482.
[9] 祁东利，贾天柱，廉莲．黄柏炮制后化学成分转化研究 [J]. 中成药， 2010, 32(3): 443-447.
[10] 李向高．人参加工原理研究新进展 [J]. 中药材， 1990, 13 (2): 22-25.
[11] Wang KT, Chen LG, Yang LL, et al.Analysis of the Sesquiterpenoids in Processed Atractylodis Rhizoma[J]. Chem Pharm Bull,2007,55(1): 50-56.
[12] 邱峰．天然药物化学 [M]. 北京：清华大学出版社 .2013.
[13] 常景玲．天然生物活性物质及其制备技术 [M]. 郑州：河南科学技术出版社 .2007.
[14] 陈玉昆．生物碱类天然药物的提取及生产工艺 [M]. 北京：科学出版社 .2009.

本章小结

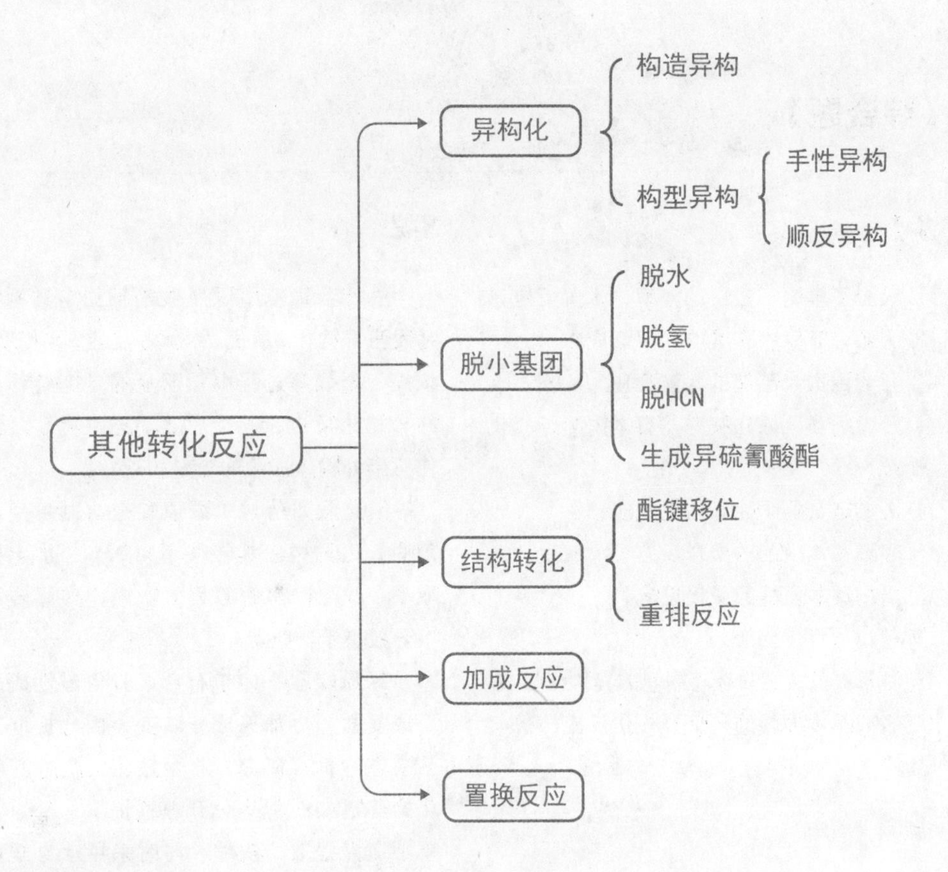

综合题

8-1 一个含人参、丹参、当归、甘草的复方，试分析可能在制剂过程中发生哪些化学反应？

8-2 一个清热解毒的复方，含有金银花、石膏等中药，在其水提醇沉的颗粒剂制备过程中，绿原酸的转移率小于30%，为什么？怎样提高其转移率？

8-3 很多中药炮制后成为黑色饮片，分析原因。

习题答案

【综合题】

8-1

(1) 大分子多糖、蛋白的降解、水解反应；

(2) 人参、甘草中苷类的水解反应；

丹参酚酸中酯苷的水解反应；

(3) 丹参酚类、原儿茶醛、藁本内酯等氧化反应；

(4) 人参皂苷的手性异构化反应；

(5) 当归藁本内酯的聚合反应；

(6) 当归藁本内酯的脱氧反应；

(7) 美拉德反应；

(8) 甘草二氢黄酮与查耳酮间的异构化反应；

(9) 当归藁本内酯的顺反异构化反应。

8-2

中药金银花中绿原酸是不稳定结构，易发生异构化、氧化、水解等反应，在提取、浓缩、干燥等过程中最明显的是酯键移位的异构化反应，此反应是动态平衡，最终使三个异构体成分的含量相近。

因此假如药材中绿原酸全部制备到制剂中，因异构化其转移率为33%，加上提取率、氧化、水解等因素影响，实际转移率一般小于30%。

绿原酸盐（如与石膏或其他碱性成分形成复盐）可加速成分转变，因此提取工艺应进行拆方研究，将金银花与促进其转化的药材如石膏等分开煎煮提取，金银花单独煎煮提取、浓缩；同时采用喷雾干燥工艺，可大大提高绿原酸的转移率。

8-3

首乌、地黄、玄参等中药在蒸制法的炮制过程中，以黑色为产品标准。其黑色素主要是缩合、聚合等反应形成的有色物质，蒸制过程中发生的美拉德反应只能够加深色泽，不会深至黑色。

在高温蒸制过程中，中药成分或其水解产物发生进一步的缩合、聚合等反应，此过程不排除也可能会有美拉德反应产物参与，形成了大分子的黑色物质。一般如地黄、玄参含有环烯醚萜苷，首乌含有共轭双键的酚苷及多酚苷结构，易发生此类反应产生黑色素类物质。

09

大分子物质

中药含有多种多糖、蛋白质、糖肽及鞣质等大分子物质，传统的水提取工艺可将大部分多糖、蛋白质（尤其是动物药）及鞣质等大分子物质提取出来。目前，中药及天然药物中的活性物质大多是一些小分子成分，如生物碱、皂苷、黄酮等，而多糖、蛋白质等大分子物质往往被认为是非药用成分，因此在制药过程中需要采用多种工艺条件将其去除。然而，越来越多的研究表明，中药及天然药物中的大分子物质也具有很好的药理活性，因此对大分子活性物质的分离纯化也越来越受到重视。

9.1 中药中大分子物质的结构与分类

9.1.1 多糖

由十个以上单糖通过苷键连接而成的糖称为多聚糖（polysaccharides）或多糖。通常组成多糖的单糖多在一百个以上，甚至可高达数千个。

根据多糖在生物体内的功能可将其分为两类，一类是动植物的支持组织，该类多糖的分子结构呈直链型，不溶于水，如淀粉、纤维素、黏液质等；另一类是动植物贮存的养料，该类多糖的分子结构多呈支链型，可溶于热水而形成胶体溶液。

中药及天然药物中大部分多糖均为非药用活性成分，在生产工艺上需将其去除，仅有部分动植物中的多糖具有药理活性，如人参多糖、黄芪多糖、海藻多糖、猪苓多糖等。

9.1.2 蛋白质及多肽

蛋白质（protein）与多肽（polypeptide）均是由多个氨基酸通过肽键（—CO—NH—）连接而形成的。由两个氨基酸缩合成的肽称为二肽，以此类推。一般由十个以下的氨基酸缩合而成的肽称为寡肽，由十个以上氨基酸形成的肽被称为多肽或多肽链。多肽的空间结构相对简单，而蛋白质一般具有多级肽链，空间结构较为复杂。

根据化学组成，可以将蛋白质分为简单蛋白质和结合蛋白质。简单蛋白质是指水解后只产生氨基酸的蛋白质；结合蛋白质是指在水解后不仅产生氨基酸，还产生其他有机或无机化合物（如碳水化合物、核酸、金属离子等）的蛋白质。

在中药及天然药物中，蛋白质或多肽是普遍存在的一类化合物，如酶（enzyme），但已发现能够产生药效的成分却不多。近年来随着研究工作的深入，陆续发现了具有药效的蛋白质或多肽，如具有驱除寄生虫活性的木瓜酶，具有抗凝血活性的水蛭素，具有兴奋中枢神经作用的蜂毒多肽等。

9.1.3 其他类大分子

大分子物质除了比较常见的多糖、蛋白质还有高聚合树脂类、大分子鞣质等其他类大分子物质。大分子物质还可通过几种结构连接在一起组成，如糖蛋白、脂多糖等等。

9.2 大分子物质的理化性质

9.2.1 多糖的理化性质

（1）溶解性

多糖分子结构中常含有大量极性基团，对水分子有较大的亲和力，但随着多糖分子量的增大，其分子间结合作用力也随之增大。因此分子量低、分支程度低的多糖成分在水或稀醇中有一定溶解度，加热情况下更容易溶解，而分子量大、分支程度高的高分子多糖在水中溶解度相对较低，分子量百万级的一般不溶于水，如淀粉。根据其溶解度与分子结构之间的相关性，可以针对性地对多糖进行分离。

糖的水溶性强，但醇溶性并不强，分子量越大醇溶性越差。在制备多糖粗提取物时常常采用水提、醇沉的方法，如丹参注射液制备过程中采用多级醇沉去除多糖、寡糖等物质，醇浓度在50%时，能去除大部分多糖，当醇浓度达到80%时，除葡萄糖、果糖等单、双糖以外，其他寡糖基本都可以去除。

思考题 9-1

为什么多糖、蛋白质、多肽不溶于醇溶液？

（2）黏性

多糖的水溶液具有较大的黏度，甚至可形成凝胶，不易透过细胞壁或组织膜，因此在提取多糖类成分时，渗漉法的提取效果要比温浸、微波、超声等提取方法的效果差。

有研究表明，猴头菌有促进大鼠食欲和改善消化功能的作用，对乙醇诱发的胃黏膜损伤有一定的预防作用，并可促进损伤后的黏膜修复，减少黏膜的充血、出血、水肿和坏死，减少或减轻黏膜下炎细胞的浸润，说明猴头菌是一种良好的黏膜保护剂。临床上常用车前子、白及等中药水提物作为胃溃疡患者的辅助治疗，就是利用多糖的黏性形成保护层。

思考题 9-2

多糖随温度升高而溶解度增加，试从糖黏性角度考虑，为什么药材直接水煎煮反而不利于多糖的提取？

（3）多糖的水解和降解

多糖中糖与糖之间是以苷键相连接的，苷键具有半缩醛结构，在加热条件下易发生水解而使糖链变短。这一反应在酸性条件下容易进行，其反应历程是苷原子首先质子化，然后发生苷键的断裂，生成苷元和糖的阳碳离子，此阳碳离子在水解溶剂中溶剂化，再失去质子而形成糖分子。（图 9-1）

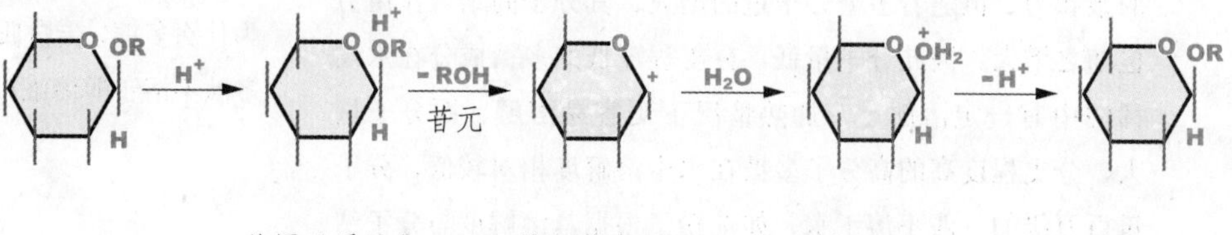

图 9-1 多糖水解过程

因此，在提取多糖类成分的过程中，应避免长时间高温加热，并使溶液的 pH 值尽量接近中性，否则长时间加热不仅导致大分子多糖发生降解而损失，而且降解后产生的相对分子量较小的多糖，也会影响多糖进一步的分离效果。

（4）酶水解

苷在适宜的酶催化环境下可发生苷键的水解，且在常温下即可发生，水解速度快。中药（天然药物）中往往含有相应多糖的水解酶，因此在提取过程中应注意避免酶对多糖类成分的水解，如提取前采用一些方法将酶灭活。

思考题

9-3 基于多糖的性质，比较理想的提取方式有哪几种？

9-4 试分析一下，为什么小分子盐也会随醇沉而沉淀？

9.2.2 蛋白质与多肽的理化性质

(1)溶解性

蛋白质一般可溶于水，而不溶于醇，随着分子量增大蛋白质水溶性变差且更不溶于醇，蛋白质溶解性的大小受到一些条件如 pH 值、离子强度、温度、溶剂类型等影响。

(2)两性电离与等电点

蛋白质及多肽由氨基酸组成，其分子结构中除去末端有自由 α-NH_2 和 α-COOH 的外，许多氨基酸残基的侧链尚有可解离的基团，如—NH_2、—COOH、—OH 等。所以蛋白质与多肽均属于两性物质，在纯水溶液和结晶状态中都可以以两性离子的形式存在，即同一分子同时带有正负电荷，具体表现为羧基带负电荷，而氨基带正电荷。蛋白质的解离情况如图 9-2 所示。

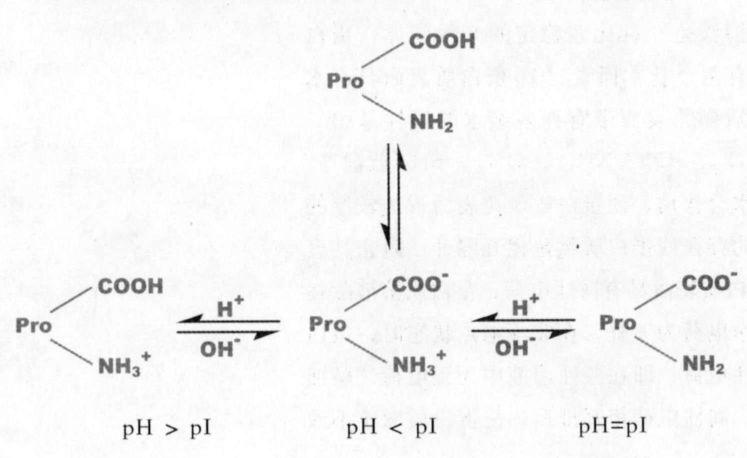

图 9-2 蛋白质的两性电离

蛋白质及多肽在溶液中的带电情况主要取决于溶液的 pH 值。蛋白质及多肽所带正负电荷相等，净电荷为零时溶液的 pH 值称为蛋白质（多肽）的等电点（pI）。此时蛋白质分子在溶液中因没有相同电荷的相互排斥，分子相互之间作用增强，极易发生碰撞、凝聚而产生沉淀，所以蛋白质在等电点时，其溶解度最小，最易形成沉淀物。等电点时溶液的许多物理性质如黏度、膨胀性、渗透压等都变小，有利于悬浮液的过滤。不同的蛋白质具有特定的等电

思考题 9-5

从分子作用力角度，解释蛋白质或多肽在等电点前后的溶解性。

点，这与其所含氨基酸的种类和数目有关，即与酸性和碱性氨基酸的比例、可解离基团的解离度有关。

蛋白质及多肽的两性解离与等电点是极其重要的性质，对蛋白质及多肽的分离、纯化和分析等都具有重要的价值。如醇沉法去除蛋白质或多肽时可调节 pH 值使接近等电点而促使蛋白质沉淀。花椒籽蛋白质在等电点（pH 值 4 附近），溶解度最小；温度在 45℃时，蛋白质的溶解度达到最大；在 NaCl、$CaCl_2$ 溶液中，花椒籽蛋白出现盐溶现象，NaCl、$CaCl_2$ 浓度达到 1.4mol/L，则产生盐析。

思考题 9-6

提取分离活性多肽时会因调节 pH 值而有无机盐，采用电渗析的方法去除盐是否合适？

（3）胶体性质

蛋白质是高分子化合物，由于其分子量大，在溶液中形成的质点直径约为 1~100nm，达到了胶体质点的范围，所以蛋白质具有胶体性质，如布朗运动、光散射现象、不能透过半透膜以及具有光吸收能力等。

蛋白质的水溶液是一种比较稳定的亲水胶体，蛋白质形成亲水胶体有两个基本因素。① 蛋白质表面具有水化层。由于蛋白质颗粒表面带有许多亲水的极性基团，如$—NH_3^+$、$—COO^-$、$—CO—NH_2$、—OH、—SH、肽键等，它们易与水发生水合作用，使蛋白质颗粒表面形成较厚的水化层。水化层的存在使蛋白质颗粒相互隔开，阻止其聚集而沉淀。② 蛋白质表面具有同性电荷。蛋白质溶液除在等电点时分子的净电荷为零外，在非等电点状态时，蛋白质颗粒皆带有同性电荷，即在酸性溶液中为正电荷，碱性溶液中为负电荷。同性电荷相互排斥，使蛋白质颗粒不致聚集沉淀。

由于保持蛋白质胶体稳定的基本因素是蛋白质分子表面的水化层和同性电荷，因此，破坏基本因素即可促使蛋白质颗粒相互聚集而沉淀。利用这一原理，可以实现对多种蛋白质成分的分离、纯化，如盐析、等电点沉淀和有机溶剂分离蛋白质。

（4）水解

蛋白质可以被酸、碱和蛋白酶催化水解，使分子断裂成分子量大小不等的肽段，并进一步水解成氨基酸。

（5）氧化

蛋白质中具有含硫侧链的氨基酸，如甲硫氨酸、半胱氨酸可以在一些氧化剂的作用下氧化，如甲硫氨酸可氧化成亚砜使蛋白质失活，半胱氨酸可氧化成半胱氨酸亚硫酸。影响氧化的因素有温度、pH 值、缓冲介质、催化剂的种类、含氧量和蛋白质的空间排列等。氧化的巯基暴露在蛋白质表面，会形成分子间二硫键，导致蛋白质聚集，如牛奶放置一段时间后产生沉淀（图 9-3）。

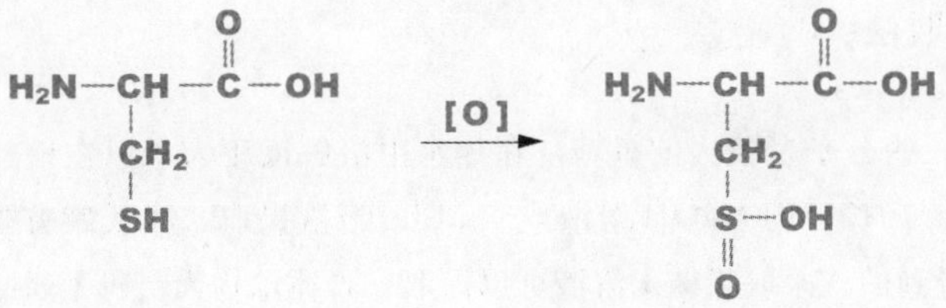

$$H_2N-CH(CH_2SH)-C(=O)-OH \xrightarrow{[O]} H_2N-CH(CH_2-S(=O)-OH)-C(=O)-OH$$

图 9-3 半胱氨酸氧化反应

9.3 大分子物质的提取与分离

中药成分复杂，在提取过程中成分可能会发生改变，而对大分子物质而言，更容易发生水解、降解，尤其是以水为溶剂进行加热提取时。溶液中的大分子物质在溶剂的回收、浓缩及干燥过程中会逐渐发生变化，因此在制药过程中，中药提取物中的大分子物质组成最难控制。

9.3.1 活性大分子类物质的提取

（1）多糖的提取

大多数多糖在水中溶解度较大，但是在急速加热过程中由于水解和降解等作用会在植物组织中产生粘结，难以向水溶液迁移，因此提取多糖一般先温浸（60℃）一段时间再进行加热提取。

① 热水提取法

热水提取法是目前多糖提取中最常用的方法，根据大多数多糖在热水中容易溶解的性质进行提取。在热水中稳定的多糖，可用这种方法提取。对于黏度低的提取液，过滤即可去除残渣；对于黏度高的提取液则必须采用离心法去除残渣。有的多糖黏度高，可在热水中加入 2%~10% 的尿素溶液，使多糖的构型改变（可逆性改变），从而降低黏度，增加其在热水中的溶解度。

② 超声波提取法

超声波产生的冲击波可以破坏细胞和细胞膜结构，从而增加细胞内容物对细胞膜的穿透和传输，且超声提取温度低，多糖不容易水解和降解，提取率较高。

③ 稀碱水溶液提取法

有的酸性多糖，或一些分子量较大的多糖，在热水中溶解度不大，但在稀碱溶液中溶解度较大，所以常用 5%~15% 的 NaOH 溶液或 Na_2CO_3 溶液提取。绿色藻类酸性多糖用常规的热水法是无法得到的，采取稀碱水溶液可以提取，具体过程为：将干燥的绿藻粉末制成悬浮液，热水浸泡提取或将含水绿藻直接用热水提取后离心分离，取黏稠的固状物，加入碱水，在 pH ≥ 10 的条件下进行搅拌提取，碱水提取液在搅拌的同时加入酸水调节 pH 值至 3~4，静置沉降后离心得酸性多糖。不过用碱溶液提取时，提取温度必须保持在 10℃以下，否则可能发生降解反应。

④ 酶解法

酶技术是近年来广泛应用的一项生物提取技术，在多糖的提取过程中，使用酶可降低提取条件，在比较温和的条件中分解植物组织，加速多糖的释放或提取。具体过程为：将已粉碎的植物悬浮于水中，根据复合酶作用的最适条件，调节至最适温度（通常是 38℃~50℃）及最适 pH 值（通常是 3.8~4.5），然后加入 5%~25% 复合酶，反应 4 小时，过滤去残渣，滤液即为多糖提取液，该法已在多糖保健品（如香菇多糖保健品）的制备中采用。但大多采用热水提取法与酶法相结合的办法，即先用热水提取，然后残渣再用酶法提取，这样可提高多糖得率。

⑤ 微波提取

微波频率介于 300 MHz~300 GHz 之间，具有穿透力强、加热效率高等特点，在中药多糖提取中通过植物细胞破壁，有效提高提取率，如通过微波提取荔枝多糖、紫菜多糖的得率明显高于热水提取法。

（2）蛋白质、多肽的提取

大多数蛋白质都可溶于水、稀盐、稀酸、稀碱的水溶液。

① 水溶液提取

蛋白质在稀盐和缓冲液中的溶解度比较大，稳定性好，是常用的蛋白质提取液。由于高温可能引起蛋白质的热变性，一般在低温（5℃以下）条件下操作。为了防止提取过程中蛋白质被酶降解，需要加入蛋白质水解酶抑制剂（碘乙酸）。

溶液的 pH 值对提取有一定影响，过量酸、碱可能引起蛋白质结构、基团和构象不可逆变化。一般控制 pH 值偏离等电点，碱性蛋白用偏酸性溶液提取，酸性蛋白用偏碱性溶液提取。

稀盐溶液可增加蛋白质的溶解度，称为盐溶作用。盐离子又具有保护蛋白质不易变性的作用。所以，在蛋白质提取过程中通常加入少量盐，一般加入浓度为 0.15mol/L 的 NaCl 水溶液。

② 表面活性剂

溶液加入离子型表面活性剂后提取效率高，但易引起蛋白质变性。非离子型表面活性剂变性作用小，适于多种水、盐体系无法提取的蛋白质和酶。但表面活性剂一般为同系物的混合物，给后续分离带来困难，应谨慎使用。

麦冬蛋白质采用缓冲溶液和乙醇溶液的提取效果较好，其中尤以用缓冲溶液提取所需时间最少，说明麦冬蛋白对酸碱度较敏感；硫酸铵溶液提取效果最差，提取量较前两种方法的少得多且所耗时间较长。

9.3.2 大分子杂质的去除方法

（1）沉淀法

沉淀法是指在混合组分溶液中加入与该溶液互溶的溶剂，通过改变溶剂的极性而改变混合组分中某些成分的溶解度，使目标组分转化为难溶物，以沉淀形式从溶液中分离出来的一种方法。

① 醇沉法

利用成分在水（如热水、沸水）与乙醇（主要是冷乙醇）中溶解性能的不同，并根据中药提取液中目标成分的性质，在浓缩的中药水提取液中，加入一定量的乙醇，使不溶于冷乙醇的成分如淀粉、树胶、黏液质、糖类、蛋白质等从溶液中析出，从而达到除杂目的的方法。此法可将水提取液中大部分大分子杂质除去。

醇沉法去除或纯化大分子物质所需醇浓度较低，一般在 50% 左右，如果醇沉液中乙醇浓度过高（大于 70%），则醇沉液中大部分多肽、多糖及寡糖也会被沉淀出来。

选用乙醇沉淀法除杂需要注意：a. 醇沉方法的确定。由于乙醇沉淀面广，除杂专属性相对较差，部分多糖、蛋白质、氨基酸属有效成分，醇沉时也会被除去，影响疗效；此法需消耗乙醇，成本较高，同时还需要延伸设备（如沉淀池、回收装置、酒精回收塔等）。因此，应根据实际情况，选择是否使用醇沉工艺。b. 醇沉工艺条件筛选。乙醇浓度、醇沉前药液的相对密度、pH 值等因素对醇沉效果影响明显，对不同处方、成分都要作相应的筛选试验，明确其可行性。

思考题 9-7

为什么醇沉制备多糖等大分子物质时，沉淀中还会含有其他小分子成分。

② 金属沉淀法

根据某些多糖能与铜、钙等金属离子形成络合物而沉淀的性质去除中药提取液中的多糖类成分。如先将药材用氢氧化钙溶液拌匀，再提取可得到不含多糖的提取液，该法集提取、除杂于一体，具有较好的实用性。

（2）膜分离法

膜分离主要是依据滤膜孔径与成分分子量的大小的相关性而达到分离的方法，其实质是物质透过或被截留于膜的过程，与筛分原理类似。常用的去除大分子物质的膜过滤法主要包括微滤和超滤。

① 微滤

微滤是最早使用的膜技术，是以多孔薄膜为过滤介质，使不溶物浓缩的过滤操作。微滤膜通常截留粒径大于 0.05μm 的微粒，膜孔径范围为 0.1~5μm，介于常规过滤和超滤之间。在中药中既可用于中药液体制剂的澄清，也可以用于中药的精制分离。

在生产中药注射液、口服液、滴眼液、滴鼻液等剂型时，选用合适的过滤膜，可去除液体中的细小微粒以及蛋白质、淀粉、多糖等无效大分子成分，这样既可以提高药物制剂的纯度和澄明度，又能最大限度地保留方药的有效成分。

② 超滤

超滤膜是一种结构不对称的锥形多孔膜，孔径规格一般都是以分子量截留值为指标，而不以孔径尺寸为指标。某种膜的分子量截留值是指溶液中溶质的分子量超过该数值，使用这种膜进行超滤，该溶质可基本被截留。例如截留值为 1 万的膜，应能将溶液中分子量在 1 万以上的绝大部分溶质截留下来。

应用超滤法可从液体混合物（主要是水溶液）中除去大小为 0.0012~0.05μm 的溶质分子，主要为大分子化合物、高能化合物、胶体、病毒等。如三七、银杏、葛根素等一些中药注射剂中的热原采用超滤膜去除工艺，细菌内毒素的去除效率在 90% 以上，与活性碳方法相比有很大的提高。此法应用极为广泛，尤其在制药工程（分离、纯化、浓缩）中，是发展最快的膜分离技术。

膜分离法是对中药提取液进行除杂和分离较为理想的方法，其过程不产生相变和化学变化，不会对药液中的有效成分造成破坏。使用膜分离法要注意两点：① 滤膜规格的选择，所选膜孔径应既能保证杂质的去除，又能尽量避免有效成分的损失；② 滤膜在过滤中容易出现堵塞现象，通常须先将药液进行预处理，如先采取板框压滤或高速离心后再用膜过滤。

（3）树脂法

根据大分子物质不易被某些类型的树脂吸附的原理，可以有针对性地选择不同类型的树脂去除药液中的大分子杂质。

目前用于中药精制的树脂主要有大孔吸附树脂、离子交换树脂、聚酰胺树脂及凝胶树脂，其中凝胶树脂由于价格昂贵，目前一般在制药大生产中很少使用。而大孔树脂既具有一定的比表面积和孔径，又具有各种极性或非极性基团，性质稳定，是目前在中药生产工艺上最常用的树脂类型，其合成与应用发展迅速，形成了许多性能各异的品种和型号。

中药水煎液体积大，杂质多，有效成分含量低，使用大孔树脂可除去大部分固含物，使有效成分富集。但由于大孔树脂对大分子具有微弱的吸附作用，因此在上样完后，可以用稀醇（5% 以内）进行洗脱除杂，效果更好。

如在精制人参皂苷时，选择合适的大孔树脂吸附，可除去提取液中绝大多数非极性或水溶性较大的强极性杂质（多糖、蛋白质、无机盐等）(图9-4)。

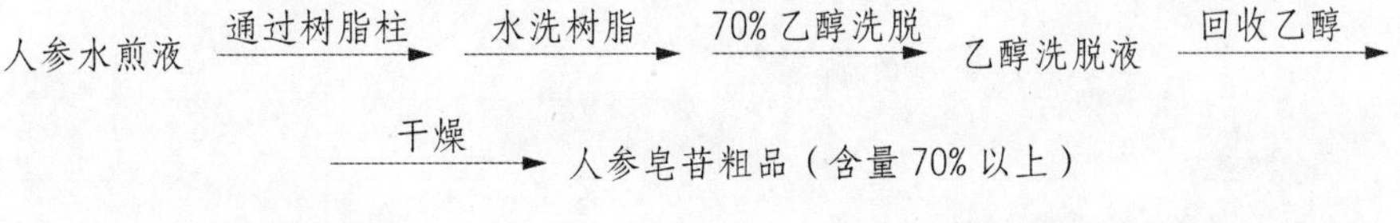

人参水煎液 —通过树脂柱→ —水洗树脂→ —70% 乙醇洗脱→ 乙醇洗脱液 —回收乙醇→

—干燥→ 人参皂苷粗品（含量 70% 以上）

图 9-4 人参皂苷制备工艺

大孔树脂应用于中药复方的精制具有提高中药制剂质量、使产品不吸潮、缩短生产周期、去除重金属污染等优点，但只适用于大分子物质不吸附而有效成分（部位）能产生吸附的部分中药。

（4）絮凝法

思考题9-8

对于中草药提取物，与醇沉法比较为什么说絮凝技术除杂率偏低?

絮凝技术是一种简单有效的固液两相体系分离方法。它是指固液两相体系中的固体颗粒、胶体颗粒、大分子物质由于受到絮凝剂的压缩双电层以及电中和等作用而脱稳，在宏观或微观力的推动下相互接触、碰撞，发生网捕和吸附架桥作用，聚集为大而密实的颗粒体的过程。

絮凝剂主要有无机絮凝剂和有机絮凝剂两种，其中有机絮凝剂在中药制剂中的应用较多。目前，应用于中药纯化领域的絮凝剂主要有甲壳素、壳聚糖、101澄清剂、丹宁、明胶、果胶酶、蛋清等。

与醇沉法相比，絮凝技术具有有效成分回收率高、工艺简单、生产周期短、成本低、易于过滤以及不需回收乙醇等优点。缺点是除杂率低，且引入了外源性杂质（表9-2）。

表9-2　五种中药水煎液醇沉法与絮凝法精制除杂效果比较

药材	成分类别	类别	质量分数（%）			转移率（%）	
			絮凝液	醇沉液	水煎液	絮凝液	醇沉液
金银花	绿原酸	有机酸	2.082	1.412	2.186	95.24	64.59
当归	阿魏酸	有机酸	0.048	0.029	0.052	92.31	55.77
麻黄	麻黄碱	生物碱	0.0603	0.0609	0.061	98.85	99.84
	伪麻黄碱	生物碱	0.0268	0.0275	0.0281	95.37	97.86
黄柏	小檗碱	生物碱	0.0734	0.0756	0.0800	91.75	94.50
淫羊藿	淫羊藿苷	黄酮苷	0.077	0.080	0.083	92.77	96.39

9.4 实　例

9.4.1 不同制备工艺对清络通痹复方水提液精制效果的比较

中药复方水提液是目前中药制药过程中最常见的溶液形式，为了制备成各种临床制剂，一般均需对提取液进行精制，主要就是除去非药用大分子杂质。

清络通痹是由生地黄、三七、桑寄生、青风藤等药味组成，临床主要用于治疗类风湿性关节炎，为了优选适宜的除杂方式，采用不同精制方式对清络通痹复方水提液进行了处理，并比较精制效果（图 9–5，表 9–3）。

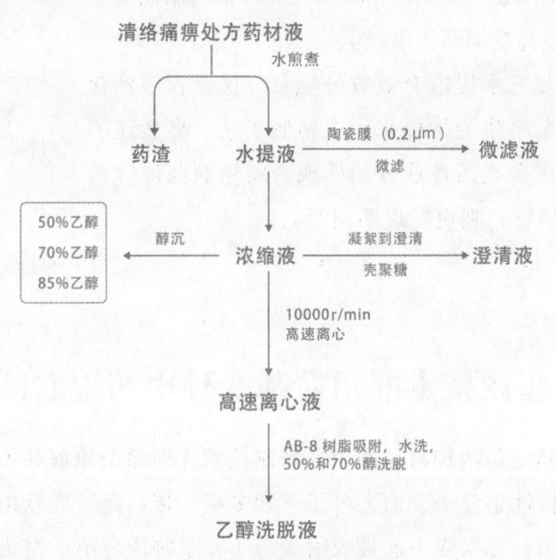

图 9–5 清络通痹方精制实验流程图

表 9–3　不同除杂方式对清络通痹颗粒水提液精制效果的比较

样品	澄明度	除杂率（%）	青藤碱损失率（%）	浸膏青藤碱含量（%）
煎煮液	0	0	0	1.09
陶瓷膜微滤液	10	21.17	15.31	1.17
50% 乙醇沉淀	9	25.06	29.86	1.02
70% 乙醇沉淀	10	28.09	34.05	1.00
85% 乙醇沉淀	10	39.69	58.44	0.75
壳聚糖澄清	7	17.82	27.18	0.96
AB-8 树脂	10	82.00	6.39	4.74

注：①煎煮液浑浊，澄明度最差，定为 0 分；微滤液等澄明度最好，定为 10 分。其余界于 0~10 分。②大孔树脂吸附是建立在高速离心基础之上；澄明度和颜色的比较是建立在稀释到原体积基础上的。

从澄清度看，各精制技术均能使药液颜色变浅，澄明度显著提高，除絮凝澄清液极轻微浑浊外，其余各技术精制液均为澄明透亮液体；从除杂率看，以树脂吸附除杂率最高，达 80% 以上，陶瓷膜微滤除杂率为 21.17%，小于醇沉法，但高于絮凝澄清法；从青藤碱的损失率看，以 AB-8 树脂的损失率最低（6.39%），而 85% 乙醇沉淀法最高（58.44%），陶瓷膜微滤法损失率为 15.31%，小于醇沉法和絮凝澄清法；从各精制液中青藤碱纯度看，仅陶瓷膜微滤法和树脂法样品的除杂率高于青藤碱损失率，说明该两种方法对青藤碱具有富集提纯作用，但陶瓷膜微滤法富集作用差，而树脂法富集提纯作用强，可使纯度提高 4 倍以上。

但清络通痹复方水提液有效成分复杂，仅以青藤碱含量、澄明度、除杂率作为指标来优选精制工艺，显然还不够完善，如能考虑多类活性成分指标或者将精制药液以药理活性作为筛选指标，则更能说明问题。

9.4.2 树脂-超滤技术联用精制 5 种中药提取液

树脂吸附与超滤是两种常见的中药精制技术，但除杂原理并不相同。树脂吸附是利用树脂能够吸附中极性小分子，而大分子（如多糖、蛋白等）成分由于不能透过树脂网孔或与溶剂（水）的亲合力太强不能被吸附而与小分子物质分离。而膜分离除杂是利用膜的孔径特征，以物理手段将大分子物质截留而保留小分子成分的过程。

针对一些有效成分明确的中药，采用树脂与膜分离技术联用可充分发挥各自的优势，互补对方的不足，达到高效精制中药（特别是中药复方）的目的。表 9-4 为 5 味中药的超滤-树脂吸附联用的精制分离分析结果。

表 9-4　树脂与超滤技术联用精制五种中药提取物的含量分析结果

药材	成分类型	树脂（型号）	膜材质	膜孔径（D）	检测成分	成分含（%）
枳实	生物碱	阳离子树脂（732）	CA	10000	辛弗林	16.1
桃仁	氮苷	大孔树脂（HP-20）	PS	10000	苦杏仁苷	62.1
赤芍	单萜苷	大孔树脂 (D101)	PS	10000	芍药苷	70.7
生地	环烯醚萜苷	活性碳（注射用）	PS	10000	梓醇	31.5
栀子	环烯醚萜苷	大孔树脂 AB-8	PS	10000	栀子苷	66.4

两种技术联用精制中药中小分子物质效果明显：一方面药液经树脂精制后，污染膜的成分大大降低，是超滤应用前很有效的预处理方法，另一方面超滤能起进一步精制的作用，提高有效成分的含量，清除树脂的脱落微粒，提高制剂的安全性，特别适用于澄清液体制剂的配制。两者结合，能得到常规方法难以制备的高含量有效成分提取物，具有很好的应用前景。

9.4.3 桑叶多糖等部位的筛选

桑叶为桑科桑属植物桑（*Morus alba* L.）的干燥叶，主要含有生物碱类、黄酮类、酚酸类、多糖类、苯并呋喃类等多种具有生理活性的成分。现代研究表明桑叶具有降血糖作用，针对桑叶的各部位进行了分离制备与活性筛选（图 9-6）。

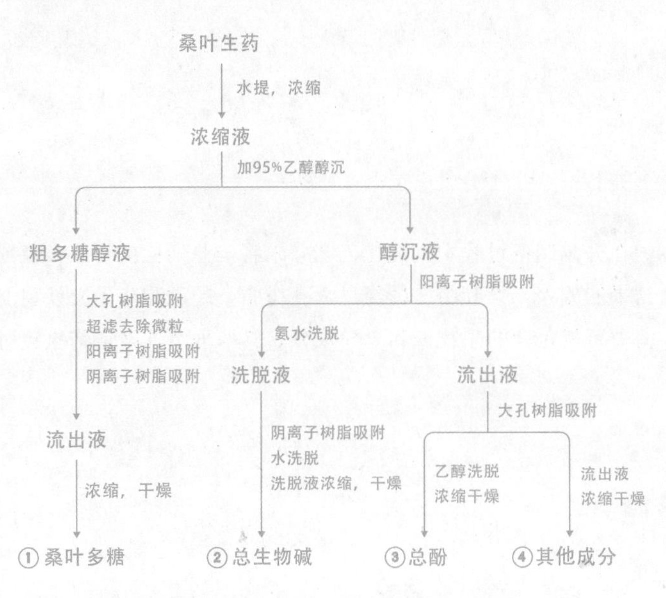

图 9-6 桑叶四个部位制备工艺流程图

取桑叶总生物碱、桑叶总酚、桑叶多糖以及大孔柱流出液（其他成分）四个部位，以小鼠四氧嘧啶糖尿病模型进行降糖活性筛选。结果显示桑叶总生物碱及总酚降糖作用明显，而桑叶多糖未表现出降血糖作用，这与文献报道桑叶多糖具有良好的降血糖活性并不吻合，体外酶活性实验结果也表明，桑叶总酚和总生物碱部位的抑制作用较强，而桑叶多糖没有抑制活性，与体内药理实验结果一致（表 9-5）。

表 9-5 桑叶多糖及其他活性部位对糖尿病小鼠模型血糖的影响（$\overline{x} \pm s$）

组别	剂量（g/kg）	动物数	血糖（mmol/L）		
			给药前	给药后 5 天	给药后 10 天
模型组	等容积	7	14.5 ± 4.0	21.9 ± 5.1	24.1 ± 4.6
格列苯脲	0.00195	8	15.6 ± 6.4	14.8 ± 7.3*	16.2 ± 5.8
桑叶多糖	20	9	15.9 ± 5.9	17.3 ± 6.2	19.2 ± 5.5
桑叶生物碱	20	11	15.1 ± 4.5	11.9 ± 8.0**	12.5 ± 6.8**
桑叶多酚	20	8	15.0 ± 5.0	12.3 ± 5.5**	13.6 ± 6.3*
其他成分	20	11	14.8 ± 4.7	19.8 ± 6.8	17.6 ± 6.7*

注：* 与模型组比较有较显著性差异；** 与模型组比较有显著性差异。

文献报道的桑叶多糖在分离制备过程中其纯化工艺并未将一些活性生物碱类及酚类成分除去，导致活性筛选结果的偏差。桑叶粗多糖经过大孔树脂、超滤和离子交换树脂等处理后，有效除去了粗多糖中可能包含的生物碱和总酚成分，其药理活性筛选结果更可靠。

9.4.4 舒络粉针制备工艺中鞣质等大分子杂质的去除

舒络粉针是由地龙、栀子、赤芍三味组成的复方注射剂，其研究工艺如图 9-7。

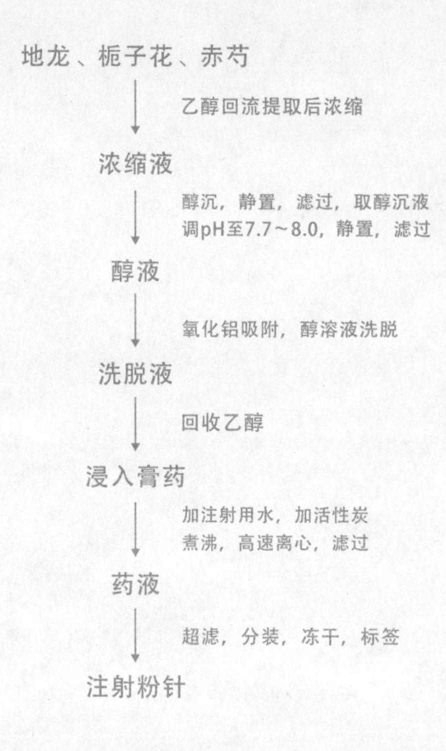

图 9-7 舒络粉针的制备工艺流程

采用高浓度乙醇溶液提取，大分子杂质含量相对较少。通过醇沉后，醇液再经过氧化铝柱的吸附，可基本除去溶液中的蛋白质、多肽，尤其是鞣质类杂质。

9.4.5 七叶皂苷注射液有效部位制备工艺

七叶皂苷注射液有效部位制备工艺如图 9-8。

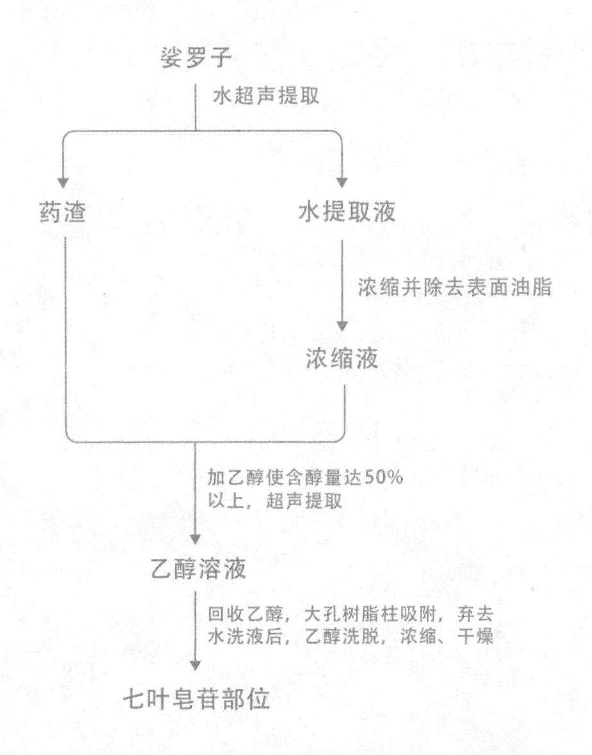

图 9-8 七叶皂苷注射液有效部位制备工艺流程图

七叶皂苷主要含有 α、β 两种异构体，其中 β-七叶皂苷是主要活性成分，但 β-七叶皂苷水溶液在 100℃时会发生乙酰基转移，转化成 α-七叶皂苷，活性降低；水提取后再用醇提去除油脂和大分子类成分，优于直接醇提取方法，再经大孔树脂柱基本除去了多糖、多肽等大分子物质。

参考文献

[1] 于成功，徐肇敏，祝其凯，等．猴头菌对实验大鼠胃黏膜保护作用的研究[J]. 胃肠病学，1999,(2): 93-96.
[2] Hayashi Katsuhiko. Preparationmethodofacidicpolysac-charide[P]. JP 2001-288202, 2001: 10-16.
[3] 陈哲超，林宇野，谢必峰，等．复合酶解法提取香菇多糖蛋白的研究[J]. 中国生物工程杂志，1995, (1): 47-50.
[4] 梁书凤，成兰英，张治强．利用紫外光谱研究麦冬蛋白质提取分离的优化条件[J]. 广州化工，2012, 40(9): 72-74.
[5] 张翠萍．膜分离技术在医药和医院中的应用[J]. 中国医学物理学杂志，2000, 17(1): 44-47.
[6] 黄维菊，魏小泉，陈文梅．国内膜微滤技术应用于中成药制备的研究[J]. 中成药，2004, 26(4): 329-331.
[7] 彭国平，郑云枫，李存玉，等．中药注射剂中热原的去除工艺研究[C]. 现代化中药制剂发展与中药药理学研究交流会．2009: 8-11.
[8] 尹楠，李红阳，彭国平，等．超滤法去除中药注射液中的细菌内毒素[J]. 中国医药工业杂志，2008, (12): 927-929.
[9] 张崇禧，郑友兰，张春红，等．大孔树脂吸附人参总皂苷工艺及再生使用的研究[J]. 中国药学杂志，2003, 38 (9): 661-664.
[10] 刘陶世，郭立玮，周学平，等．陶瓷膜微滤与树脂吸附等6种技术精制清络通痹水提液的对比研究[J]. 中成药，2004, 26(4): 266-269.
[11] 张晴龙．一种纳米七叶皂苷注射液制剂及其制备方法[P]. CN2005100890907, 2005.

本章小结

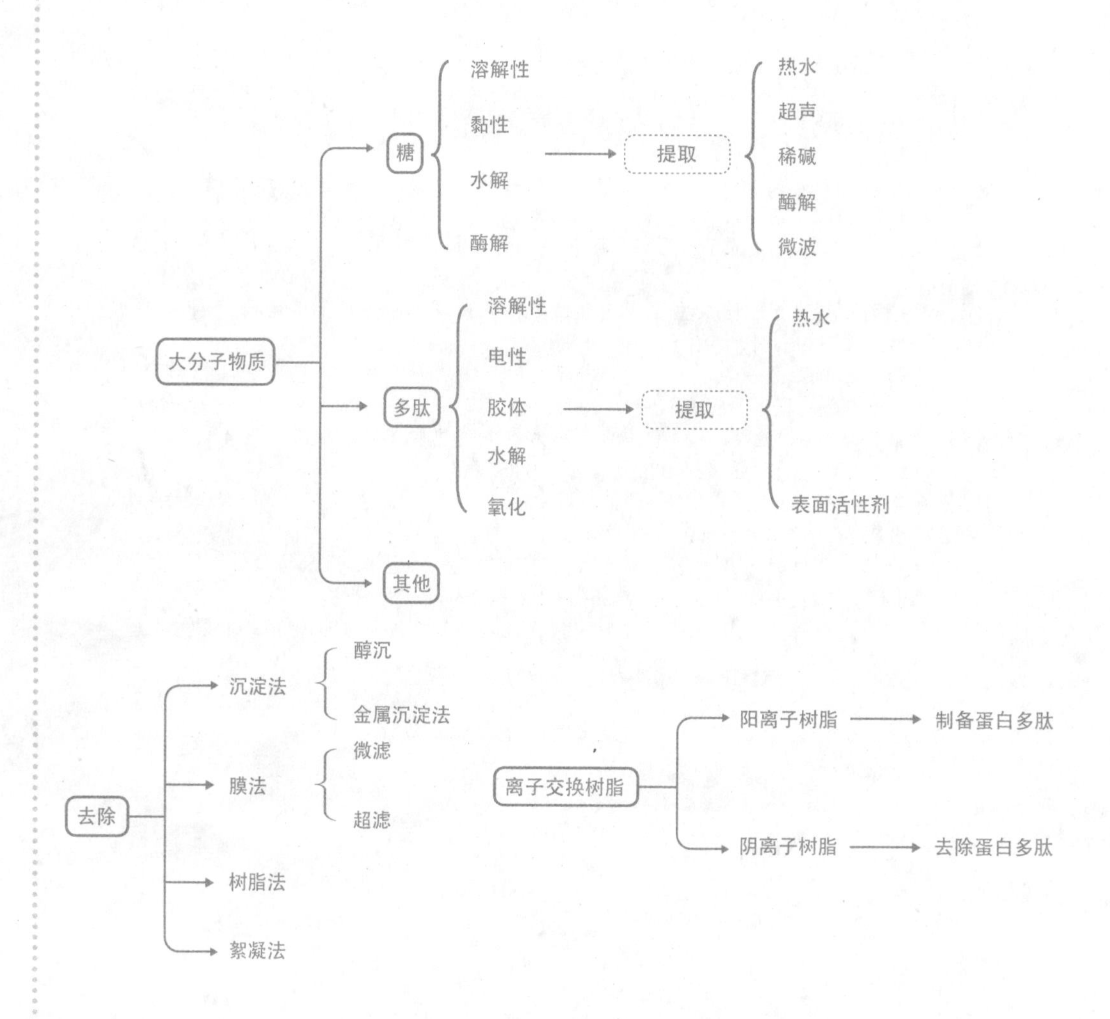

综合题

9-1　为什么多糖、多肽不能被大孔树脂吸附?

9-2　为什么氨基酸、多肽既能被阳离子交换树脂吸附又能被阴离子交换树脂吸附?设计水溶性生物碱中去除氨基酸类杂质的方法。

9-3　设计一种药理试验用的植物多糖的提取方法。

习题答案

【思考题】

9-1

多糖、蛋白、多肽为大分子物质，分子间作用力如色散力、氢键、离子作用力均比较强，而乙醇与多糖、蛋白、多肽间的色散力弱，氢键效应也没有其本身分子间的作用强，故溶解度低。

相比而言，多肽、蛋白为离子类化合物，醇溶性更差。

9-2

含多糖类药材煎煮提取时，糊化效应较强，黏附在植物组织表面，形成界面层，难以向溶液中迁移。因此多糖的热水提取效果要好于沸水提取。

9-3

热水温浸、低温超声或微波提取。

9-4

小分子盐分子间为离子作用力，分子间作用力强，而与醇溶剂间的色散力、氢键远远没有离子键强，故离子化合物易被醇沉淀出来。

9-5

蛋白质、多肽为酸碱两性化合物，一般情况下整个分子带有电荷，与水溶剂之间存在氢键和离子作用力，溶解度大。但是等电点时，蛋白质、多肽形成分子内盐，整个分子不带电荷，与水间少了离子作用力，因此溶解度下降。

9-6

多肽一般情况下各成分的等电点不一致，因此在任何 pH 值溶液中大部分多肽呈离子状态，在以电性驱动力的电渗透中损失，因此不适宜。

9-7

醇沉物中含有其他小分子成分，主要有以下因素，一是离子化合物因醇溶解度下降而析出，二是成分在醇沉时包裹在沉淀里，三是醇沉物吸附作用而损失。

9-8

絮凝主要对离子型化合物或表面带电荷的微粒起作用而产生沉淀，蛋白、多肽去除效果较好，对植物中以中性多糖为主的杂质去除效果较差，不如醇沉法。

【综合题】

9-1

因为多糖、多肽与水分子的作用力氢键、离子键等作用力较强，远远大于树脂的色散力吸附，故不能被大孔树脂吸附。

9-2

因为氨基酸、多肽既有羧基酸性基团，又有氨基碱性基团，故既能被阳离子交换树脂吸附又能被阴离子交换树脂吸附。

生物碱一般用阳离子交换树脂法制备，但可以通过阴离子交换树脂吸附法去除氨基酸类杂质。

9-3

药材经水提浓缩，多次醇沉，醇沉物水溶解后分别流经大孔树脂、阳离子交换树脂、阴离子交换树脂吸附，流出液中主要为多糖。

其中多次醇沉可降低醇沉时包裹、吸附效应，大孔树脂吸附残留成分，阳离子交换树脂去除醇沉析出的生物碱盐或氨基酸、多肽盐，阴离子交换树脂吸附醇沉析出的有机酸盐及残留氨基酸、多肽盐。

10

缔合态与复合物

中药为多成分复杂体系，在中药制药提取、浓缩、精制、成型等工艺中常常经历复杂溶液体系过程。从溶液的分子存在状态层面上分析，溶液常常不是单一分子自由存在而呈现理化作用，在复杂溶液体系条件下，不同成分间还会发生复杂的相互作用，如产生缔合或复合分子。这现象对中药有效成分的提取、分离、精制以及剂型设计均有重要影响。尤其在中药注射剂的生产过程控制中，很多影响质量的工艺与溶液中分子的存在状态有关。

10.1 中药复杂成分溶液体系存在状态

10.1.1 缔合态

缔合是指相同或不同分子之间依靠较弱的分子间作用力（如配位键、氢键）结合的现象，这一过程不引起共价键的改变，也不引起化学性质的改变。一般缔合过程是可逆的，容易受介质极性和体系温度、物质溶解度等的影响。含有氢键效应的孤对电子分子，如 HF、NH_3、H_2O 等，分子间容易发生缔合形成团聚态分子。由两个或多个分子相互团聚或缔合后产生的结合态分子叫缔合分子，溶液中以缔合分子存在的状态为溶液缔合态。

水是中药成分提取、分离过程中常用的一种溶媒。一杯纯净水，它的组成也是比较复杂的，除了有离子态（氢离子、氢氧根离子）外，还有缔合分子，如 $(H_2O)_2$、$(H_2O)_3$、$(H_2O)_4$，缔合分子也可以电离，产生的是水合离子，如水合氢离子、水合氢氧根离子。由于分子缔合使分子的变形性及“分子量”发生变化，所以缔合水的存在会影响水溶液的理化性质，这就是“姆佩姆巴效应”的原因。

中药溶液的组成远比水溶液复杂，成分与溶剂之间、不同溶质之间均会形成多样化的缔合分子，如果是酸碱类成分可能还会以缔合离子形式存在。中药成分中具有羟基的成分，尤其是酚酸，在水溶液中容易与水或者是自身分子间形成氢键，以缔合物的形式存在。因而有些从中药成分中分离出的单体，部分是以含结晶水的缔合态存在的。

缔合是放热过程，介质极性增大时或体系温度升高时缔合作用减少或消失。因此以缔合形式存在的分子在低温状态下较为稳定，如表面活性剂形成的胶束、有机羧酸的二缔合体等，温度越高，溶液中缔合态分子的比例越低，从热力学角度也可以理解为缔合的分子数目越多，存在的几率越少。

10.1.2 缔合态的分类

（1）小分子的缔合态

结晶水合物是最常见的小分子缔合物。在结晶水合物中，水以中性分子的形式按一定比例嵌入到晶体结构中，其在晶格中占有一定的位置。因而结晶水缔合物中的水分子是化合物以分子形态所结合的水，但不具有水分子的特征，如在中药中常见的水合苯甲酸、石膏等。

以水分子为例，结晶水的本质是一个水分子与另外一个分子之间形成两个氢键，因此结晶水分子比一般形成单个氢键的水分子的约束力更强。一方面一个水分子与另一个分子间形成两个氢键相对较困难，几率更小；另一方面破坏这个双氢键需要的能量更高。

对丹参滴注液（含原儿茶醛）进行高效液相分析时，分别采用水和醇为溶剂稀释进样，原儿茶醛会出现明显的含量差异，而丹参素钠则没有，这主要是因为原儿茶醛在丹参滴注液中的存在状态为“原儿茶醛结晶水”缔合态，采用水为稀释剂并不影响其存在状态，因此测定的结果为以游离态存在的原儿茶醛的含量。而采用醇为稀释剂可以破坏“原儿茶醛结晶水”缔合态的稳定性，使得溶液中以游离态形式存在的原儿茶醛增加，从而出现了上述的含量检测差异的现象。

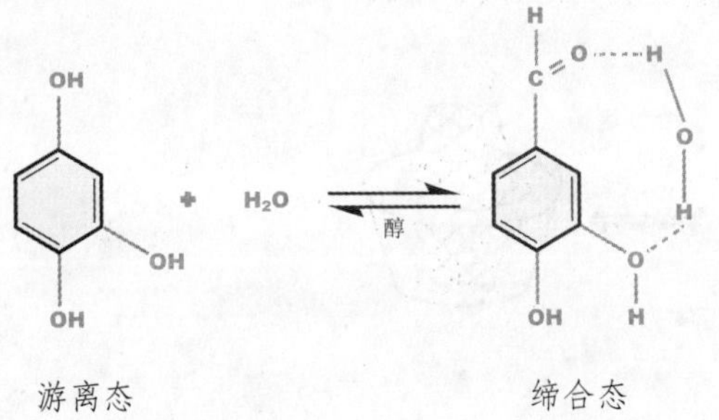

游离态　　缔合态

图 10-1　原儿茶醛的游离态与缔合态

思考题

10-1　从氢键形成条件，讨论缔合态水分子是怎样形成的，画出 $(H_2O)_2$、$(H_2O)_3$ 的缔合物结构。

10-2　结晶水的化合物溶于水后，与无结晶水的化合物溶于水后，溶液分子组成是否一致？

10-3　选择冻干的成型辅料时，为什么结晶水甘露醇与无水甘露醇的冻干成型性质不一样？

10-4　结晶水的化合物与无结晶水的化合物的红外光谱是否一致，热差分析谱是否一致？

（2）包合物

包合物结构中含有两种结构单位：一种是能将其他化合物“限定”在它的结构空穴里的物质，称为包合剂或主体分子；另一种是被“限定”在包合剂的结构空穴中的化合物，称为客体分子。形成包合物的主要作用力是范德华力（如疏水作用力、碳桥）或氢键，对于中药中水溶性差的化合物，为了改善其在水溶液中的溶解性，通过选择不同辅料包合，将难溶性分子包入水溶性包合剂的内腔结构中，从而增加其水溶性。

在脂溶性小分子环糊精包合物中，脂溶性小分子与环糊精包合物是以缔合状态结合在一起的，环糊精分子具有略呈锥形的中空圆筒立体环状结构，表现出外端亲水、内部疏水的特征。环糊精能有效增加一些水溶性不良的药物在水中的溶解度，提高药物（如挥发油）的稳定性和生物利用度；减少药物（如穿心莲）的不良气味或苦味；降低药物的刺激和毒副作用；以及使药物（如盐酸小檗碱）缓释和改善剂型。

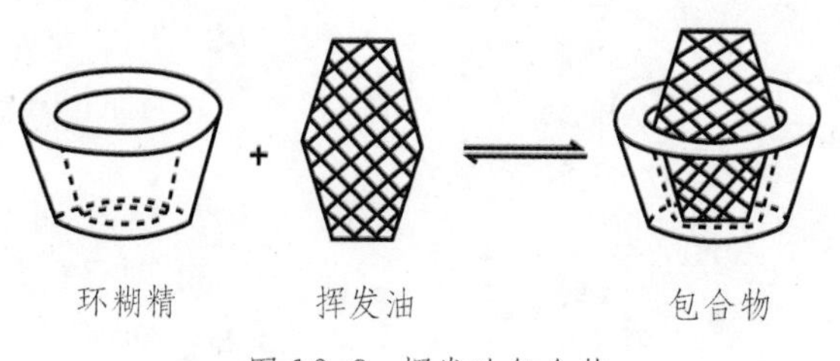

图 10-2　挥发油包合物

挥发油的包合过程：

a. 挥发油成分有微量的水溶性，在水溶液中以少量的小分子缔合态存在。

b. 搅拌加速油滴分散成不同大小的乳滴或分子缔合态，小于环糊精孔隙（袋口）才能进入环糊精囊腔。

c. 动态平衡，油滴不断向小分子缔合态动态平衡，从而逐步进入环糊精囊腔，完成包合。

d. 脂溶性强的挥发油在水溶液中可加入少量增溶剂（如乙醇），使其加快向小分子态分散。

e. 切向搅拌效率远远高于一般的搅拌棒或球磨机。

环糊精包合物的口服释放是上述逆过程，小分子被生物膜吸收后，包含物向小分子溶出、吸收的动态平衡方向移动，一般情况下环糊精包合生物利用度大大提高。

思考题

10-5 环糊精包合时，为什么要超声提高包合效果？

10-6 以羟丙基环糊精包合银杏内酯为例，讨论包合物是怎样形成的，根据形成过程，怎样的工艺才能提高其包合效率？

10-7 包合物与原化合物分别溶于水后，溶液组成是否一致。包合物口服一般可以提高生物利用度，为什么？

10-8 包合物与原化合物和包合辅料混合物相比，它们的红外光谱是否一致，热差分析谱是否一致？

（3）表面活性剂

表面活性剂（又称界面活性剂）是指能使目标溶液表面张力显著下降的物质。表面活性剂一般为具有亲水与疏水基团的有机两性分子，可溶于有机溶剂和水。在中药中也普遍存在，由于中药成分多为有机化合物，如结构中同时存在亲水基团与疏水基团，可表现出一定的表面活性，其中以皂苷类成分较为突出，如人参皂苷、薯蓣皂苷等。

当表面活性剂在溶液中的浓度超过某一临界值后，其分子或离子会缔合形成聚集体，称为胶束（micelle）。胶束开始明显形成时的浓度称为临界胶束浓度，是表面活性剂的重要参数之一，当溶液中的表面活性剂浓度高于临界胶束浓度时，可以起到助溶作用。在提取过程中，皂苷类成分有助溶的效果，通过对难溶性小分子进行缔合，提高难溶性小分子的提取效率。

中药复方中多含有甘草，可以增强方剂中其他药味的功效，从成分角度来看，其作用原理可能与甘草中具有表面活性的皂苷类成分有关，甘草皂苷水溶液的CMC值约为0.1mg/mL，在大部分处方中均可以起到助溶增效作用。

中药具表面活性的成分如皂苷类成分，能降低液体（水）的表面张力，具有起泡和乳化作用，因此在制备含有皂苷类成分的过程中，需要注意消泡处理（喷洒乙醇）和减压回收时发泡引起的回收困难等。同时，也可依据皂苷具有的表面活性的特征，采用泡沫法富集皂苷类成分。表面活性剂的乳化作用，可以使难溶的中药成分与水形成稳定的乳状液或是澄清溶液，从而提高脂溶性成分的溶解度。

思考题

10-9 以吐温-80增溶挥发油为例，讨论胶束是怎样形成的；根据形成过程，何种工艺能提高其增溶效率？

10-10 测定注射剂中的吐温-80含量时（分子排阻法色谱、示差检测器），会出现什么现象？

（4）大分子缔合物

大分子缔合物是大分子化合物通过分子间作用力相互结合形成的化合物，是天然大分子、生物大分子以及功能大分子的一种常见聚集状态。比如常见的热原就以缔合态大分子形式存在。

中药成分中大分子物质形成缔合物后，其性质会发生变化，利用这种变化可以对大分子物质进行检测、提取等。

10.1.3 复合物

复合物是指两种化合物反应，彼此相互交换化学组成而形成的产物。复合物也可以简单的理解为分子之间的再结合。

在中药制药生产过程中，由于成分的多样性，多表现为两种或两种以上不同分子之间形成的结合体，如酸碱复合物或者形成的络合物等。酸性皂苷能与季铵碱、叔胺碱及具有多元芳环碱性较强的生物碱结合，形成更大的分子复合物。

黄连解毒汤由黄芩、黄连、黄柏和栀子组成，在处方煎煮过程中，如果按照处方合煎，黄连中小檗碱的损失一直都相对偏高，主要是由于黄芩苷和盐酸小檗碱之间酸碱结合，形成大分子有机盐，使水溶性降低。

从槐米中提取芦丁时，由于药材中含有大量果胶、黏液等含羧基分子的水溶性杂质，提取时加入石灰水或石灰乳，使含羧基的杂质生成钙盐复合物而不溶出，有利于芦丁的后期纯化处理。

同样，提纯金银花中的有机酸绿原酸时，用到了石灰乳沉淀工艺，也是因为绿原酸钙盐水溶性差而沉淀分离，通过酸处理后可得到精制的绿原酸。

在中药注射剂的质量控制中，如果鞣质未除尽，注射后易引起过敏、注射部位疼痛等不良反应，因此在《中国药典》中药注射剂有关物质检查法中，鞣质的检查是通过与蛋清或明胶是否反应鉴别的，其反应机理是鞣质中的羧酸和蛋清或明胶中的碱性基团生成复合物，从而降低水溶性，生成沉淀。有这类物质的中药复方提取物会产生同样现象。

10.1.4 中药成分的缔合态与复合物的理化性质

复合物和缔合物的出现与中药成分的结构有着明显的相关性，从热力动力学角度看，缔合物和复合物的形成需要给予一定的能量，突破能量势垒，如酸碱复合物多出现在药材加热提取过程中，包合物的制备多是在溶液中长时间共存时形成的（搅拌、高速分散或者超声可加速它们的形成）。

（1）溶解性

由于成分分子结构的差异，形成的缔合物和复合物的溶解性也会产生变化。缔合物多是通过氢键作用缔合，形成稳定的分子间氢键，如化合物的结晶水、表面活性剂的助溶、水溶性包合物等缔合物所表现出的均是改善成分的水溶性。而复合物多是酸碱成盐，在减少分子与水分子之间氢键的同时，分子量增大，从而出现水溶性降低的现象。

缔合物增溶是制剂工艺中常常采用的手段，如表面活性剂作为中药注射剂最常用的增溶剂，羟丙基环糊精也用作注射剂的增溶剂（包合增溶）。

复合物以其新组成的分子决定其理化性质，如两种水溶性成分可能会形成水溶性复合物，也可能形成水难溶性复合物，如小檗碱甘草酸复合物。

乌头碱与甘草酸混合能产生沉淀，推测甘草酸与乌头碱混合可形成离子复盐对，即大分子有机盐。黄柏、延胡索、吴茱萸、槟榔、附子、麻黄的有效成分均为生物碱，研究表明这些药物与甘草配伍均能产生沉淀。因此，这些药物与甘草在水溶液煎煮提取时，易形成大分子有机盐，而大分子有机盐难溶于水，会造成生物碱成分提取率降低。

（2）稳定性

缔合物和复合物的形成均是放热过程，因此化合物均比较稳定。维生素C经环糊精包合后，在加热及光照环境中，成分含量未发生明显改变。如果想破坏已形成的缔合物和复合物的存在状态，需要提供足够的能量或者改变溶液体系，如通过加热、改变pH值、光照、久存等，如丹参滴注液贮藏数月后，以水配液后，检测原儿茶醛会明显上升。

缔合物和复合物的稳定性主要体现在两个方面，一是通过缔合物和复合物的形成，改变了原化合物的理化性质，如挥发性、升华性，从而增加物理稳定性。另一方面，对化合物中一些易发生化学反应的基因进行保护，增加了其化学稳定性。比如挥发油包合后，不仅减少了挥发性损失，而且对挥发油中的醛、双键等也起到化学保护作用，增加了稳定性。

（3）溶液粒子直径

复合物和缔合物的形成会导致溶液中粒子的粒径分布增大，如表面活性剂在未达到临界胶束浓度时，多是以单分子形式存在，而随着浓度的增加，出现了多分子缔合胶束，溶液中的粒径分布也会明显增加。

因此溶液中各成分存在粒子状态，如形成复合物或缔合物会以此粒子特征呈现出分子运动特征，在分子超滤时溶质分离行为与复合物或缔合物的粒子直径直接相关。

思考题

10-11　酸碱复合物与其酸、碱单一成分的溶液相比，超滤时成分透过率是否一致？

（4）其他物理性质改变

① 挥发性

具挥发性的小分子包合后，即以缔合物的形式存在，挥发性消失，稳定性提高。在荆芥挥发油的硬胶囊制备中，采用β-环糊精对荆芥挥发油进行包合，进风温度140℃~180℃喷雾干燥，可以去除黏附的挥发油，提高制剂的稳定性。

② 沸点

中药成分中的有机酸和生物碱类成分，在溶液中以游离态存在时，表现出的是分子本身的物理性质，当有机酸与生物碱在溶液中以酸碱复合物或缔合物的形式存在，复合物的沸点会明显高于单一的酸碱化合物，同理缔合物的沸点特征也会发生改变。

③ 改味

具有刺激性气味、味苦的成分，可以通过环糊精包合，在气味方面表现出环糊精的掩盖性质，掩盖刺激性或者苦味，目前在口服液和颗粒剂中广泛应用。如羟丙基环糊精对龙胆苦味成分进行分子包合，利用包合后的物理屏障作用可以很好的掩盖龙胆的苦味。

④ 界面效应

成分的存在状态决定界面效应的大小，表面活性剂溶液中随着溶质分子浓度的增加，呈现单分子—胶束—胶团的状态变化过程，体现其界面效应的表面张力则以逐渐降低进而达到稳定的形式。中药中难溶性成分以缔合物或者复合物形式存在时，成分表面的界面效应也会发生根本性的改变，通过增加水溶性使其界面效应大幅降低，反之如果形成难溶性的微粒如复合盐，成分在水溶液的界面效应则会明显增加，从而在溶液中呈混悬状态或沉淀。

⑤ 介电性

当中药成分在溶液中以游离态存在时，在外电场作用下，不会表现出介电性，当成分在溶液中形成酸碱离子复合物，则介电性明显增加，虽然溶液以电中性的形式存在，但是复合物表面的电荷在外电场的诱导下，则表现出介电性，若溶液中的成分以酸碱复合物形式存在时，可以加入带有适宜电荷的絮凝剂，改变溶液状态，使得复合物沉淀析出。

⑥ 升华性

以游离态存在的小分子，如冰片、龙脑等易升华而损失，在制药过程中可以加入适宜的辅料，使游离态转变为缔合态存在，降低升华性，增加稳定性。

⑦ 流动性

缔合物和复合物的形成对溶液的流动性也会产生影响，如果水溶性溶质在溶液中表现出单分子状态，则溶液的流动性大大增加；反之，以单一缔合物或复合物的形式存在，形成大分子复合盐，甚至形成混悬液，溶液的流动性下降，使得药液过滤变得非常困难。

⑧ 红外光谱

形成缔合物和复合物后，其红外光谱特征也会发生改变，这也是目前判断复合物和缔合物形成的检测标志，如图 10-3 所示，β- 环糊精、青蒿素及二者混合物的红外谱图与青蒿素 -β- 环糊精的特征峰出现差异，生成多个新峰，分别为 1390 cm^{-1}、1116 cm^{-1}、724cm^{-1} 等。

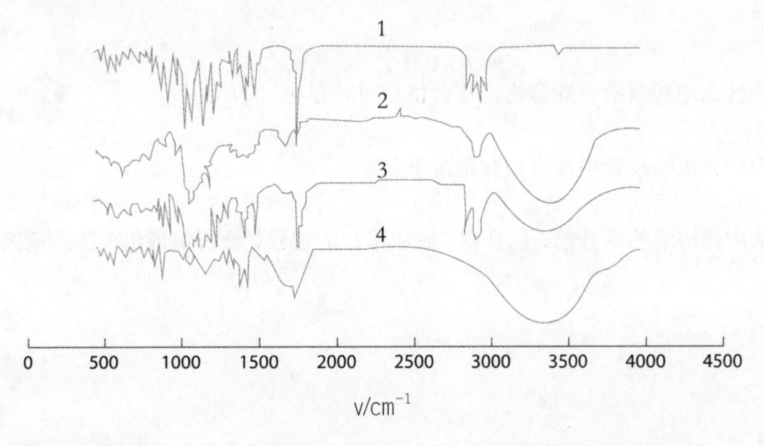

图 10-3 β-环糊精、青蒿素与及二者混合物、包合物的红外光谱

注：1. 青蒿素；2. β-环糊精；3. 物理混合物；4. 包合物。

⑨ 差示扫描量热图谱

对槲皮素-β-环糊精包合物进行差示扫描量热图谱分析，结果见图10-4，混合物在105.6℃有一强吸热峰，在217.2℃有一弱吸热峰；而包合物的这两个吸热峰分别移至100.8℃和215.9℃，且后者强度增加，并在122.1℃处出现一个新的强吸热峰，这说明槲皮素-β-环糊精包合物会影响二者的热差性质。

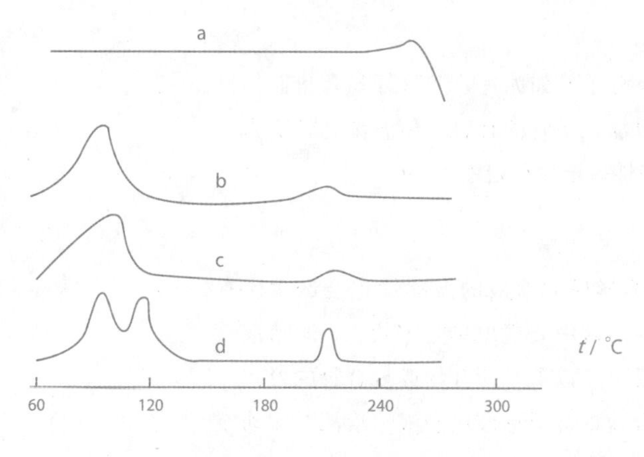

图 10-4　差示扫描量热图谱

图 10-4 槲皮素、β-环糊精、混合物与包合物的差示扫描量热图谱

注：a. 槲皮素；b. β-环糊精；c. 混合物；d. 包合物。

思考题

10-12 为什么中药煎液中缔合物、复合物会同时存在?

10-13 为什么浓缩浸膏中缔合物含量高于煎液?

10-14 从中药溶液的缔合物、包合物、胶束形成的过程，分析溶液组成的影响因素。

10.2 缔合态与复合物对中药制药过程的影响

10.2.1 提取效率

中药材的提取效率与提取溶剂、成分的存在状态有关，当成分以游离态、缔合态或者复合物的形式存在时，其提取效率会出现明显的差异。由于中药成分的多样性，药材中有机酚酸、氨基酸、生物碱、皂苷、糊精等多种成分往往同时存在，在提取时复杂溶液体系中酸碱复合物、包合缔合物以及助溶胶束结合态的溶解度决定了其提取效率。

（1）复合物

清胃黄连丸是由黄连、甘草等 14 味中药组成，采用药材混合水煎煮的方法提取有效成分，进而过滤，浓缩，制粒，压片。根据已有中药化学成分研究可知，黄连的有效成分为生物碱类，甘草所含成分带有一定的弱酸性，二者合煎会形成盐酸小檗碱和甘草酸的复合物，从而析出沉淀而损失有效成分。黄连与吴茱萸配伍前后水煎液的化学成分定性检测和主要成分小檗碱溶出率测定发现，二者配伍后水煎液中小檗碱的溶出率降低，二者配伍的水煎液有沉淀反应发生，这些难溶于水的沉淀物主要是黄连中的小檗碱等生物碱类成分和吴茱萸中的黄酮类化合物形成的大分子复合物。

鞣质是植物中广泛存在的另一类酸性成分，也能与生物碱形成难溶性分子复合物，现代研究表明鞣质具有药效。因此复合物的生成对复方有效成分含量的影响也应重视。盐酸小檗碱与大黄的热水浸出液反应，产生黄色结晶状或无定形沉淀，大黄中的鞣质样物质对于产生沉淀有直接关系。

因此，在含有生物碱和酸性成分的中药制剂中，药材应该采取分煎，在浓缩后混合制粒，避免复合物的形成，从而保证有效成分的保留。

中药注射剂生产过程中，最难控制的工艺是注射剂灭菌或产品存放后出现不溶性微粒，其中有个重要原因是复合物沉淀，并且还涉及人们常常忽略的无机盐与中药酸性成分复合物的析出，因此，此类工艺攻关中除了考虑通过水沉去除脂溶性成分外，还要多因素研究，包括无机盐的影响，控制复合沉淀物（析出物以白点或类结晶性颗粒为特征）的形成，特别是富含有机酸或酚类的注射剂以提高注射剂的稳定性。

注射剂的内包装材质如玻璃瓶也会对注射剂质量产生影响，特别是玻瓶中的离子如遇中药酸性成分则形成复合物，会在瓶壁析出白点，此时要注意考察包材的兼容性。

（2）缔合物

目前中药的提取方法多是采取水煎煮或者醇溶液提取，而通过对缔合物的理化性质研究可以看出，在提取过程中形成缔合物有助于提高成分的提取率并改善溶液体系的稳定性，采用阴离子、阳离子、非离子表面活性剂均对姜黄中的薯蓣皂苷提取率产生影响，其中阴离子表面活性剂十二烷基磺酸钠可以显著提高薯蓣皂苷的提取率，高于有机溶剂提取，但是阳离子表面剂会抑制薯蓣皂苷的提取率，因为阳离子表面活性剂容易通过氢键与薯蓣皂苷形成缔合物，且溶出后容易破坏，从而降低了成分的提取效率。

中药复方增溶效应多与成分缔合有关，复杂成分溶液体系中成分间的缔合是常常发生的。缔合物的形成还与药液浓度、温度有关。

思考题

10-15 中药注射剂水沉工艺为什么与药液浓度及温度有关，浓药液与稀药液哪种水沉效果好，为什么？温度有怎样的影响？

10-16 有些中药注射剂生产过程中，如清开灵注射液配液工艺，多种提取物之间混合、配制的工艺顺序不能改变，否则影响成型或制剂稳定性，从缔合物角度分析原因？

10-17 某种注射剂水沉工艺，分析以下不同方式效果是否一致。工艺一：药液浓缩到 1/2 体积，再加水 1/2 体积，药液静置 24 小时；另一种是药液浓缩到 1/4 体积，再加水 3/4 体积，药液静置 24 小时。

（3）中药复杂成分相互助溶

中药有效成分多为脂溶性成分，水溶性并不理想，但是在中药复方提取时，往往难溶性成分可以比单煎药材的提取效果好。如与单煎陈皮和半夏相比较，合煎药液中104种成分含量增加，其中9种增加量超过100%。冠心Ⅱ号方含有丹参、赤芍、红花、降香等药，整方合煎后丹酚酸B和芍药苷的含量明显高于单煎。这主要是因为药液成分复杂，提取过程中溶液pH值的改变、成分存在状态、成分间形成的胶束或胶团与难溶性成分形成缔合物，或者不同分子与分子之间相互缔合或复合等均能够起到增加难溶性成分溶出的作用。

中药复方煎煮时脂溶性成分出现助溶现象，从另一方面证实中药成分在溶液中存在形式是多样化的。

> **思考题10-18**
>
> 银杏叶提取物主要含有黄酮（总黄酮24%）和银杏内酯（总内酯6%），为什么其样品1g（含银杏内酯60mg）能很好地溶于10mL水中，而银杏内酯结晶10mg却很难溶于10mL水中。

10.2.2 超微孔过滤

超微孔过滤是以压力为驱动力，借助过滤媒介（滤膜）的孔径，截留不同分子量大小的物质，实现混合体系精制和分离的技术。超微孔过滤技术在中药制药的成分分离精制、有害物质的去除等方面具有不可替代的作用。由于中药成分的存在状态与超微孔过滤行为有着密不可分的联系，因此，溶液中成分存在状态的改变对超微孔过滤的效果具有显著影响。

（1）酸碱复合物

酸碱复合物是重新组成的新分子，其理化性质包括分子大小特征等，均与单一的酸或碱分子不一样。

如防己中的粉防己碱和金银花中的绿原酸，在对两种成分水溶液进行超滤时，单一成分超滤和两种成分混合后超滤，其透过率会出现明显的差异，具体见表10-1。

表10-1 粉防己碱、绿原酸复合物的超滤行为

成分	条件	pH值	透过率（%）
粉防己碱 绿原酸	单一成分超滤	2.4 3.5	92.14 97.20
粉防己碱、 绿原酸	两种成分混合超滤	4.0	63.61 70.98

在两者单独超滤时成分的透过良好，透过率均在90%以上，其中绿原酸几乎没有损失，而将两者以1∶1比例混合溶解后超滤，则粉防己碱和绿原酸的透过率均下降20%以上，其主要原因是两者在水溶液中形成部分酸碱复合物，分子量变大，依据膜孔筛分离理论，以孔径为1kDa超滤膜超滤时，两者的透过率均呈现出下降的趋势。

（2）热原缔合胶团

热原通常又称为内毒素，在中药制剂生产过程中属于外源性杂质，其活性相对稳定，高温下不易失活。由于其结构中含有亲水性多糖和疏水性长链脂肪酸，因而性质类似离子型表面活性剂，在水溶液中易形成胶团状缔合物。

在注射剂生产过程中，超滤是去除内毒素的有效方式，但由于内毒素胶团在与膜表面接触时会受膜材质的影响而改变其存在形式，如内毒素结构外缘的亲水链与膜的亲合力很强时，胶团分子会因糖链与膜之间过强的亲合力而分散，从而改变团聚状态。因此，通过改变膜制备中亲水性与疏水性材料配比，制成不影响溶液中内毒素胶团的特定超滤膜，将可以在保证中药成分不损失的前提下有效去除热原。

分别取自来水10L，加入一定量大肠肝菌（含内毒素）培养液，使水中含有一定量的细菌内毒素，煮沸滤过后，选择不同材质的超滤膜超滤，检测药液超滤前后热原的含量，从表10-2中可以看出，复合材质超滤在不破坏以缔合态存在的内毒素的前提下，可以保证热原的去除效果。

表10-2 不同材质超滤膜去除自来水中热原的效果

材质	内毒素的浓度（EU/mL）		内毒素的去除效率（%）	超滤膜截留分子量（Da）
	原液	超滤液		
纤维素	58.43	26.88	53.99	5万
	74.84	66.65	10.94	10万
聚砜	47.29	15.74	66.71	5万
	57.27	47.98	16.22	10万
复合材质	80.87	2.890	96.43	5万
	78.73	3.311	95.79	10万

（3）助溶与包合

吐温-80为一种非离子型表面活性剂，它具有较强的亲水性和化学惰性，可以起到增溶作用，改善溶液的澄明度，提高稳定性，因此在制剂中的应用较为广泛。在达到临界胶束浓度后，吐温-80在水溶液中可形成水包油型胶束，从而改善难溶性成分的溶解性。

中药制剂中难溶性成分如挥发油或有机小分子，可以采用吐温-80助溶提高其水溶性。如丹皮酚经吐温-80助溶可改善其在水溶液中的溶解性，其主要原因是两者形成了缔合物。对助溶的丹皮酚溶液采用不同分子量的超滤膜超滤时，随着截留分子量的增大，丹皮酚透过率上升，但即使膜孔径达50kDa，其透过率仍低于70%，主要原因在于溶液中丹皮酚是以丹皮酚与吐温-80复合物的形式存在，分子量相对较大，因此出现透过率偏低的现象。

表 10-3 吐温-80 助溶丹皮酚的超滤结果

实验号	膜截留分子量（Da）	丹皮酚透过率（%）
1	10k	25.60
2	30k	46.09
8	50k	68.38

包合物在超滤过程中，其截留特征与包合物的分子量及骨架大小有关，超滤膜的孔径一定要大于环糊精粒径时才能透过。如在银杏叶粉针的制备工艺中，将银杏叶提取物与羟丙基-β-环糊精制备成包合物，再采用10~100kDa的超滤膜超滤，其结果为分子量低于100kDa的超滤膜对银杏叶中的总酮醇苷有截留现象，这是由于银杏酮醇苷羟丙基-β-环糊精包合物的分子量较大的原因。

表 10-4 银杏叶总酮醇苷超滤实验结果

试验号	膜分子量 (kDa)	总酮醇苷转移率（%）
1	10	53.10
2	50	73.22
3	100	98.01

10.2.3 吸附树脂分离

溶液体系中药成分的存在状态（如复合物和缔合态）决定了在树脂上的吸附和解离特征，聚酰胺主要依靠氢键和离子键对中药成分进行选择性吸附保留，酸碱复合大分子在聚酰胺柱上表现的吸附特征与游离状态的酸、碱有明显的差异，如黄酮类成分与生物碱形成的复合物，在聚酰胺上则无法表现出黄酮类成分的吸附特征，在聚酰胺树脂上几乎不能吸附保留。

10.3 实　例

10.3.1 复盐醇沉

金银花与桑叶均含绿原酸类成分，但是二者的水煎浸膏在醇沉时的结果完全不同。金银花水煎液浓缩至相对密度1.15（60℃）后，采用60% 醇沉，绿原酸及其同类型成分的损失很小（小于10%），但是桑叶水煎液浓缩至相对密度1.15（60℃）后，采用60% 醇沉，绿原酸及其同类型成分的损失很大（约损失50% 左右）。可能是桑叶中含有生物碱，且中药煎液pH值一般在4.5~5.5，绿原酸多以复盐形式存在，但是桑叶煎煮液中绿原酸复盐性质与金银花煎煮液中绿原酸简单盐不同，因此醇沉时损失严重。

如果桑叶浸膏在醇沉前用酸调节pH值至2~3，则醇沉后绿原酸类成分的损失率就会降低（小于10%）。

10.3.2 复盐影响成分提取率

桑叶中含有绿原酸类成分及水溶性生物碱（如DNJ成分），水煎煮提取时，由于桑叶中的绿原酸成分转化明显，为减少其成分转变，采用酸水提取，经试验柠檬酸与DNJ混合后不形成沉淀，即柠檬酸与DNJ的复合物可溶于水；但用柠檬酸调pH值2~3提取桑叶时，虽然可以明显抑制绿原酸的转变，同时可大幅提高其浸膏醇沉时绿原酸成分的转移率，但是，由于柠檬酸与DNJ等生物碱在提取时会形成复盐，复盐的性质与原化合物性质完全不同，影响了成分从药材组织中向溶液迁移。结果表明，桑叶直接水煎DNJ的提取率在90% 左右，经柠檬酸酸化后水煎的提取率下降到5% 左右。

10.3.3 复方提取与单煎提取对提取率的影响

人参平肺散含人参、知母、桑白皮、甘草、地骨皮、橘红等药材，复方提取时知母中芒果苷的水煎煮提取率比较低，增加提取次数（提取3次）或增加水量（增加至14倍）等常规因素优选，其提取率均得不到明显提升。

将知母单独提取一次，药材再与复方中其他药材一起提取2次，则知母中芒果苷的提取率达80% 以上，比复方合煎提取的含量提高一倍以上。

分析原因，可能是因为成分间相互影响，其他药材中的成分影响了知母中芒果苷的提取率。

10.3.4 改善含冰片制剂的稳定性

冰片为常用中药，具有较强的升华性，在含有冰片的中药制剂制备和储存过程中均存在冰片升华而导致含量降低的问题。如含有冰片的冠心苏合丸、安宫牛黄丸、速效救心丸等经典中药复方制剂均存在这一问题。为了降低冰片的升华性，可采用辅料与冰片形成包合物，从而增强了制剂的称定性。

如速效救心口崩片的生产工艺中，冰片以固体分散剂、包裹载药微囊或微球的形式存在，降低其挥发性，冰片和高分子药用辅料（聚甲基丙烯酸、聚甲基丙烯酸甲酯、优特奇 E-100、聚乙烯吡咯烷酮等）首先溶解在有机相中，在搅拌或超声条件下，缓慢均匀加入到水相中，后加入增塑剂或交联剂，得到包裹冰片的微囊或微球的缔合物，进而加入其他辅料如崩解剂、润滑剂等进行制粒、压片，得到速效救心口崩片，随着储存时间的延长，冰片并不会出现明显的损失。

10.3.5 改善复方甘草麻黄碱片的提取率

在含有生物碱和酸类的中药复方混合提取过程中，往往会形成酸碱复合盐而改变溶解性。如复方甘草麻黄碱片，其处方是由甘草、麻黄、苦杏仁和石膏组成。在提取精制过程中，如果采用复方合煎，从上述复合物形成条件可知，甘草酸等酸性成分与麻黄碱形成复合物而从水溶液中析出。

因此复方甘草麻黄碱片在提取过程中需要对甘草和麻黄进行分煎，进而使用大孔树脂富集，在浓缩干燥后，进行制粒压片，可以抑制酸碱复合物的形成，提高制剂中有效成分的含量。

10.3.6 改善通宣理肺口服液的澄明度

通宣理肺口服液是由麻黄、黄芩、甘草等 11 味中药经提取精制而成的液体制剂，但是存在溶液体系不稳定、在生产中易产生沉淀，且在制剂放置过程中更为明显，其主要原因是药液中麻黄碱与黄芩苷、甘草酸等形成了酸碱复合物，水溶性降低而析出。目前多采用离心法、絮凝剂沉淀法和超滤法去除溶液体系中形成复合物大分子，从而改善口服液的澄明度。

10.3.7 荆芥挥发油胶囊的制备

荆芥挥发油胶囊的制备工艺中采用 β-环糊精包合，使荆芥挥发油在溶液中以 β-环糊精包合缔合物的形式存在，进而喷雾干燥，制得胶囊。由于溶液中挥发油主要以缔合态的形式存在，挥发性已大大降低，因而在 140℃~180℃ 温度下喷雾干燥时基本没有成分的损失，少量残留在包合物表面的挥发油在喷雾干燥过程中可以挥发除去，减少了包合物表面挥发油残留清洗的流程。

10.3.8 对中药注射剂制备的影响

（1）热毒宁注射液

热毒宁注射液是由江苏康缘药业股份有限公司研制的中药注射液，由金银花、栀子、青蒿3味药材组成，临床用于治疗上呼吸道感染，外感风热证引起的高热不退、鼻塞、流涕、头身痛、咽喉肿痛等病证。在热毒宁注射液生产过程中青蒿挥发油的水溶性不好，为了增加油水体系的稳定性，采用吐温-80助溶，使青蒿挥发油与吐温-80形成水包油型的胶束缔合物，从而增加了热毒宁注射剂的稳定性。

（2）鱼腥草注射液

鱼腥草注射剂临床主要用于肺脓疡、痰热咳嗽、白带、尿路感染等。其制备工艺为：取鲜鱼腥草进行水蒸气蒸馏，收集初馏液，再进行重蒸馏，收集重蒸馏液，加入吐温-80，混匀，加注射用水，滤过，灌封，灭菌，即得。其工艺中采用的吐温-80可以与鱼腥草挥发油形成胶束而增加溶液体系的稳定。

（3）消癌平注射液

消癌平注射液在临床用于食道癌、胃癌、肺癌、肝癌，并可配合放疗、化疗，主要原料为通关藤。其生产工艺中制备通关藤浸膏采用水提、醇沉、回收乙醇和超滤等步骤，在不同浓缩程度下进行超滤时发现指标性成分绿原酸的得率存在明显差异。由于是单一药味，绿原酸并不以复合盐形式存在，经多次超滤分析，发现不同浓缩倍数的消癌平注射液中间体中绿原酸以多分子缔合态形式存在，且其缔合程度与中间体的浓缩倍数有直接相关性。

思考题10-19

请从绿原酸的存在状态出发，思考如何改变溶液环境，才能有效提升绿原酸的超滤透过率？

（4）银杏二萜内酯粉针

银杏二萜内酯粉针中银杏二萜内酯微溶于水，易溶解于丙酮，导致使用现有技术制备的银杏内酯制剂大都存在生物利用度低、稳定性差、药物疗效缓慢、成本高等问题。经生产工艺对比分析发现，银杏内酯采用羟丙基-β-环糊精包合（1∶6～1∶9），形成的缔合物表现出环糊精的溶解性能，在冷冻干燥或者喷雾干燥过程中均不破坏缔合物结构，保证制剂的稳定性。因此，选择具增溶作用的辅料是银杏二萜内酯粉针成型的关键。此外，银杏二萜内酯采用吐温-80助溶形成缔合物，也可以有效提升其溶解度，但是在制剂成型中多选择液体制剂，如果采用相同的粉针极性，导致以胶团形式存在的吐温-80分子的存在行为发生改变，影响缔合物的稳定性。

10.3.9 磷脂复合物

磷脂复合物（Phytosome）是药物和磷脂分子通过电荷迁移作用而形成的较为稳定的化合物。如在灯盏花素的结构中，羧基上的氧以及酚羟基上的氧均具有负电性，均可与卵磷脂中带正电性的季铵氮产生偶极-偶极作用力而形成复合物；葛根素和卵磷脂通过极性部位间的范德华力而结合形成磷脂复合物。药物与磷脂形成复合物后，理化性质、生物学活性等都会发生很大程度的改变，表现出很多与母体药不同的特性。理化性质的改变如脂溶性明显增强，熔点、吸收系数、光谱特征等也会发生明显变化等。生物学活性的改变如磷脂复合物的活性一般比母体药物更强、生物利用度更高、毒副作用更小。

参考文献

[1] 马鸿雁，李霞，李楠，等．甘草及其活性成分的表面活性比较研究[J]．现代药物与临床，2011，26(3)：227-229.

[2] 王玉堂，刘学波，岳田利，等．动态泡沫浮选法分离富集人参提取液中的二醇型人参皂苷[J]．高等学校化学学报，2009，30(9)：1713-1716.

[3] 朱华旭，潘林梅，李欢，等．黄连解毒汤全方与“组合－配伍”提取的比较研究[J]．中成药，2010，32(10)：1815-1818.

[4] 王峰峰，宋兆辉，张兰兰，等．不同比例制川乌配伍甘草对单酯型生物碱煎出量的影响[J]．中草药，2012，43(6)：1101.

[5] 冯淑华，李薇，张彦文．维生素C-β-CD包合物对湿热和光的稳定性的研究[J]．天津医科大学学报，2001，7(4)：507-509.

[6] 张景勍，柳珊，董志．口服液中龙胆苦味的掩盖技术．中国：2008102329465[P]，2008-10-29.

[7] 谭清华，杨江静，唐艳辉，等．青蒿素-β-环糊精包合物的制备及表征[J]．吉首大学学报（自然科学版），2013，34(4)：72-76.

[8] 邵伟，王金山，王春香，等．槲皮素-β-环糊精包合物的研究[J]．高等学校化学学报，1998，1(7)：1101-1103.

[9] 李谦，高向涛，任玉珍，等．表面活性剂强化提取黄姜中薯蓣皂苷的研究[J]．精细化工，2009，26(2)：122-125.

[10] 程龙，黄德芳，陶冠军，等．半夏和陈皮合煎后化学成分变化研究[J]．江苏中医药，2012，44(5)：60-62.

[11] 仝燕，王锦玉，冯伟红，等．冠心Ⅱ号方单煎与合煎对主要有效成分的影响[J]．中国实验方剂学杂志，2007，13(6)：24-26.

[12] 张韻慧，晋兴华，吴亚男，等．速效救心口崩片及制备方法．中国：200410019985.9[P]，2004-07-15.

本章小结

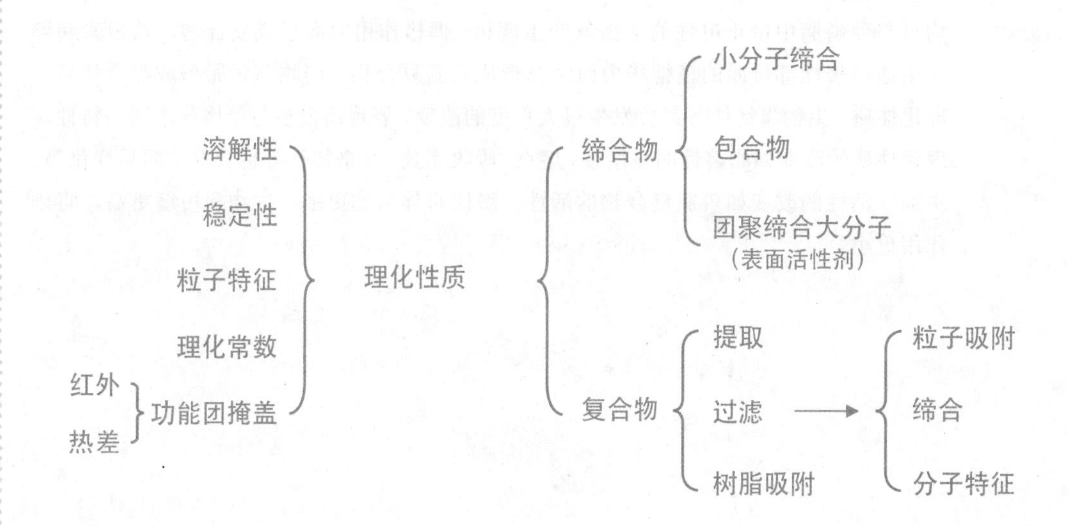

综合题

10-1 试分析缔合态、复合态对中药提取溶液性质会有哪些影响？

10-2 请从溶液复杂状态分析，为什么水煎醇沉制备中药多糖要进一步经过精制？

10-3 举例说明为什么中药要注意合煎和分煎？

10-4 为什么中药注射液生产过程中澄明度问题较难以解决？什么方法是有效方法？

习 题 答 案

【思考题】

10-1

只有当裸露的氢核（带部分正电荷）与杂原子（带部分负电荷）在空间上相互靠近至近键长的距离时，才能形成氢键。水分子与水分子间，一个氢键很容易形成，但相互间形成第二个氢键非常困难，且存在分子扭曲等现象。

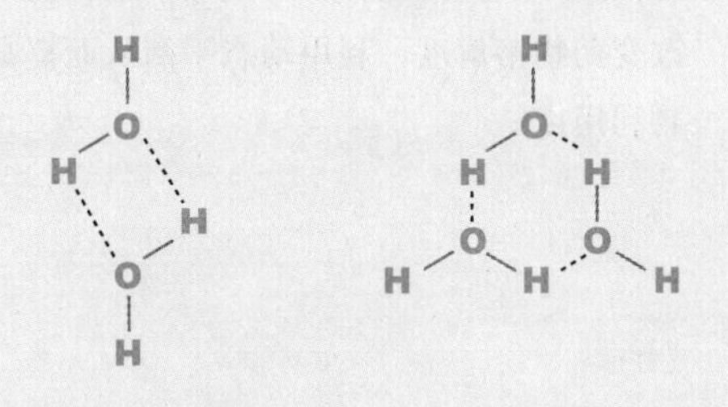

10-2

结晶水是水分子与化合物之间形成两个氢键，相当于分子结构中空间、氢键位置上正好能“卡入”一个水分子，整个缔合分子类似于一个复合分子，需要一定能量才能断裂，结晶水的化合物溶于水中在短时间内与非结晶水化合物水溶液不一致。

10-3

结晶水甘露醇是甘露醇与水分子形成两个氢键而紧密地结合，相当于一个复合分子，作辅料用冻干成型时成型性差，而无水甘露醇溶液主要以游离分子态存在，冻干成型时成型性好。

10-4

如结晶水甘露醇是甘露醇与水分子形成两个氢键紧密结合，相当于一个复合分子，氢键结合位点的红外特征会产生差异。

热差分析时，结晶水需要吸附能量脱离，因此会多出个吸热峰。

10-5

脂溶性成分在环糊精水溶液包合时常常以油滴、微粒形式分散在水溶液中，其直径会远远大于环糊精腔口直径，无法进入环糊精腔内。

而超声提供的能量能将油滴、微粒破碎成更小的超微粒子，甚至小于环糊精腔口，从而促进成分进入环糊精腔内，提高了包合效果。

10-6

银杏内酯的水溶性差，可以在羟丙基环糊精溶液中加入少量乙醇增加分子化浓度，同时采用超声或高速切向搅拌方法加速银杏内酯形成单一分子或小分子团，以动态平衡进入羟丙基环糊精内腔方向进行，形成包合物，提高了包合效率

10-7

包合物具有一定的稳定性，与原化合物溶于水的溶液组成明显不同；

溶于水后的释放是以包合的逆过程进行成分的释放：口服后，成分被生物膜吸收，随着吸收成分浓度降低，平衡向释放方向进行，直至成分完全释放与吸收。包合物可以改变药物溶解度，利用动态平衡从而提高生物利用度。

10-8

成分进入环糊精内腔，形成稳定的复合分子称为包合物。

红外分析时，环糊精的屏蔽效应会对成分特征会产生影响。热差分析时，稳定的复合分子需要吸附能量才能脱离，因此会多出吸热峰。

10-9

(1) 吐温-80的脂链与挥发油缔合，形成脂质内核，亲水链与水溶剂的氢键效应形成外缘性亲水层，形成水包油型胶束。

(2) 吐温-80先与挥发油研磨混合，促使脂链与分子缔合，再用水配成溶液。

(3) 配液时超声、高速切向搅拌可促进增溶效果。

10-10

吐温-80在溶液中呈水包油型胶束，具有一定的稳定性，分析过程中不断破坏，因此峰型较差，峰型不对称，有时甚至会影响保留时间。

同时，由于缔合分子的缔合态差异，会对色谱峰的峰面积产生影响，精密度较差。

10-11

不一致，因为复合盐分子间离子作用力较强，在溶液中以更大的分子状态存在，小孔径超滤膜超滤时透过率比各自单一成分超滤的透过率低。

10-12

绝大部分中药复方含有脂溶性成分、表面活性类成分（如皂苷、氨基酸、多肽），因此在水提液会形成各种各样的缔合物。

而大部分植物中含有机酸、酸性酚及蛋白多肽，少部分中药中还含有生物碱，有机酸、酸性酚与蛋白多肽或生物碱间会形成复合盐。

10-13

浓缩液中成分浓度高，成分间分子距离小，故分子间作用力及相互影响大幅度增强，因而缔合物的含量明显增高。

10-14

缔合物、包合物、胶束的形成，均是分子间以分子间作用力相互结合成缔合分子，因此影响分子间作用力的因素均会影响其形成。如提高温度增加分子运动性能增加分子间撞击几率，浓度影响分子间距离及相互作用几率，pH 值影响酸碱性成分的存在状态从而影响分子间作用力等，均会影响它们的形成与溶液稳定性。

10-15

中药成分水沉时与药液浓度相关，因为浓度与成分间距离及相互作用相关，浓度越高，成分间距离越小，相互作用如助溶效应越强，成分间缔合物含量增加，水沉效果越差。

温度升高可增加成分的运动性能，从而影响水分子对成分溶剂化效果，越容易形成过饱和溶液，温度越高越不利于水沉效果。

10-16

成分间相互影响与成分间相互接触几率及分子间距离相关，因此不同的配液顺序，会产生不一样的分子间缔合效果，因此结果也不一样。因此对于一些主要成分以特殊形式存在的液体制剂，要注意配液顺序。

10-17

不一样，因为成分分子间作用及结合状态不同，水沉效果也会有差异。由于脂溶性成分与助溶性成分在高浓度下缔合度高，因此水沉时效果更好。

延长放置时间，缔合物在溶液中缓缓解离，水沉效果的差距会慢慢减小。

10-18

因为银杏内酯结晶呈晶格状排列，分子间作用力强，水溶性差，而银杏提取物中银杏内酯被其他分子分散或缔合助溶，易被水溶剂化，故浓解度大。

10-19

绿原酸可能存在复合物及缔合态，改变溶液浓度及 pH 可能影响其超滤的透过率，要在稀溶液、pH 小的条件超滤会提升其透过率。

【综合题】

10-1

成分溶解度、溶液稳定性、成分的化学反应、成分的醇沉效果、成分的吸附与分离、成分的挥发性。

10-2

中药成分会以缔合态、复合态被醇沉析出，或吸附、包裹，因此醇沉法制备多糖会含有一定的杂质，如一些小分子成分，会影响药理结果。

10-3

中药成分间相互作用，如缔合态、复合态的助溶、沉淀，影响成分迁移溶出，影响成分化学反应等等，因此有时分煎效果好，有时合煎效果好。

如人参与黄芪合煎利于生成黄芪甲苷，知母在人参平肺散方中单煎更有利于芒果苷的提取。甘草助溶一些中药脂溶性成分，如挥发油。甘草、黄连能形成复盐，合煎影响提取率等。

10-4

因为成分间相互作用，注射液中的脂溶性成分会以复杂的缔合态、复合态形式存在，使其溶解性增加，但久置后析出微粒，影响稳定性。

注射液经高温灭菌，会改变成分的存在状态（如缔合物破坏）或发生化学反应，形成脂溶性成分过饱和溶液，长久存放会析出不溶性微粒。

冻干制剂或注射液的无菌灌装制剂可以减少高温灭菌环节，从而增加制剂稳定性。

11

溶液体系

中药溶液与分子均匀分布的真溶液（如氯化钠溶液）不同，多为复杂体系。如果对中药溶液体系本质没有深入的认识，就难以理解中药制药过程中溶液成分的相互影响，复杂溶液体系对提取、分离、沉淀、液体中间体等的理化因素产生影响。中药溶液复杂体系主要体现在以下几个方面：① 溶质成分复杂，不同成分可能相互作用、相互影响，甚至相互反应；② 分子的存在状态复杂，如单分子游离态或离子态，多种形式（如包合物、胶体、缔合分子团）的缔合态，或是离子、游离态并存；③ 溶液相态复杂，中药提取液、醇沉过程、药液静置沉淀等存在多相粒子、微粒影响等特征，这些微粒不仅对成分产生吸附，而且溶液中物相之间因界面效应相互影响。

11.1 溶液的概念和分类

11.1.1 真溶液

水可以用来溶解多种物质，是常用的溶剂，根据被溶解物质（称作溶质）的颗粒大小、溶解度不同，水溶液的透明度会有所不同，较透明（一般对透光没有明显影响）的称作真溶液。

在中药药剂学中根据分散相的特征进行分类，以分子或离子状态分散于液体溶媒中的溶液称为真溶液（溶液），其中根据溶质分子量的大小可分为低分子溶液和高分子溶液；根据剂型分为溶液剂、糖浆剂、芳香水剂等。

中药溶液中，只有水溶性好的成分的溶液才能以真溶液状态存在，如单糖、寡糖以及水溶性好的环烯醚萜苷如栀子苷、梓醇等的水溶液。一般情况下，中药煎液不是真溶液，药液经超滤才是真溶液。

（1）真溶液的特点

有效成分以分子或离子状态分散在溶剂中，形成分散粒子一般半径小于 1nm 的均一、透明的液体。半透膜是一种只允许离子和小分子自由通过的膜结构，半透膜在分离中只允许真溶液通过，胶体和混浊液均不能通过。

（2）真溶液的分类

① 水剂

介质是水的溶液。

② 可溶性液剂

介质是水与有机溶剂的混合物或者为有机溶剂。在液体制剂中，溶质的分散度以真溶液最大，其总表面积也最大。化学稳定性相对差，化学活性也增高，在制备真溶液制剂时，除了要考虑溶剂、浓度和应用途径外，尚需考虑其化学稳定性和防腐蚀性等因素。

凡是能溶于水的分子都可以直接制成水溶液，而对于本身难溶于水或溶解度很低的活性物质可以通过物理方法或化学方法将其制成相对复杂的真溶液体系。所谓物理方法，是根据分子的物理特性及各官能团的结构组成，寻找相应的溶解介质，再利用助溶作用配制成真溶液；化学方法是改变分子的化学结构，增加分子的溶解度。

思考题 11-1

不稳定的中药成分（特别是易氧化、水解的成分）在溶液中稳定还是在药材或固体制剂中稳定？

11.1.2 混合溶液

混合溶液的范围较为广泛，是由两种或两种以上分子经液体溶剂分散而形成的溶液体系。混合溶液包含真溶液（前已有述）、胶体溶液、悬浊液、乳浊液及溶液多相复杂体系。

（1）胶体溶液

胶体溶液是指一定大小的固体颗粒或高分子化合物分散在溶媒中所形成的溶液，其粒径大多数在10~100nm，分散溶媒多为水，少数为非水溶媒。中药胶体溶液多为水溶液。

大部分蛋白溶液是胶体溶液，如蛋清溶液，因此多数动物药的水煎液中会存在胶体；中药溶液如含有大量表面活性剂成分，则溶液中可能存在胶体粒子。

（2）悬浊液

悬浊液是指粒径大于100nm的不溶固体小颗粒悬浮于液体里形成的混合物，是很多分子的集合体。悬浊液不透明、不均一、不稳定，不能透过滤纸，静置后会出现分层沉淀（即分散质粒子在重力作用下逐渐沉降下来）。

中药煎液中多数都存在悬浮粒子，为悬浊液。中药悬浊液的微粒界面效应是药液难以过滤的主要原因。悬浊液形成的主要原因是无机物微粒如泥沙，还有溶解度小的成分析出的固体粒子。

（3）乳浊液

乳浊液是指一相液体以微小液滴状态分散于另一相液体中形成的非均相液体。分散质粒子的直径一般大于100nm，为很多分子的集合体。乳浊液不透明、不均一、不稳定，能透过滤纸甚至微孔滤膜，但不能透过半透膜。静置后会出现液体上下分层的现象。由油和水混合组成的乳浊液根据连续相和分散相不同，分成油包水型和水包油型，前者连续相为油脂，分散相为水溶液，后者连续相为水溶液，分散相为油脂。除了上述两类乳剂之外，还有复合乳剂。

中药煎液中除存在悬浮粒子外，如果还含有水不溶性油脂类成分聚集的乳粒子，主要是溶解度小的液体成分析出所形成；很多富含脂肪油的中药材，特别是果仁、种子类药材煎液中乳粒更明显。因此，中药提取液是个复杂的混合溶液体系。

思考题 11-2

考虑一下，为什么一般情况下乳浊液的微粒粒径要大于悬浊液微粒粒径？

（4）溶液多相复杂体系

中药溶液主要以真溶液、悬浊液和乳浊液等形式共同存在，溶液形式与其中溶质的存在形式直接相关，除了复合物、缔合物、胶体外，由于溶液体系的改变会引起溶质组成的变化，甚至由于溶解性下降，微粒以沉淀的形式析出，因此溶液复杂体系是一种多相状态共存的溶液体系。外界或内部环境的改变，溶液体系内多相之间会发生动态转化，尤其是醇沉等两种溶剂溶液相混合时。

在中药制剂中，混悬乳又称为悬浮乳液、乳状液，是由不溶于水的固体与乳状液混合形成的悬浮乳状体系。混悬乳是一种三相混合体系，将不溶性或难溶成分包裹在油相中，使得在溶液中以一种相对稳定的形式存在。目前主要采用快速搅拌和离心方式制备混悬乳。由于中药成分的复杂性，药液中也不乏有成分以混悬乳的形式存在。

思考题 11-3

试从相的概念出发，说说为什么中药复方水煎液是多相复杂溶液。

11.2 混合溶液的特征

11.2.1 光散射特征

中药澄明液不一定是真溶液，粒径小的胶粒甚至不产生丁达尔现象。在光的传播过程中，光线照射到粒子时，如果粒子大于入射光波长很多倍，则发生光的反射；如果粒子小于入射光波长，则发生光的散射，这时观察到的是光波环绕微粒而向其四周放射的光，称为散射光或乳光。

丁达尔效应就是光的散射现象或称乳光现象。由于溶液粒子大小一般不超过 1nm，胶体粒子介于溶液溶质粒子和浊液粒子之间，其大小在 40~90nm，小于可见光波长（400~750nm），因此，当可见光透过胶体时会产生明显的散射作用（图 11-1）。而对于真溶液，散射光的强度随散射粒子体积的减小而明显减弱，由于中药成分分子或离子的粒径极小，因此中药成分的真溶液对光散射作用很微弱。此外，散射光的强度还随分散体系中粒子浓度增大而增强。

思考题 11-4

胶体溶液存在丁达尔效应，那么悬浊液或乳浊液是否存在丁达尔效应。一般的中药水煎液是否会存在丁达尔效应？

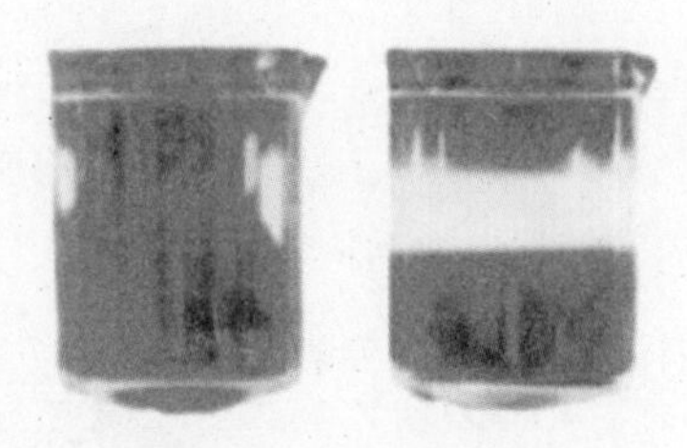

图 11-1 胶体溶液的丁达尔效应

思考题 11-5

多相溶液体系是不是均匀溶液？它对中药溶液处理过程中有什么影响？

11.2.2 稳定性

中药煎液是多种溶液状态同时存在的复杂体系，主要存在形式有单分子、单离子、复合离子、多分子缔合态、团聚态（缔合态大分子）、微粒、乳粒等，多为不稳定体系，长久保存会出现析出物、沉淀、分层等现象。

中药提取液属热动力学不稳定体系，溶液中的微粒有聚集趋势。由于纳米粒子的比表面积比微米级粒子大，因此粒子相互接触碰撞的机会增加，同时粒子间存在较强的相互吸引力，粒子很容易发生不可逆聚集以降低其表面能。

为了克服纳米粒子间的相互吸引力及减少粒子相互之间碰撞机会，需要在粒子间增加排斥力，通常使用适量的稳定剂来达到抑制纳米粒子成长速率的目的。良好的纳米分散体系稳定剂需要具备以下特征：被有效吸附到药物混悬粒子的疏水性表面；能够提供给粒子足够的空间位阻或静电排斥力，以防止粒子聚集。一般来说，稳定剂对药物分散体系的稳定性主要有三种机制：立体稳定、静电稳定和静电立体稳定。

中药注射剂中的油乳就是典型的利用稳定剂制成热力学稳定体系的剂型，在溶液体系稳定的前提下，将难溶性药物制成纳米乳粒悬浮在溶液中，可有效克服药物生物利用度低的问题，提高药物的有效性、安全性和稳定性。

思考题 11-6

以吐温-80为助溶剂的中药注射剂是什么溶液体系？溶液是否呈现微粒特征？

11.2.3 稳定性的改善

复杂体系中成分的存在状态、微粒及乳粒的大小决定了其稳定性，欲改善复杂溶液体系的稳定性，需要降低微粒的大小、改变成分的存在状态，从而制备稳定的复杂溶液体系。目前多采用过滤法、加热或絮凝法（促使凝聚，产生稳定体系）。

思考题 11-7

微滤、超滤使中药成分损失，试分析这两种情况下损失成分的状态有什么异同？

（1）过滤法

本法可以将混合溶液中的不溶性微粒、乳粒以及一些不稳定的大分子截留去除，改变溶液体系组成，改善溶液稳定性。

思考题 11-8

为什么说中药水煎液采用微孔过滤，中药成分的损失会与溶液的理化特性如pH值、导电率、微粒特征、浓度等相关？

（2）加热或絮凝法

混悬乳是一种油相、水相和乳化剂的高分散混合物，药物根据自身的物理性质分散在水相或者油相中。乳化剂具有显著的表面活性，能在液滴周围形成界面膜，在液滴表面形成电屏障，增加介质黏度，并且还具有良好的稳定性。但是加入其他离子或试剂，如果破坏这种界面平衡，则会产生絮凝。同样，中药复杂溶液体系中的微粒可以通过加热或絮凝的方式，促进不稳定微粒和乳粒的凝聚沉淀。目前常用的絮凝法是根据微粒表面带电性，加入絮凝剂（电解质）使颗粒 ζ 电位降至一定程度，微粒就发生絮凝，絮凝沉淀物体积大，振摇后易再分散。加入反絮凝剂（电解质）可以增加固体表面的电荷，使这些带电的颗粒相互排斥而不致絮凝。

思考题 11-9

根据中药絮凝剂的作用原理，讨论絮凝法主要对哪些中药的煎液具有较好的精制效果。

总之，为制备相对稳定的混悬液，应减少颗粒大小差异、增加分散剂黏度及减少固液间密度差。增稠剂可用糖浆、天然胶类，以及合成的可溶性纤维素类。加入表面活性剂可以降低界面自由能，使系统更加稳定，而且表面活性剂可以作为润湿剂，有效解决疏水性药物在水中的聚集。

根据真溶液和胶体溶液、混悬液、乳浊液的物理性质可知，真溶液的稳定性要好于胶体溶液、混悬液、乳浊液。

思考题 11-10

为什么在生产过程中，中药煎液很不稳定容易析出，而浓缩成稠浸膏后反而稳定了？

11.3 溶液复杂体系及其理化因素

中药水煎液是个极其复杂的溶液体系，主要体现在以下几个方面：

a. 成分复杂：成分复杂主要体现在两个方面，一是成分间的理化性质如溶解性、挥发性、稳定性等相互作用与影响，二是化学反应的相互影响。中药药液的成分复杂，不同性质的化学成分均有，从溶解性上来说，含有水溶性成分、脂溶性成分、微溶性成分等不同溶解度成分。从化学反应特征来说，不同成分会发生不同类型的化学反应的趋向，成分为不稳定状态。从挥发性来说成分因挥发、升华等理化性质而逐步损失。

b. 溶液状态复杂：从溶液粒子来看，药液中常常含有固体颗粒（包括无机微粒及有机成分析出微粒）、乳滴悬浮粒子、大分子胶体粒子、表面活性剂缔合胶团；从分子微观来看，存在有机游离单分子、有机游离离子、缔合态、复合物、络合物、水合分子、无机离子等。

c. 影响复杂：微粒子与化学成分间相互影响，如微粒吸附、微粒电性效应、界面效应等。

因此中药药液是个复杂体系。中药复杂溶液主要有以下几方面的理化性质。

11.3.1 微粒

溶液中有微粒存在时，根据微粒与溶剂之间的相互作用力可知，当微粒达到纳米级别，可以和溶剂分子之间存在较强的表面张力，以降低微粒的表面能，增加其在溶液中存在的稳定性，表现出相对稳定的溶液体系。

疏水性胶体溶液是由多分子聚集的微粒（1~100nm）分散于水中形成的分散体系。微粒与水之间的水化作用很弱，因此他们与水分子之间有明显的界限，所以溶胶是一个微多相分散系统，具有聚结不稳定性。溶胶微粒表面有很薄的双电层结构，这种双电层结构有助于溶胶的稳定性。

思考题

11-11 为什么明矾能净化水中的混悬物杂质?

11-12 试分析空气中悬浮分散的稳定粒子与水液中稳定分散粒子哪个大?

11-13 在乳剂制备过程中,为什么用到离心工艺?

但是微粒表面存在电荷，这些电荷对溶液中的成分也会产生影响，如表面吸附，尤其对酸碱性成分的影响更为明显。另一方面，在溶液溶质析出的过程中，形成的微粒常常包裹溶液成分。此外，部分溶解度差的成分与已溶解成分存在溶解与析出的动态平衡。

11.3.2 胶团

胶体与真溶液、乳浊液和悬浊液在性质上有显著差异，根本原因是分散质粒子大小的不同。

胶体的稳定性介于溶液和浊液之间，在一定条件下能稳定存在，属于介稳体系。胶体具有介稳性的两个原因：① 胶体粒子可以通过吸附而带有电荷，同种胶粒带同种电荷，而同种电荷会相互排斥（要使胶体聚沉，就要克服排斥力，消除胶粒所带电荷）。② 胶体粒子的表面张力，导致胶粒产生布朗运动，与重力作用相同时便形成沉降平衡的状态。

11.3.3 电性

中药制剂中真溶液占有重要地位，注射剂、注射用输液剂、口服液中大部分都为真溶液。真溶液的电性表现在物质溶解于水后，离子化合物在水中发生电离，以离子态形式存在，虽然拥有介电常数等物理常数，但是溶液不显电性。乳浊液和悬浊液中也会存在正负离子对，而且离子的种类不同会影响悬浊液和乳浊液中微粒的稳定性。

胶粒表面根据溶液中胶体类别的不同，粒子表面的电性可以表现出正电荷、负电荷和不带电，如淀粉溶液，聚乙二醇胶体；胶体粒子也可以带电荷，如阴离子和阳离子表面活性剂，但整个胶体呈电中性。

11.3.4 黏度

液体在流动时，在其分子间产生内摩擦的性质，称为液体的黏性，黏性的大小用黏度表示，是用来表征液体性质相关的阻力因子。黏度大表现为内摩擦力大，分子量越大，碳氢结合越多，这种力也越大。

溶液的黏度和其溶质的分子量大小息息相关，此外溶液中离子对溶剂黏度的影响主要表现在离子-离子和离子-溶剂的相互作用上，后者通过在离子溶剂化壳层中束缚一些溶剂和离子对溶剂结构性质的长距离效应来影响黏度。由于溶液中存在离子对、缔合物、复合物、胶体及不溶性微粒，因此复杂溶液体系的黏度主要是由溶液组成(特别是水溶性大分子物质，如多糖、蛋白等）、溶液浓度、溶剂、温度、剪切速率、溶质聚集状态及其相互作用所决定的。

11.3.5 表面张力

表面张力是液体表面层由于分子引力不均衡而产生的沿表面作用于任一界线上的张力，表面张力是由于界面层分子非均匀分布而产生的。溶液的表面张力是溶质和溶剂共同作用的结果，复杂溶液中的胶团、微粒、缔合物和复合物均会对表面张力产生影响，具体表现为：① 胶体溶液中，胶体表面的界面层是引起表面张力的主要因素。② 混悬液和乳浊液中，除了胶体作用外，小分子无机酸碱离子对大分子酸碱复合盐的存在可以增加溶液的界面张力。此外由于中药制剂中的成分多为具有类表面活性的有机物，因此在复杂溶液体系中可以起到相互助溶、降低溶液界面张力的作用。

11.4 复杂体系对制药过程的影响

根据混合溶液的分类，溶质在溶剂中的存在状态决定了溶液类型。真溶液中溶质分子以游离态、离子态、复合态、缔合态等形式存在，胶体溶液主要以缔合态的形式存在，溶液中有固态微粒的是悬浊液，有液态微粒的是乳浊液；由于复杂体系中多种存在状态的交叉影响，这将对制剂生产中的提取、分离、精制等工艺产生明显的影响。

11.4.1 提取

（1）分子结合态的影响

中药溶液复杂体系，由于成分常以复合态、缔合态等形式存在，改变了原化合物的溶解性质。在中药提取过程中，中药成分的水提取溶出率会与原化合物不同，如水溶性好的成分对难溶性成分具有助溶、增溶的作用。中药成分之间的缔合可以通过助溶、包合等作用改善难溶性成分的溶解度，从而提高提取效率；胶体和缔合物之间交叉存在，除了以表面活性剂的形式助溶外，还可以通过溶质与水分子之间形成氢键，以溶胶的形式增加溶解度。

有些复合物可明显降低原化合物的溶解度，如提取液中酸碱复合盐的出现，将会降低成分水溶性，在溶液中以微粒或者沉淀的形式析出。

（2）成分的微粒形式对溶液的影响

中药复方在提取过程中形成的复杂溶液体系多属于混悬液，包含有混悬物和混浊物。其中部分成分是以微粒的形式悬浮在药液中，此类成分如果经过精滤，会在过滤过程中损失。因此临床汤药中脂溶性成分的煎出率远远高于制剂生产时的成分转移率。此外溶液中的微粒还会对溶液中的无机盐、缔合物、复合物、胶体、酸碱离子、游离有机分子等产生影响，如吸附、包裹等。

中药材提取过程中，造成溶液浑浊的主要原因为无机盐杂质及难溶性成分，此类成分也为后续的精制等工艺带来困难。中药复杂成分的形成，与溶液温度、浓度、pH 值等均有相关性，为保证生产工艺的均一性，应针对其在混合溶液中的存在状态，通过调节溶液条件进行控制，如温度、浓度、操作时间、pH 值、提取溶剂等。

中药的水提过程是成分与水分子相互作用的结果，随着煎煮时间的增加，溶液体系也逐渐改变，呈现出从真溶液向混悬液、乳浊液过渡的现象，究其原因是溶液中成分浓度、存在状态发生变化，从而引起溶液体系的改变。

四逆汤中含有附子、甘草、干姜，在提取过程中随着干姜中挥发油及脂溶性成分的煎出形成乳浊液。随着甘草中皂苷类的煎出，油脂类等难溶性成分得到助溶，提取液逐步形成稳定的真溶液体系，且干姜与甘草合用可以提升干姜中脂溶性成分的煎出率。

11.4.2 醇沉过程与其对成分的影响

（1）醇沉过程

① 醇沉前药液

中药稀溶液中，成分分子大部分是以分子态、离子态，少部分是以缔合态、复合物形式存在。随着药液的浓缩，药液相对密度增加，溶液中成分的缔合态、复合物增多，并且相互缔合的分子数也逐步增多，即缔合态分子量逐步增大。

醇沉前，浸膏（一般相对密度 1.05~1.25）中分子态、离子态、缔合态、复合态的存在比例及缔合态平均分子量与浸膏的相对密度、温度等相关。

② 加醇的沉淀过程

浸膏中分子的存在形式不同，如分子态、离子态、缔合态、复合态、分子量大的缔合态，呈现的理化性质也各不相同，其中有些形式醇溶性差，随着乙醇浓度的增加这些成分的溶解度降低，当成分含量大于溶解量时则出现相变，从液态逐步析出固态微粒。

析出固态微粒后有两种平衡同时存在：一种是固态微粒与溶液之间存在成分溶出与成分吸附的平衡；另一种是固态微粒相互凝聚与分散的平衡。

这两种平衡均与加醇速度及醇沉时搅拌速度直接相关，如加醇速度慢或搅拌速度快，则微粒中成分就容易溶出，同时微粒的凝聚速度也慢，这样，就利于水溶性成分进入溶液，而醇不溶性成分形成沉淀。微粒的凝聚速度又会进一步影响成分的溶出速度，如果微粒的凝聚速度过快，在凝聚成大团块时会将微粒中或表面吸附的成分"包裹"到沉淀内部，一旦成分包裹到团块内，成分就很难再从溶液中迁移溶出。

醇沉过程是利用成分溶解度性质的差异，通过加醇使在醇溶液中溶解度低的成分析出从而形成沉淀的过程，是从"液相"到"固-液"复杂体系变化的过程。

③ 醇沉影响因素

a. 浸膏相对密度与温度：由于浸膏相对密度及温度与成分的存在状态相关，而成分的不同状态影响醇溶性，因此，醇沉前的浸膏相对密度与温度直接影响醇沉效果。一般情况下，浸膏相对密度越大或醇沉温度越低，醇沉效果越好。但是浸膏相对密度越大或醇沉温度越低，越易形成局部醇浓度过高或固液两相间平衡不充分，从而会增加成分的损失。

b. 醇沉的醇浓度：醇沉时的醇浓度是决定沉淀物组成的主要因素之一，醇沉效果与醇沉浓度相关。一般情况下，醇沉的醇浓度越高，则醇沉效果越好，但是如果操作不当，引起的成分损失也会越大。

c. 醇沉的操作方式：醇沉的操作方式对成分损失的影响极为明显，在醇沉过程中，加醇应该遵循慢加快搅的原则，一方面避免局部醇浓度过高，另一方面促使固液两相间充分平衡，减少成分损失。

醇加入的速度应遵循"先慢后快"原则，即刚开始时，醇加入的速度要快，避免析出微粒的速度过快而引起成分损失。因为当乙醇浓度在40%~70%时，析出的沉淀量大，析出速度快；而乙醇浓度在70%~85%时，沉淀量明显减少，析出的速度也会明显降低。

醇沉所用乙醇浓度也会对成分的损失有一定影响。在实际工艺研究中，如果加入95%乙醇醇沉时成分损失过大，应该降低加入乙醇的浓度，比如换用90%乙醇进行醇沉，可减缓局部乙醇浓度过高，减少成分损失。

（2）醇沉对成分的影响

醇沉工艺是中药制剂生产中的重要工序，对制剂的质量有明显的影响。

醇沉的去杂效果：40%~60%浓度的醇进行醇沉时，多糖、多肽、蛋白、分子量偏大的离子盐均可形成沉淀；60%~75%的醇进行醇沉时，小分子多肽、寡糖也逐步损失，离子化合物也容易沉淀出来；75%的醇进行醇沉时，溶液中大部分四糖形成沉淀；当85%的醇进行醇沉时，双糖及单糖也有一部分进入沉淀，如果再调pH值至8以上，酸性强的成分如多酚、黄酮、鞣质等也会以盐的形式沉淀析出。

醇沉对有效成分的影响：成分在复杂溶液体系中的存在状态会影响醇沉效果，因此在生产过程中应严格控制醇沉前浸膏的相对密度与醇沉温度等相关参数。在醇沉操作时，一定要利用醇沉过程的双平衡原理，把握“慢加快搅”及“先慢后快”原则，既避免成分损失，又提高生产效率。

如清络通痹颗粒的制备中，采用不同浓度的乙醇进行醇沉，发现随着乙醇浓度的升高除杂率也随之上升，青藤碱的损失率也出现上升的趋势，青藤碱是脂溶性成分，醇浓度越高应该损失率越低，但文献中出现青藤碱损失率升高的结果，主要是在醇沉过程中操作不当，导致局部乙醇浓度过高，青藤碱被析出的微粒包裹凝聚，由于界面效应，成分无法经过溶液渗透过程再次溶入溶液，因而随着沉淀而损失（表11–1）。

表 11-1 不同醇沉工艺对清络通痹颗粒水提液中青藤碱的影响

样品	除杂率（%）	青藤碱损失率（%）
50% 乙醇沉淀	25.06	29.86
70% 乙醇沉淀	28.09	34.05
85% 乙醇沉淀	39.69	58.44

在醇沉过程中，乙醇的加入速度和搅拌决定了醇沉的效果，在乙醇的加入过程中，要在短时间内使加入的乙醇分散到整个混合溶液体系内，尽可能避免局部醇浓度过高，减少局部微粒大量析出的现象，在析出微粒时让成分渗透到溶液，避免成分在快速凝聚时被包裹，从而保证醇沉效果。

11.4.3 醇提水沉

醇提水沉法指将中药原料加入一定浓度的乙醇用渗漉法、回流法提取，即可提取出生物碱、苷类、挥发油及有机酸类等脂溶性成分；虽然多糖类、蛋白质、淀粉等无效成分不易溶出，但树脂、油脂、色素等杂质却仍可提出。为此，醇提取液经回收乙醇后，加水处理，此时溶液的环境发生改变，溶液体系中部分脂溶性溶质成分溶解度降低，其难溶性颗粒逐步增大，使得溶液体系表现出混悬液的表观特征。在制剂生产中多采取冷藏处理，可促使不溶性颗粒加快析出，沉淀而去除。

11.4.4 絮凝法沉淀

絮凝剂可使液体中分散的细粒固体形成絮凝的高分子聚合物。中药制剂生产中多采用絮凝剂进行除杂，改善溶液的澄明度。絮凝剂主要是带有正（负）电性的基团中和水中带有负（正）电性难于分离的一些粒子或者颗粒，降低其电势，使其处于稳定状态，并利用其聚合性质使得这些颗粒集中，并通过物理或者化学方法将沉淀分离出来。

在复杂溶液体系中加入絮凝剂，絮凝效果主要与微粒和絮凝剂之间的带电性有关，通过絮凝剂与分散微粒的相互作用，改变溶液体系的组成，这种改变溶液体系的能力，是普通过滤难以达到的。

部分中药提取液如不加絮凝剂进行预处理，则会出现过滤困难、滤液混浊的问题。比较醇沉法和壳聚糖絮凝法制备玉屏风口服液，发现两种澄清工艺的澄清效果、制剂稳定性相似；壳聚糖澄清剂对黄芪甲苷和多糖含量基本无影响；乙醇沉淀法在使制剂总固体物含量明显减少的同时，也使多糖含量显著降低。说明采用絮凝剂可以促进混悬液、乳浊液向真溶液体系的转变，但是两种方法中絮凝剂主要针对的是大颗粒难溶性物质沉淀；醇沉法则是直接改变溶液环境，导致成分的溶解性发生改变，促进沉淀。

11.4.5 过滤

溶液体系中成分的存在状态与其过滤效果有着明显的相关性。真溶液状态下的溶质、胶体溶液、乳浊液均可以通过微孔过滤，而混悬液状态下的不溶和难溶性微粒却可以通过普通过滤去除。

对于复杂溶液的过滤，在去除溶液中微粒及大分子复合物的同时，溶液体系的组成也发生变化。由于溶液中组分平衡的转化，过滤会引起溶液内部的相互转化，从而改变溶液体系的组成，因此过滤对复杂溶液的影响较为复杂。

混悬液和乳浊液中不相混溶组分的分散质点均在100nm左右，是非均相分散体系。中药提取液在精制过程中采用过滤法去除泥沙等水不溶性沉淀物、混悬物。在中药制药过程中采取不同截留孔径的滤膜过滤以改变中药提取液的溶液体系，具体分为粗滤和精滤，粗滤采用滤纸、棉花等作为过滤介质，由于其截留孔径偏大，对溶液体系不会造成明显影响；精滤采用微滤、超滤等小孔径滤膜，可以去除不溶性混悬物、粒径较大的油滴、胶粒等，使得以多相形式存在的溶液体系发生改变。

如当归水提液采用10kDa的超滤膜处理，发现脂溶性指标性成分藁本内酯的透过率为17.5%，说明当归提取液经过超滤膜处理以混悬状态存在的脂溶性成分基本去除，滤液基本上以真溶液的形式存在。

思考题 11-14

试从分子存在状态角度，分析有些小分子也不能透过超滤膜的原因。

11.4.6 离心

离心是利用密度差异，借助于离心力来达到分离的目的。适用于乳浊液和混悬液中大分子不溶物的分离。如用高速离心法制备清热解毒口服液，与水提醇沉法比较，以黄酮含量为指标。结果表明，高速离心工艺流程短，成本低，有效成分损失少，成品色泽深且澄明，黄酮含量显著高于水醇法。离心处理后的清热解毒口服液虽然仍是多相共存的溶液体系，但是混悬液及乳浊液所占比例明显降低。醇沉改变溶液环境后，有效成分损失，且在后续浓缩环节中多次改变溶液体系，导致制剂澄明度偏低。

11.4.7 超滤

超滤对复杂溶液体系的作用特征是由成分存在状态和膜孔径的大小决定的。超滤过程中，由于超滤膜孔径较小（2~50nm），一般真溶液中以缔合物、复合物、胶束形式存在的中药成分，随着缔合物分子量的增加，其透过率会呈现下降的趋势。粉防己碱和绿原酸形成的复合物在1kDa超滤膜中的透过率远远低于二者单独超滤时的透过率。

挥发油一般为小分子化合物，而蒸馏液中挥发性成分以乳浊液形式存在，不能透过超滤膜，这也是目前采用膜技术进行油—水分离的根本所在。注射剂中的内毒素以团聚态胶束的形式存在，采用超滤膜截留而去除热原。

11.4.8 浓缩

中药制药过程中浓缩是常用精制手段，是从溶液中除去部分溶剂的操作单元，是溶质和溶剂分离的过程。中成药浸膏片、浓缩丸、针剂以及合剂、糖浆、冲服剂、膏滋等剂型，在浓缩过程中往往会有沉淀生成。主要是因为随着溶剂的减少，溶质的存在状态呈现出溶解-混悬-沉淀的变化过程。

中药提取液在不同浓缩程度下，溶液中分子存在状态也不同。因此在水沉工艺中，有些制剂品种生产工艺明确要求先浓缩，再加水稀释，才能取得较好的水沉效果。此外，浓缩会加速酸碱复合物的形成，因此，浓缩程度不同，复合物形成的比例不同，实际生产中，药物水提液回收、浓缩时也会产生大量沉淀物。

11.4.9 醇提液回收

中药醇提液回收时，由于乙醇浓度逐步降低，脂溶性成分溶解度也逐步下降，此时溶液环境中呈现出溶解-混悬-沉淀的变化过程，出现混悬、沉淀的状态。在实际生产中，醇提液回收溶剂后会有大量脂溶性成分析出，因此需要注意这些成分的溶出，避免有效成分因沉淀而损失。

11.4.10 树脂吸附

成分的存在状态决定了其在树脂中的吸附特征，且树脂的吸附过程会直接破坏复杂溶液体系，影响溶液中溶质分子的吸附。随着复杂体系的改变，复合物的影响逐步降低。总体来说复杂溶液对树脂吸附过程的影响比超滤要小得多。

溶液中溶质的多种存在状态，掩盖了其单一分子在树脂表面的吸附特征。如大孔树脂对皂苷类成分可以较好的吸附保留，而甘草酸与小檗碱形成酸碱复合物后，甘草酸与大孔树脂之间的作用力远远低于和小檗碱之间的离子键作用力，因此无法实现树脂的吸附保留。可以通过调整溶液酸性，尽量保障甘草酸以游离单分子形式存在，从而提高大孔树脂对甘草酸的吸附。

酸、碱性化合物在不同 pH 值下，其离子态、游离态的比例不同，直接影响成分在树脂上的吸附行为。绿原酸在 pH 值 2~3 的水溶液环境中，才能较好的被树脂吸附。

11.4.11 液体制剂的稳定性

药物的溶解度低，放置过程中易出现沉淀，是影响口服液稳定性的主要因素。因此，保持和稳定分子分散状态，增加药物的溶解度，改善溶解成分的物理、化学稳定性，是解决中药溶液型制剂稳定性的关键问题。

（1）选择合适的溶剂

溶剂对药物起溶解和分散作用，直接影响制剂的稳定性，因此选择合适的溶剂增加药物的溶解度，改善制剂的澄明度，提高稳定性尤为重要。

（2）助悬剂

助悬剂的作用是增加混悬剂分散介质黏度，降低药物微粒沉降的速度，能被药物微粒表面吸附形成机械性或电性保护膜，防止微粒间相互聚集或结晶，从而增加混悬剂的稳定性。

（3）乳化剂

乳化剂增加溶液稳定性的主要作用表现在降低表面张力、形成牢固的界面膜、形成电屏障三个方面。

莪术油含有挥发性质的组分被乳化后，由于其挥发性易聚集成大的油滴而导致破乳。因此，在莪术挥发油亚微乳处方中以泊洛沙姆188与蛋黄磷脂组成复合乳化剂，在乳滴油水界面组成复合乳化剂膜，增加磷脂吸附膜的强度，使乳滴相互之间碰撞时更加稳定，减少粒子之间的聚结作用，改善乳剂的稳定性。

（4）制备包合物

脂溶性小分子，如荆芥挥发油、冰片等可以采用包合的方法制备包合物，改善其溶解度，提高稳定性。

11.5 实　例

中药汤药是悬浊液，在临床上常常汤药药效强于（一般经过精滤加工）成药。还有些特殊药物配制成悬浊液来使用，如治疗扁桃体炎等用的青霉素钾（钠）等，在使用前要加适量注射用水，摇匀后成为悬浊液，供肌肉注射。

11.5.1 甘草酸溶液的超滤纯化处理

甘草酸是甘草的主要成分，也是甘草酸二铵注射剂的主要生产原料，在进行甘草酸超滤纯化处理时发现，甘草酸分子量仅为822Da，其单体溶液在截留分子量为100kDa，超滤膜中成分损失超过10%。在含有相同浓度甘草酸的甘草药材提取液中，在相同的超滤条件下，成分的透过率接近100%，损失可忽略不计。

原因在于甘草酸属于三萜皂苷类，具有一定的类表面活性，其单体溶液在超滤临界胶束浓度条件下，超滤分离的对象是甘草酸胶体溶液，而甘草药材提取制备的复杂溶液体系，甘草酸的存在状态发生明显改变。研究表明，将配制好的甘草酸胶体溶液加入到甘草提取液中进行超滤，发现胶体现象基本消失，因此在进行膜分离时，应充分考虑复杂溶液体系对目标成分的影响，从而才能合理解释成分的分离规律。

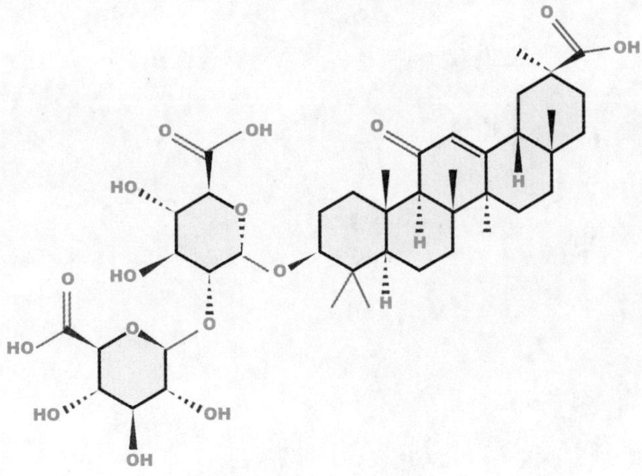

甘草酸结构式（分子量822Da）

表11-2　甘草酸的超滤透过率

截留分子量	透过率		
	单位溶液（%）	甘草水提液（%）	混合液（%）
100kDa	87.6	99.8	99.5
10kDa	52.1	97.7	98.3
5kDa	42.0	87.3	90.2

11.5.2 改善银杏内酯及银杏二萜内酯葡甲胺注射液的溶解性

银杏内酯注射液是 2011 年上市的注射剂品种，其制剂是由银杏总内酯、水、乙醇、甘油等制成，在使用时配成输液，但是配液要求将银杏内酯注射液缓慢加入氯化钠或葡萄糖滴注液中。

从银杏内酯类成分的结构可以看出，其具有刚性骨架且亲水性基团极少，因此水溶性很差，在制剂生产中采用乙醇和甘油助溶，银杏内酯类成分在水溶液中与甘油形成缔合物，通过大输液稀释配液时，短时间内银杏内酯缔合物以过饱和形式存在，在输液中相对稳定，在临床给药的短时间内不会析出结晶。如果长时间放置，助溶剂经稀释后银杏内酯则会在输液中逐步析出结晶。

银杏二萜内酯葡胺注射液是 2012 年上市的中药注射剂品种，是由更加精制的银杏二萜内酯制成，主含有效成分银杏内酯 A、B 等二萜内酯类成分，去除了无效的单萜物质白果内酯。使用时将药物缓缓加入到氯化钠注射液中稀释，缓慢静脉滴注。

银杏二萜内酯不溶于水，在制剂生产中加入葡甲胺助溶，其助溶原理主要是银杏二萜内酯 A、B 等成分在有机弱碱性条件下成盐，从而制成真溶液性质的注射液。临床使用时以大输液稀释配液，由于离子态成分溶于水，制剂稳定，配液长时间放置也不会析出。

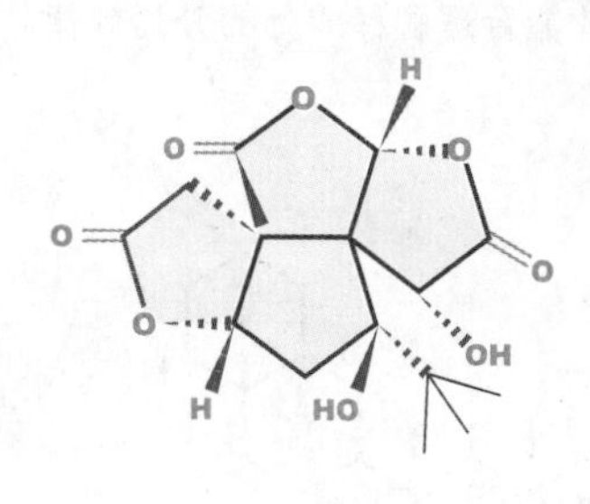

白果内酯

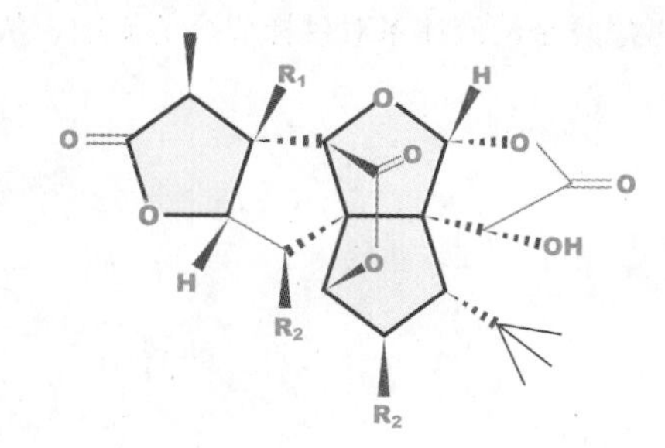

银杏内酯 A　R_1=OH　R_2=R_3=H

银杏内酯 B　R_1=R_2=OH　R_3=H

银杏内酯 C　R_1=R_2=R_3=OH

11.5.3 改善鱼腥草注射液的溶解性

鱼腥草注射液由鱼腥草挥发油、聚山梨酯 80 和水组成。挥发油的水溶性较差，为了改善鱼腥草挥发油的水溶性，采用聚山梨酯 80 助溶，挥发油以单分子或小分子形式与聚山梨酯 80 胶束内部的疏水端形成缔合，在溶液体系中表现出水包油型胶束，从而改善了鱼腥草挥发油的水溶性。

目前除了采用聚山梨酯 80 助溶，还可以通过具有空腔结构的 β-环糊精类辅料改善挥发油的水溶性，挥发油通过高速分散，克服单分子之间表面能过高引起的不稳定问题，使挥发油分子被包嵌于 β-环糊精的空穴结构内，表现出 β-环糊精水溶性好的性质，降低了挥发油与水之间的界面效应。所以通过包合技术可以提高药物稳定性、增加药物溶解度，防止挥发性成分挥发、掩盖不良气味、降低药物的刺激性和不良反应、调节药物溶出速率、提高生物利用度等。

11.5.4 提升注射用混悬乳剂的稳定性

混悬乳剂是由植物油、乳化剂、药物成分、增稠剂、助溶剂组成的一种悬浮乳状体系，在制剂中可将药物包裹在油相中，避免药物与血管直接接触减少刺激，而且延长药效。具体制备方法为：将药物成分逐渐加入已混匀的植物油、乳化剂和增稠剂中，边加边搅拌，直至搅拌均匀。

助溶剂用注射用水溶解，搅拌均匀，将含有药物的乳液慢慢加入，边加边充分搅拌，形成药物微粒高度分散于溶液中的混悬乳剂，混悬乳剂中粒子的粒径在100~300nm左右，与乳浊液和悬浊液相似，但是药物微粒与植物油分子、乳浊剂和助溶剂形成水包油型缔合物，增加了药物成分在溶液中的稳定性，且其稳定性要优于二者。

目前提高注射剂稳定性的方法有灭菌、冷藏、超滤、增溶等。灭菌可以通过对溶液体系的多次加热，让热不稳定性成分提前发生缩合、氧化等反应，在溶液中沉淀析出，制得的溶液体系在灭菌温度以下均较稳定。

冷藏可降低溶液体系中不稳定复合物或缔合物的溶解度，促进沉淀析出。但是冷藏放置对复杂溶液体系的影响要远远低于灭菌，因此为了提高注射剂的稳定性，冷藏放置的时间一般需要超过24小时。

超滤去除溶液中存在的复合物、缔合物、微粒及乳粒，改变复杂体系的组成，改善稳定性。主要是因为此类大分子物质在水溶液中多处于亚稳定状态，溶液环境的轻微改变即引起析出或沉淀，因此在注射剂生产中多采用超滤或者多级超滤技术，改善溶液环境。

此外还有增溶，通过调节pH值，使溶解性较差的游离小分子以离子形式存在，降低与水分子之间的界面效应；加入表面活性剂或者包合剂，使难溶性成分以缔合物的形式存在，改善其溶解性；充氮提取、过滤、灌封，抑制溶液体系内氧化反应的发生、产生难溶性的缩合物等，从而改善复杂溶液的稳定性。中药注射剂稳定性改善的前提是明确溶液中物质存在状态，根据其物化性质明确在此溶液体系内的稳定性，从而针对性的选择相应技术提升中药注射剂复杂体系的稳定性。

11.5.5 当归挥发油的树脂吸附法富集

当归含挥发油成分，主要是藁本内酯等，但其无法直接用水蒸气蒸馏法提取，因为当归挥发油与水不能分层，只能制备得到乳浊液状蒸馏液。乳浊蒸馏液中的当归成分可以再用大孔树脂法富集。将当归挥发油蒸馏液（乳浊液），直接流经大孔树脂柱，流出液基本澄清，挥发油能很好地吸附到树脂上，再用乙醇溶液洗脱即得到挥发油成分。

乳浊液的大孔树脂吸附过程如下：当归挥发油成分仍有部分溶于水中，与溶液中的乳滴以动态不稳形式溶解或聚集；当溶于水的挥发油被大孔树脂吸附后，溶液体系也发生了改变，油滴进一步溶解并不断被树脂吸附，直至溶液中乳滴全部溶解，成分被树脂吸附。

当归挥发油（藁苯内酯）乳滴 ⇌ 溶液分子态 ⇌ 大孔树脂吸附

思考题 11-15

结合当归蒸馏液乳滴在大孔树脂吸附的实例，分析缔合物、复合物、成分析出物微粒等在大孔树脂中的吸附情况。

参考文献

[1] 梁文平．乳状液科学与技术基础 [M]．北京：科学出版社，2001：195-210.
[2] 郭武棣，凌世海．液体制剂 [M]．北京：科学出版社，2004：238-245.
[3] 刘陶世，郭立玮，周学平，等．陶瓷膜微滤与树脂吸附等 6 种技术精制清络通痹水提液的对比研究 [J]．中成药，2004，26(4)：266-269.
[4] 谢秀娟，张定佳．高速离心法与水醇法制备清热解毒口服液的比较研究 [J]．中成药，1997，17(8)：3-5.

本章小结

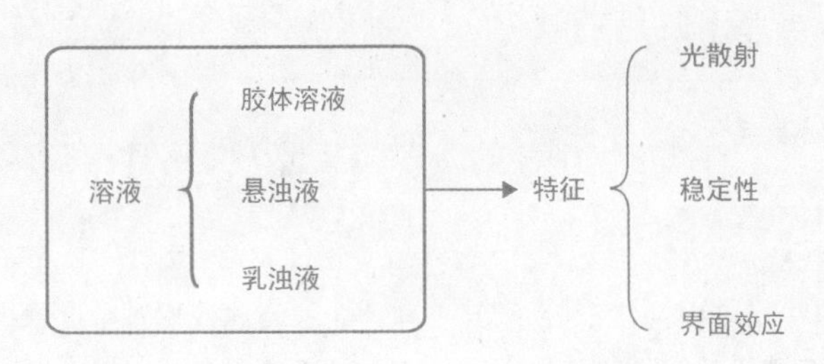

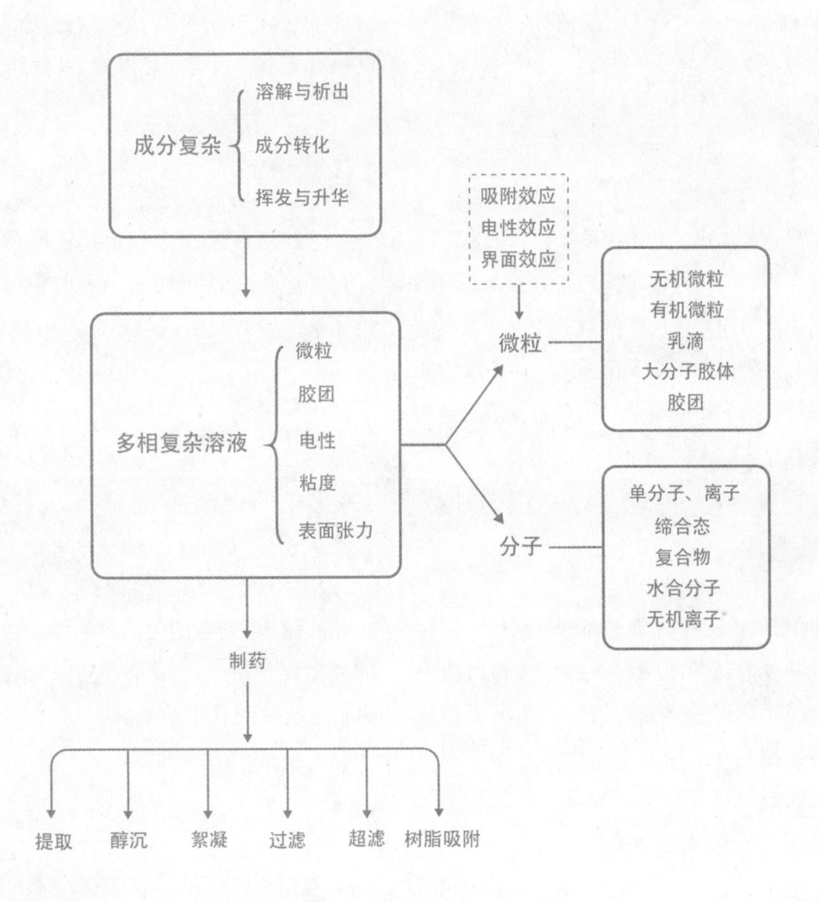

综合题

11-1　试从复杂成分溶液状态角度分析，一个中药复方水煎液经过微滤、超滤后的溶液状态。

11-2　请从复杂成分溶液复杂性谈谈中药复方水煎液浓缩过程的变化。

11-3　从中药复杂溶液体系因素分析超滤膜堵塞及成分透过率的影响因素。

习题答案

【思考题】

11-1

在固体制剂中稳定，因为溶液分子分散度高，分子表面积大，溶液分子自由移动间影响也大，不稳定的成分易发生化学反应。

11-2

一般乳浊液相对密度低，因脂质极化而界面效应强，沉降速度慢，悬浮粒子较大。固体微粒一般相对密度高，沉降速度快，界面效应相对要小，稳定的悬浮粒子粒径明显要小。

11-3

同一相内应该是均匀体系，因此，溶液中悬浮的乳滴或固体微粒均相对独立并与溶剂间生产界面效应。严格意义上说，水溶液中含有一种微粒也是多相体系，而中药中固体微粒及乳滴组成复杂，是更为复杂的多相体系。

11-4

悬浊液或乳浊液粒子均比胶体溶液粒子大，丁达尔效应更明显；一般中药溶液为多相体系，均会有丁达尔效应。

11-5

中药悬浊或乳浊粒子大小不一，存在沉降现象时为非均匀溶液。多相溶液中每个粒子相对独立并与溶剂间生产界面效应，因此存在表面张力而难以过滤，同时存在吸附效应等。影响醇沉、吸附、与过滤（超滤）效果。

11-6

吐温-80助溶的中药注射液为胶体溶液，呈现微粒特征，一般情况下，吐温-80助溶的胶束粒径约几十纳米。

11-7

微滤孔径远远大于成分分子大小，超滤可能因为分子大小截留而损失，因此成分损失与超滤损失可能不同。

微滤的损失主要是膜吸附、成分存在于微粒或被微粒吸附，随微粒去除而损失。超滤多出了分子大小截留的损失，截留损失可以是分子态、缔合态或复合物。

11-8

微滤的成分损失主要是膜吸附及成分与微粒共存而损失，而微粒存在界面效应及表面电位，这些与溶液pH值及其他离子浓度直接相关，并且微粒与成分间的作用与溶液浓度相关，因此微孔过滤的成分损失会与溶液的理化特性如pH值、导电率、微粒特征、浓度等相关。

11-9

絮凝剂主要是改变溶液中胶体、微粒等的表面电性而使物质沉淀，主要去除的是离子复合物、溶液悬浮微粒。对蛋白、多肽、离子复合物及离子高分子杂质（含酸性多糖）去除效果较好，对植物中的中性多糖效果不佳。

11-10

由于中药成分在生产过程中存在助溶、热溶等效应，煎液中极性小的成分会析出而不稳定；浓缩成稠膏后成分间距离变小，成分间相互作用、相互助溶效应增加，因而变得稳定。

也可以理解为稠膏的溶剂介质主要是药物成分，脂溶性成分溶解度增加，稳定性增加。

11-11

明矾能净化水中的混悬物，与絮凝剂作用原理相近，主要是改变溶液中胶体、微粒等的表面电性而使物质沉淀，可有效去除水中的悬浮粒子。

11-12

微粒子在空气中是气体与固体的气固界面，界面效应比较小；而水溶液中稳定粒子是水液与微粒间的液固界面，界面效应强，表面张力更大，因此稳定的微粒粒径也大。

11-13

离心工艺法是利用离心力沉降去除大的乳滴，离心后溶液中的微粒粒径变小均匀，因此稳定性好。

11-14

有些比孔径小的分子，由于可形成缔合物或复合物，粒径较大，可能会截留损失。

11-15

缔合物、复合物、微粒 ⇌ 溶液分子态 ⇌ 大孔树脂吸附

缔合物、复合物、成分析出物微粒等在溶液中同样与分子游离态之间存在动态平衡，大孔树脂的吸附与当归乳滴类似，如果大孔树脂吸附力强，溶液成分浓度下降，动态平衡向成分吸附方向进行，如果吸附能力弱，则缔合物、复合物、微粒中的成分会影响吸附。

【综合题】

11-1

微滤后的溶液中可以存在胶体微粒，而超滤后为真溶液。

11-3

膜堵塞是因为成分的膜吸附效应影响孔径而导致堵塞；成分形成胶体、微粒而导致堵塞；成分形成缔合物或复合物大分子而导致堵塞。

一方面成分存在状态影响成分的透过率，另一方面孔径堵塞会减小膜孔径影响成分透过率。

11-2

浓缩过程，就是水溶剂量减少，成分间距离变小的过程。

煎液中的微粒有胶体、悬浮粒子、悬浮乳滴。成分包括缔合态、离子、分子、复合态。

浓缩过程中，一方面微粒与微粒、微粒与成分间相互作用增加，部分微粒会凝聚形成沉淀、结块；同时微粒对成分的互溶、吸附增强。另一方面，成分的存在状态也发生变化，溶液中成分的缔合态、复合态增加。

12

中药的吸附与分离

中药制药生产过程与分离技术关系密切，中药分离应用也是中药制药区别于化学制药的主要环节。中药分离精制的程度与制剂成型、药效和安全性等息息相关，使得分离技术在中药制药行业中显得尤为重要，也是中药生产、质量控制、管理等有关技术人员必须掌握的理论知识。

中药分离技术是一门独立的理论课程，本章选取生产中常用的中药吸附分离为例，结合前述章节中的复杂溶液体系，进一步讨论中药多组分在复杂溶液体系中的分离应用。

吸附分离是利用吸附材料对不同物质吸附能力的差异，使目标物质与其他物质进行分离，达到提纯或浓缩的一种方法。在中药制药过程中，吸附分离常用于精制、浓缩、除杂等工艺中。

12.1 常用吸附剂

吸附是指一种或多种物质分子附着在另一种物质（一般是固体）表面的过程。吸附属于界面现象，是被吸附分子在界面上的凝聚，通常人们把硅胶、活性炭、吸附树脂等比表面大的物质称为吸附剂。

12.1.1 硅胶

（1）基本结构特征

硅胶是一种多孔性吸附剂，常用 $SiO_2 \cdot xH_2O$ 表示，结构中主要包含氧化硅和结晶水（吸附水），具有硅氧烷交链结构，同时在颗粒表面又有很多的硅醇基。硅胶吸附作用的强弱与硅醇基的含量关系密切，其分离效率与其粒度、孔径及形状等都有关系。硅胶的粒度越小，均匀性越好，纯度越高，则比表面积就越大，与成分的相互作用力就越强，分离效率越高。同时，硅醇基本身具有较好的反应活性，是进行键合的主要位点。

硅胶根据加入的黏合剂或荧光剂不同，可分为硅胶 G、硅胶 H、硅胶 GF_{254} 等不同类型。硅胶表面的硅醇基通常以孤立或自由的硅羟基（Isolated silanols）、偕位硅羟基（Geminal silanols）和邻位硅羟基（Vicinal silanols）三种形式存在。理论上一个表面硅原子可以带 1~3 个羟基，但由于空间位阻等因素硅三羟基的存在几乎是不可能的。此外，如果硅胶暴露于空气中，则硅胶表面不可避免的会吸附水而形成氢键结合水或物理吸附水，这对硅胶的吸附能力也有较大影响。图 12-1 列出了这几种硅羟基的存在形式，其中对表面键合有利的是自由型和邻位型两种。

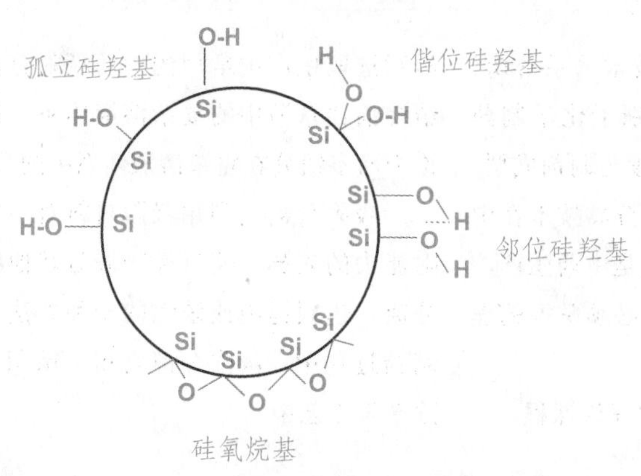

图 12-1 硅胶颗粒表面和孔内部存在的硅羟基形式

（2）硅胶作用力特点

① 氢键效应

硅胶的吸附能力主要取决于硅醇基活性基团的氢键效应。硅胶的来源、制备方法和预处理等因素对硅羟基数目、类型和表面分布有一定影响，进而影响色谱性能。硅胶的吸附除了硅醇基的氢键作用外，还与表面结晶水所具有的作用力有关。硅胶表面的结晶水与一般吸附的“自由水”不同，是经晶格化固定在硅胶表面不能随流动相移动的吸附水分子。硅胶在吸附过程中，这些结晶水的存在放大了硅醇基的氢键效应，从而发挥较强的吸附作用。

例如，当硅胶中“自由水”含量超过17%时，一般认为已经丧失了吸附能力，不能作为吸附剂使用，但可以作为分配层析中的支持剂。当硅胶加热至100℃~110℃时，硅胶表面的自由水即可逐渐去除，但结晶水在此过程中不会失去，硅胶的吸附力随着“自由水”含量的降低而增强，最终获得“活化”。但当温度超过110℃后，由于硅胶内的结晶水不可逆地失去，反而会降低硅胶的吸附活性，如果温度再进一步升高，如升至500℃时，硅醇基会脱水形成硅氧烷，使其氢键吸附效应大大降低，从而导致吸附能力显著下降，不再具有吸附剂的性质，即使再用水处理也不能恢复活性吸附。所以硅胶的活化应严格控制温度，活化温度远远低于氧化铝。

② 范德华力效应

从硅胶的分子结构上来看，硅醇基及硅氧基的存在使得硅胶具有明显的取向力与诱导力（诱导力远远小于取向力，一般情况下可以忽略）。此外，硅胶分子骨架主要由硅烷基组成，因此也具有一定的色散力。

在具体分离过程中，氢键作用力较强，占主导地位。如果被分离的成分为中等极性化合物，往往与硅胶形成氢键吸附，其吸附力相对较强；如果是不能形成氢键的低极性化合物，则与硅胶的作用力主要为取向力与色散力；而当为非极性化合物时，则主要是以色散力为主。

（3）适用范围

硅胶是一种弱酸性吸附剂，适用于中性或酸性成分的分离，如有机酸、酚类、醛类、醇类等；工业上硅胶还可以用于气体干燥和液体脱水。同时硅胶又是一种弱酸性阳离子交换剂，其表面上硅醇基能释放弱酸性的氢离子，当遇到较强的碱性化合物时，可通过离子交换来吸附碱性化合物。

虽然硅胶主要作用力为氢键吸附，但由于水的氢键效应远远强于硅胶，所以硅胶一般不采用含水溶剂来进行洗脱，流动相或洗脱剂往往为非水有机溶剂，主要适合于中等极性至弱极性化合物的分离，对极性较大的成分，如糖类、肽类、核苷类等成分均不适用。

12.1.2 氧化铝

（1）结构及作用力特征

活性氧化铝的化学式是 $Al_2O_3 \cdot xH_2O$，结构中含有活泼的孤对电子，易与大 π 共轭体系形成配位效应；同时还具有酸、碱两性，易形成离子键。氧化铝多为无规则粉末，粒度一般为 100~160 目。与硅胶类似，氧化铝依据加入的黏合剂或荧光剂不同而分为氧化铝 H、氧化铝 G、氧化铝 HF_{254}、氧化铝 GF_{254} 等不同类型。

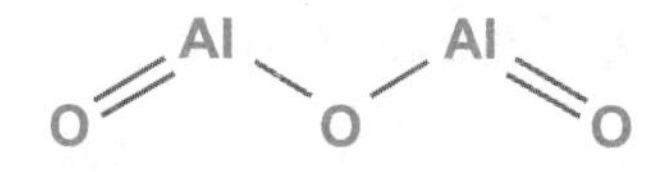

图12-2　氧化铝结构

① 氢键效应

与硅胶类似，氧化铝也是以氢键效应为主的极性吸附剂，但它形成氢键的结构不是“铝醇基”，而是结构中的氧原子（Y）与被吸附成分中的 X—H 形成氢键。由于氧化铝活性基团不能提供形成氢键的氢原子，不存在结晶水的助氢键化效应，因此在其活化时不需要考虑结晶水的保护，含水量越低其活度越高。

② 范德华力效应

氧化铝结构中铝氧键（单、双键）有两种形式，存在取向力及色散力，由于氧化铝比硅胶（硅氧烷）的偶极距大，加上双键的色散力更强，因此氧化铝除氢键吸附外，具有比硅胶更强的取向力与色散力，因此吸附低极性化合物时，其吸附力一般比硅胶还强。

由于氧化铝中水分的含量越低活性越高，因此氧化铝的活化温度一般较高，可以在160℃以上进行，高温活化是氧化铝使用的特点，因为高温活化的同时可破坏一些有机成分，利于吸附剂再生利用，因此氧化铝更适于生产中的重复利用。

（2）适用范围

常用氧化铝吸附剂是由氢氧化铝在400℃~500℃灼烧而成，因制备方法和处理方法的差异，分为碱性、中性和酸性3种。与硅胶相比，氧化铝的作用力更为复杂，而且其具有酸、碱二重性质，在中药复杂成分分离中的选择性比硅胶还要弱，因此在实际分离应用中，应用相对较窄。氧化铝吸附色谱主要为正相层析，受流动相极性或作用力特征的影响，氧化铝同样适合中等极性至弱极性化合物的分离。

如碱性氧化铝（pH 9~10）适用分离一些碱性及中性物质，特别是对生物碱类的分离颇为理想，但不适于醛、酮、内酯等类型化合物的分离，因为氧化铝可与上述成分发生异构化、氧化、消除等次级反应而影响分离效果；中性氧化铝（pH 7.5）的用途较广，适用于生物碱、萜类、甾体、挥发油以及在酸碱中不稳定的苷类、内酯类等化合物的吸附分离；酸性氧化铝（pH 4~5）适于分离酸性物质，如酸性色素、氨基酸等。

此外，由于结构中铝离子及配位作用，氧化铝对多酚羟基化合物会发生不可逆吸附，对大共轭体系具有络合作用，故可用于吸附多酚羟基类成分而起到脱色作用。如中药提取液中去除鞣质时，甚至可以用含水的溶剂洗脱，因为离子键作用极强，强于水与鞣质的氢键作用，因而不能被洗脱。

（3）硅胶与氧化铝的比较

① 相似点

硅胶和氧化铝均是以氢键效应为主的极性吸附剂，成分吸附有很多相同之处。

a. 化合物的氢键效应越强，吸附力越强，一般来说极性成分的吸附力要强于非极性成分。含单功能团的有机化合物与硅胶或氧化铝亲和力大小次序是羧酸 > 醇、酰胺 > 伯胺 > 酯、醛、酮 > 腈、叔胺、硝基化合物 > 醚、芳烃 > 烯 > 卤代烃 > 烷烃。

b. 分子中双键或共轭双键数目增加，亲和力随之增大；芳环的影响比双键大，芳环数目增加，吸附亲和力增大；同系物中，相对分子质量越大吸附力越强。

c. 随着溶剂极性的增强，吸附剂对溶质吸附力减弱。

d. 溶质被硅胶、氧化铝吸附时，当加入极性较强的溶质时，又可被后者置换而洗脱下来。

e. 为了避免成分在吸附剂上的吸附力太强而不易被洗脱分离，对极性小的物质可选择活性较高的吸附剂，对极性大的成分，选用活性较低的吸附剂。

② 氧化铝的特殊应用

氧化铝脱色效果好，具有离子吸附作用，对多酚羟基及一些蛋白多肽类酸性化合物吸附作用力很强，可以利用此特征精制中药提取液；具有酸碱性质，尤其是碱性氧化铝可用于强生物碱的分离；可高温活化，利于重复利用，适宜于大生产应用。

12.1.3 活性炭

(1) 结构及作用力特征

活性炭是一种具有多孔结构的吸附剂。由于其具有比表面积大和多微孔结构，因而具有较强的吸附能力，属非极性吸附剂，其吸附力主要为范德华力，作用力相对较弱，适于具有一定水溶性的中等极性物质的吸附分离。

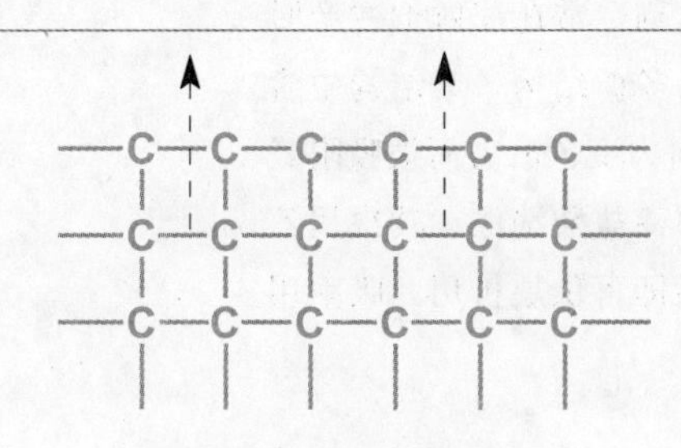

图 12-3 活性炭结构

由于活性炭的表面碳拥有不对称结构，使它具有一定极性，形成端基碳效应，因而它与成分之间的作用力主要以取向力和色散力为主的范德华力。

与大孔树脂相比，其取向力更强。因此，其吸附的成分比大孔吸附树脂（非极性吸附）吸附的成分极性更大，比如梓醇，一般经过大孔树脂时被泄漏而不能吸附，但可以用活性炭吸附（极性更大的成分），主要是其比大孔树脂具有更强的取向力。

活性炭的吸附作用类似于反相色谱，主要适用于分离中等极性至大极性的成分，在水溶液中吸附力最强，在有机溶剂中吸附力较弱，洗脱能力以水最弱，随着有机溶剂极性变小而加强。例如以水-醇进行梯度洗脱时，则随乙醇浓度的递增而洗脱力增加。

一般来说，极性基团越多的化合物活性炭的吸附力相对越强；对芳香化合物的吸附力大于脂肪族化合物；对大分子化合物的吸附力大于小分子化合物。如对羟基脯氨酸的吸附力大于对脯氨酸的吸附力；对多糖的吸附力大于对单糖的吸附力。利用这些吸附性的差别，可将水溶性芳香族物质与脂肪族物质分开，单糖与多糖分开，氨基酸与多肽分开等。

（2）类型及适用范围

活性炭是一种最常用的吸附剂，它具有非极性表面、比面积大（500~1000 m^2/g）、孔径分布宽、化学稳定性好、抗酸耐碱、热稳定性好、再生容易等优点。由于结构中端基碳具有活性，有一定配位效应，适用于大 π 体系化合物的吸附，常常用于脱色。活性碳的脱色与氧化铝不同，一般在水溶中进行。

活性炭还是最常用的热原吸附剂，常在注射剂生产时用于去除热原，主要由于热原为脂多糖结构，其结构中含疏水链，与活性炭间具有较强的取向力及色散力而被吸附。

活性炭在使用时一般需要先用稀盐酸洗涤，其次用乙醇洗，再以水洗净，于 80℃ 干燥后即可供层析用。吸附用的活性炭，一般分为以下 3 类。

① 粉末状活性炭

颗粒极细，呈粉末状，比表面积特别大，因此吸附力和吸附量也大，是活性炭中吸附力最强的一类。但由于颗粒太细，色谱过程中流速极慢，需加压或减压操作。常需加入适量硅藻土作为助滤剂一并装柱，以免流速太慢。

粉末状活性炭是药液脱色或注射剂去除热原最常用的吸附剂，由于其颗粒大小不一，甚至有些为极微小的粉末，尤其在注射剂生产过程中要注意脱炭完全，脱炭是活性炭脱色及吸附热原后的重要工艺。

② 颗粒状活性炭

颗粒较前者大，比表面积相对减小，吸附力和吸附量也较前者弱，但在色谱过程中流速易于控制，不需加压或减压操作，所以是柱层析最常选用的活性炭。

③ 锦纶活性炭

以锦纶为黏合剂，将粉末状活性炭制成颗粒状活性炭。比表面积介于两者之间，吸附力比两者皆弱。可用于分离因前两种活性炭吸附力太强而不宜洗脱的化合物。用于分离酸性和碱性氨基酸效果良好。

需要注意的是，活性炭在制备过程中常残留金属离子，加上端基碳的活性，活性炭对有些结构会产生催化反应。

12.1.4 聚酰胺

（1）结构及作用力特征

聚酰胺是由酰胺聚合而成的高分子化合物（图 12-4），常用的是聚己内酰胺，是一种白色多孔非晶型粉末，不溶于水和一般有机溶剂，易溶于浓硫酸、甲酸等，是耐碱不耐酸的吸附剂。

聚酰胺吸附属于氢键吸附，但它与常规的氢键吸附不同，它与化合物之间形成的氢键比一般意义上的氢键作用力更强，可以称为“特殊氢键”。

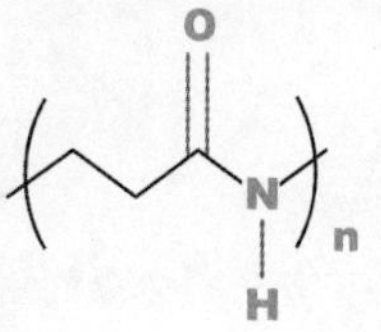

图 12-4 聚酰胺结构

所谓特殊氢键，是指氢核的正电荷性与 Y 原子的负电荷性均比一般的氢键电荷性强，电子漂移更大，比普通氢键作用力更强，因此它们之间的作用力介于氢键与离子键之间，远大于一般的氢键。

在基团X—H……Y形成氢键时，其氢键强弱与其所带的部分电荷性强弱有关，如果裸露的氢所带的正电荷及杂原子所带的负电荷存在强弱差异，则相互间可以形成四种氢键。如图 12-5 所示。

这四种氢键形式中，只有强电荷的 H 与强电荷的 Y 之间的“—”为作用力更强的特殊氢键，其他三种“……”是一般氢键。如同两块磁铁间的作用力大小取决于较小的那块磁铁一样，正电荷与负电荷间的作用力强弱也取决于较小的电荷。

聚酰胺的吸附原理即为这种“特殊氢键”，即正电核氢是弱酸性酚羟基上的氢，负电核是酰胺中弱碱性氮，这两者形成的氢键作用力较强，而其他的氢键属于普通氢键。可以更简单地理解为，聚酰胺可溶于盐酸，是弱碱，酚可溶于氢氧化钠，是弱酸，它们之间不能完全形成离子键，形成介于离子键与氢键之间的“特殊氢键”。在水溶液中，化合物与溶剂水之间也存在较强的氢键作用力，如果化合物与聚酰胺吸附剂间仅存在普通氢键，往往不能被吸附。

聚酰胺是特殊氢键吸附，可以解释在水溶液中聚酰胺能吸附酚，而不能吸附氢键数目更多的糖（如葡萄糖），因为葡萄糖的氢核为小电荷，与聚酰胺大电荷的杂原子形成的氢键为一般氢键，水分子因溶剂效应氢键作用更强，所以糖的吸附力相对水的作用力较弱，糖在水溶液中不能被聚酰胺吸附。但是酚羟基与聚酰胺间的特殊氢键作用力更强，大于酚羟基与水分子之间的一般氢键，所以聚酰胺可以从水中吸附酚类化合物。

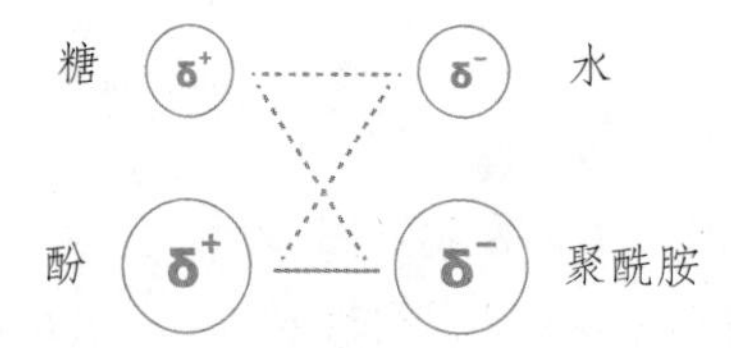

图 12-5 氢键作用力示意

注：电荷部分强的用大圆表示，电荷部分弱的用小圆表示，+表示正电性，- 表示负电性。

除特殊氢键外，聚酰胺还存在一般氢键、取向力、色散力，在非水溶剂中氢键、取向力、色散力的吸附作用均比较明显。在水溶液中主要表现出的是与酚羟基间特殊氢键，从结构上分析，尽管聚酰胺与醇羟基也存在氢键，但相比醇羟基与水间的氢键更弱，因而表现不出氢键吸附力。

（2）适用范围

聚酰胺适合酚类、醌类、黄酮类化合物的分离。其吸附规律如下：

a. 被分离物质与聚酰胺形成的特殊氢键数目越多，吸附力越强。

b. 被分离物质能形成分子内氢键的，吸附力减弱；

c. 分子结构中芳香化程度越高（氢核的电荷性越强），吸附力强。

吸附因为是在溶液中进行，故溶剂也会参与吸附剂表面的争夺，或通过改变聚酰胺对溶质的氢键结合能力而影响吸附过程。因此，只有结构中的酚羟基（酸性较强的氢）可与聚酰胺形成较强氢键的成分在与水的竞争中才能被吸附。酚羟基酸性越强吸附力越强，但在醇、酮、酰胺溶液中，其酸性降低吸附力也随之下降。要说明的是，聚酰胺吸附系统中，如溶液碱性较强，酚羟基成为负氧离子，就无法与聚酰胺形成特殊氢键了，同时离子化合物与水合离子间作用力更强，因此也不能被吸附。

12.1.5 大孔吸附树脂

（1）结构及作用力特征

大孔吸附树脂是一类具有多孔结构、不溶于水的固体高分子物质，主要以苯乙烯、α-甲基苯乙烯、甲基丙烯酸甲酯、丙腈等为原料加入一定量致孔剂二乙烯苯聚合而成。一方面大孔吸附树脂具有网状孔穴结构，分子筛原理使它们对通过孔径的化合物有一定的选择性，另一方面具有以苯环结构为特征的范德华力吸附性，如果在树脂合成原料中增加一些极性基团可增加取向力及氢键效应，在水溶液中可增加对极性成分的吸附力，范德华力强的洗脱剂，树脂的洗脱能力也越强。

一般来说，大孔树脂的孔径大小是不均匀的，在10~1000nm之间，故称为大孔吸附树脂，主要有以下基本形态结构与性质：

a．具有三维立体网状骨架，可连接各种功能基团，如极性基团、离子基团等；

b．具有多孔结构，比表面积大，孔径大（10~1000nm）；

c．是直径0.3~1.0mm白色球状颗粒，粒度20~60目，具有一定的机械强度，密度略大于水；

d．具有吸附功能，主要以色散力吸附气体、液体或液体中色散力强的分子；

e．理化性质稳定，不溶于酸、碱及有机溶媒，热稳定性好；

f．对有机物选择性较好，不受无机盐类及强离子低分子化合物存在的影响；

g．比表面积较大、交换速度较快；

h．机械强度高、抗污染能力强，在水溶液和非水溶液中都能使用，再生处理较容易，可反复利用。

大孔树脂是由带苯环的烯烃结构聚合而成的大分子化合物，形象地看是通过聚合链将一个个苯环联合起来，因此大孔树脂的吸附性主要以色散力为主，这种色散力类似于刷型作用力，对结构大并具有共轭双键或芳环结构、色散力强的物质具有良好的吸附性，如三萜皂苷、黄酮、醌类、芳香酸、二萜及部分环烯醚萜苷等，而对分子结构较小、极性较大的成分如氨基酸、有机酸及糖类等吸附力较弱。

（2）类型及适用范围

大孔吸附树脂根据极性不同可分为非极性、弱极性和极性三大类，大孔吸附树脂极性的增加不能简单理解为氢键吸附增强，树脂极性的增加主要是化合物与树脂间色散力、氢键及取向力的总和增加了，所以能吸附极性更大的化合物。

① 静态（选择性）吸附

静态吸附分离是大孔树脂应用最广的分离方式，依靠吸附树脂的选择性将具有不同吸附能力的物质分开，这种分离方法只包括吸附-洗脱两个过程，操作简单。技术的关键是吸附树脂类型的选择，工艺条件的影响相对较小。目前中药及天然药物中吸附树脂分离绝大部分属于这类应用。

a. 有机物与无机物的分离：一般大孔吸附树脂对溶液中的无机离子没有吸附能力，在混合物经过树脂时，有机物被树脂吸附，无机离子则随水流出。在中药成分的提取中，此特性可使提取物中的重金属和灰分大幅度降低。

b. 解离物与非解离物的分离：吸附树脂对有机解离物与非解离物的吸附能力不同，在一定的条件下可以将两者分离。如有机酸在碱性条件下成盐形成离子化合物，此时就很难被树脂吸附，因此碱性水溶液可以把有机酸从树脂上洗脱下来。生物碱在酸性介质中可以成盐，因而也能通过调节溶液 pH 值进行分离。

c. 一般有机物与强水溶性物质的分离：大多数中药有效成分是有一定水溶性，但溶解度不大的物质，这些物质容易被树脂吸附。强水溶性物质如低级醇类、低级胺类、糖及多糖、多数氨基酸、肽类、蛋白质等，难被普通吸附树脂吸附。用普通吸附树脂可很容易地将此两类物质分离。

d. 键合分离：亦称亲和分离，这是一种选择性很高的分离方式。使用特殊的吸附树脂，使被吸附物与树脂的官能团进行键合，而不能键合的物质则不被吸附而分离。如含有醛基的树脂能以形成席夫碱（—C═N—）机理选择性地吸附伯胺类化合物；含酚羟基和含羰基、酰胺基的树脂可分别与酯类、伯胺、仲胺类和多酚类化合物形成氢键，从而使其与其他物质分离。上述这些成键的吸附，由于键合力不是很强，仍然能够容易地用有机溶剂洗脱，是一类有发展前途的分离方法。

② 色谱分离

在分离物质的性质比较接近时，用选择性吸附法不能将它们分离，可根据它们在结构和性质上的微小差别选择适当的吸附树脂，进行色谱分离。色谱分离法应用于色谱分析和实验室少量纯物质的制备，工业化的树脂吸附色谱应用较少。

与聚酰胺树脂相比，大孔树脂在中药制药分离中的应用存在一定的差异，如聚酰胺树脂由于特殊氢键吸附原理，可以选择性地吸附酚类化合物；而大孔树脂具有范德华力吸附原理，对酚类化合物也具有吸附效果，由于吸附原理的不同，色散力为主要作用力，所吸附化合物类型要比聚酰胺复杂得多。如果药材中酚性成分主要以黄酮为主，大孔树脂吸附物不能称为总黄酮，因为可能含多种色散力强的其他类型化合物，但聚酰胺选择性更强，其吸附物可以称之为“总黄酮”。

12.1.6 离子交换树脂

（1）结构与作用力特征

离子交换树脂是一种能与溶液中其他离子进行离子交换或吸附的，具有网状立体结构的高分子聚合物。其母核部分是苯乙烯通过二乙烯苯交联而成的大分子网状结构，在此结构上以共价键连接不同的功能基团；电荷与活性基团相反的活性离子（即可交换离子，如 H^+、Cl^-）即可与活性基团进行交换。

离子交换树脂主要以离子键作用力来吸附，离子作用力要强于氢键及一般分子间作用力，所以其吸附相对牢固。同时由于其骨架结构类似大孔树脂，因此离子交换树脂也具有一定程度的大孔树脂吸附特征，但吸附力稍弱。简单地说，离子交换吸附树脂是“离子交换”加上稍弱的“大孔树脂”吸附力的一种吸附剂。

但是这两种吸附力的差异较大，可以很容易将其分离。因为离子作用力最强，必须通过酸或碱的“离子替换”进行洗脱，而以色散力为主的范德华力吸附可以用有机溶剂洗脱。如药材含有黄酮及水溶性生物碱，上阳离子交换树脂后，离子能被很好地吸附，同时大部分黄酮也被吸附，但黄酮可以用乙醇洗脱，而生物碱要再用氨水洗脱。也可以将混合物溶解在乙醇水溶液中进行阳离子交换树脂吸附，此时只有生物碱才被树脂吸附。

离子交换时，离子价数越高，与树脂间功能基的静电作用力越强，亲和力越大；对同价离子而言，原子序数增加，树脂对其选择性也增加。

（2）离子交换树脂的类型

根据交换基团的不同，如磺酸基（—SO_3H）、羧基（—COOH）、氨基（—NH_2）等，离子交换树脂一般分为阳离子（酸性）交换树脂和阴离子（碱性）交换树脂两种类型。

① 阳离子（酸性）交换树脂

含有活泼的酸性基团，能交换阳离子。根据其活性基团的解离度不同，又分为强酸型、弱酸型和中等酸型。强酸型含有强酸性离子交换基团，通式为 R—SO_3H；中等酸型含有中等酸性离子交换基团，通式为 R—COOH，R—PO_3H_2；弱酸性离子交换树脂用于中药分离的很少。

② 阴离子（碱性）交换树脂

含有活泼的碱性基团，能交换阴离子。据碱性强弱可分为强碱型、弱碱型和中等碱型。强碱型含有强碱性离子交换基团，如季铵基团 [—N (CH_3)$_3$]，通式为 R—$NR_1R_2R_3OH$；弱碱型含有弱碱性离子交换基团伯胺、仲胺或叔胺基团，通式为 R—NH_3OH、R—NH_2ROH、R—NHR_1R_2OH；中等碱型主体结构上既结合有强碱性离子交换基团，又结合有弱碱性离子交换基团。

（3）应用范围

离子交换树脂的离子吸附力强于一般分子间作用力，主要应用形式也是以竞争吸附为主，但也有以色谱分离形式的色谱柱，但分离度不如其他吸附剂。

常见的离子交换柱色谱本质上是竞争吸附，是以离子交换树脂为固定相，以水或含水溶剂为流动相，上样后流动相流过交换树脂柱时，离子交换基团相反电荷的离子将不被交换，从柱子下端随流动相一起流出，而具有与离子交换基团相同电荷的离子则被交换吸附到柱子上，用适当流动相洗脱下来，即可达到混合物分离的目的。

在离子交换树脂中，强酸型和强碱型的应用范围最广。在中药制药分离过程中，更多是用于含氮类成分的分离纯化，如氨基酸、肽类、生物碱等；有机酸吸附后解离率一般较低，多不适用。根据分离物质的电荷性质选择离子交换树脂的类型，如果待分离物质是阳离子，则选择阳离子交换树脂；如果是阴离子，则选择阴离子交换树脂。此外，还可根据样品分子的大小，选择合适的离子交换树脂孔径。如在分离大分子的情况下，一般选用交联度小，网孔较大的离子交换树脂，而分离生物碱、有机酸、氨基酸等小分子时，则选用交联度大，网孔较小的离子交换树脂；分离生物碱时，可用强酸型树脂，以氨水或氨性乙醇洗脱；对有机酸的分离，可将粗提取液直接通过强碱型离子交换树脂。

12.1.7 键合硅胶

键合硅胶是一类在硅胶（$SiO_2 \cdot xH_2O$）表面化学键合上特定基团后所形成的一类吸附材料。硅胶具有良好的机械强度、容易控制的孔结构和比表面积、较好的化学稳定性和热稳定性，以及专一的表面化学反应等优点。硅胶表面硅原子主要以硅羟基（≡Si—OH）和硅氧烷形式存在，如图 12-6 所示，其中硅羟基是进行键合的活性官能团。

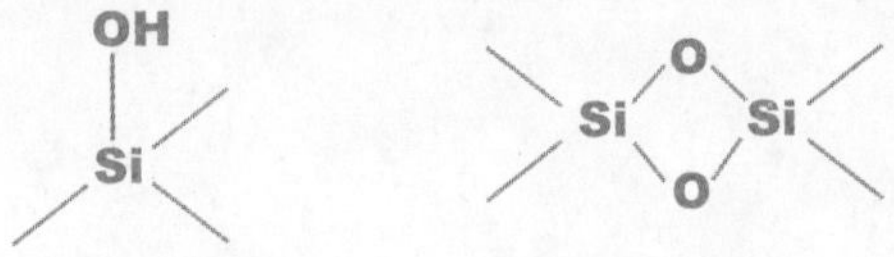

（A）自由型硅醇基　　（B）硅氧烷型

图 12-6 硅胶表面的硅羟基和硅氧烷

硅胶表面存在足够的可反应硅羟基，再加上硅胶本身的许多特点，例如机械强度好、孔结构和表面积易于控制、有较好的化学稳定性等，因而是各种化学键合相理想的基质材料。目前代表性的键合基团主要有十八烷基、八烷基、氨基、氰基等。

（1）十八烷基键合硅胶（C_{18}）

中性化合物的保留行为取决于固定相烷基链的长度，烷基链长度减少，疏水性减小，利于极性大的成分保留。碳链呈倒伏状，其碳数与疏水性不呈线性正比，烷基化后，硅醇基与化合物之间的氢键难以形成，作用力以范德华力尤其是色散力（亲和力）为主，因此水的洗脱能力最弱。

十八烷基（C_{18}）的烷基覆盖在颗粒表面，形成疏水性界面，因此很难体现氢键吸附，如成分能渗入这层界面才与硅醇基吸附，但易成为不可逆吸附。在洗脱时一般采用含水的极性流动相，如甲醇-水、乙腈-水等。

由于键合反应的影响，不同品牌的 C_{18} 填料的色谱行为并不完全一致，同一品牌填料柱的色谱也会有微小差异（各批次的反应率间会有微弱差异）。八烷基（C_8）的烷基覆盖在颗粒表面，形成疏水性界面，但其色散力（亲和力）相比更弱，可分离极性更大的化合物。

（2）其他键合硅胶吸附剂

① 氨基键合硅胶

作用原理主要是氢键、色散力及离子作用力，既可作反相色谱亦可用于正相色谱，主要适用于弱酸性、强极性化合物，例如核苷酸、糖类化合物的分离等。由于氨基键合硅胶容易水解脱落，且可形成死吸附，因此使用寿命一般较短。

② 二醇基键合硅胶

作用原理主要是氢键、色散力，一般是由缩甘油氧丙基硅烷键合相的水解产物，对有机酸和某些共聚物能获得较好分离，也适合于某些蛋白质的水系体积排斥色谱。

③ 氰基键合硅胶

作用原理主要是氢键及色散力，既可作反相色谱亦可用于正相色谱，正相层析中，氰基键合相的分离选择性与硅胶相似，但极性比硅胶相对弱，许多在硅胶上实现分离的物质也可用氰基键合相完成，它的优点是不可逆化学吸附相对较少；反相层析中，由于其特殊的色散力，对双键异构体或含有不等量双键数的化合物有更好的分离效果。

12.1.8 葡聚糖凝胶

葡聚糖凝胶由直链葡聚糖分子通过交联剂交联聚合而成,是具有分子筛效应的三维空间网状结构的高分子聚合物。

葡聚糖凝胶主要为孔径阻力，分子筛效应是其基本原理，大分子先流出，小分子后流出。但是，葡聚糖凝胶是大分子聚合物，其本身具有一定的吸附能力，主要作用力表现为色散力、取向力和氢键作用力，在水溶液体系的色谱分离时，色散力有时还起重要作用。

分子筛分离的过程中，化合物与吸附剂及流动相之间的作用力不可忽视，当解吸附力远远强于吸附力时，峰会前移甚至在前沿出现。分离中药复杂样品时，如果用于分离解吸附力与吸附力“差值”相差很大的两类化合物，会影响按分子大小流出的顺序。凝胶色谱的作用力平衡体系常常不被重视。一般情况下同系列化合物（同解吸附力与吸附力的“差值”体系）才按分子量的大小进行筛分分离，不是同一系列化合物时还要考虑吸附力的影响。例如丙二醇、丙三醇及乙二醇在葡聚糖凝胶色谱分析中，丙二醇的分子量比乙二醇大，但由于丙二醇与葡聚糖凝胶之间的范德华力作用，解吸附力与吸附力“差值”变小，即吸附力强，结果为丙二醇比乙二醇后出峰；丙三醇与乙二醇为同系列化合物，丙三醇分子量大，丙三醇出峰更快。

葡聚糖凝胶法分析多糖分子量时，如果同时存在中性多糖与酸性多糖，二者间解吸附力相差特别大。因为中性多糖与流动相水之间的作用力为分子间作用力，而酸性多糖可能增加了离子作用力，会使成盐的多糖明显前移，甚至接近前沿峰。

思考题

12-1 试分析在葡聚糖凝胶色谱分析中，有前沿峰能否说明样品中存在大分子杂质?

12-2 比较葡萄糖及葡萄糖醛酸在酸性流动相和近中性的流动相中出峰时间是否有差异?

葡聚糖凝胶不但用于色谱分析，也可以用于中药成分的精制分离，一般是利用其吸附作用将水溶性大的大分子去除。

12.2 吸附中的作用力体系

从本质上来看，吸附就是吸附剂、溶质与溶剂三者之间作用力平衡体系，吸附分离过程就是吸附、解吸附，甚至多次累积直至完全分离。

在这一过程中，溶质是否被吸附或解吸附，不能孤立地看吸附剂与溶质之间的作用力，如“极性化物溶于水后它们间的氢键就减弱甚至消失”的说法就不准确，分子之间作用力平衡，存在溶质分子之间、溶质与溶剂之间以及溶质与吸附剂之间的相互平衡。

对于同一成分，其分子间作用力不能很大，否则会难以溶解在溶剂中形成沉淀。因此，样品应尽量与流动相极性相近，因为在分离过程中如果与流动相的极性相差很大，成分之间的作用力强于溶剂与成分间的作用力，成分会从溶剂中析出，不能获得理想的分离效果。如果被分离物质在流动相或溶剂中能够溶解，由于成分在溶剂中的浓度相对较低，它们之间的相互影响较小，在色谱分离时溶质分子间的作用力影响可以忽略。

12.2.1 溶质与溶剂之间

流动相或溶剂与溶质分子之间的作用力，是解吸附或随流动相流出的驱动力，其作用力常常在色谱分离时被忽略。实际上，溶剂与溶质之间的作用力，也是决定分离效果的重要因素之一，可以简单地理解为“解吸附力”。

12.2.2 溶质与吸附剂之间

溶质与吸附剂之间的吸附力，是被吸附剂吸附而有留下趋势的作用力。相对流动相，这种溶质与固定相间的作用力可以简单理解为“吸附力”。

12.2.3 吸附中的作用力平衡体系

吸附分离，就是“固定相-溶质”“溶质-流动相”之间作用力的竞争，前者是“吸附力”，后者是“解吸附力”。成分在色谱柱中的移动速度和“吸附力”与“解吸附力”的差值直接相关，经过多次累积交换，直至完全分离。

只有通过作用力平衡体系来理解吸附与色谱分离，才能真正理解中药成分的吸附理论，不能仅关注成分与吸附剂间的作用力，而忽略成分与溶剂间的作用力。

如有A、B两个成分，在溶剂中A被吸附，B没有吸附，是不是A与吸附剂的作用力一定大于B与吸附剂的作用力？答案是否定的，因为吸附是个平衡体系，不是单个作用力的结果。A被吸附是因为A的“解吸附力”大于“吸附力”，B没有吸附是因为B的“吸附力”大于“解吸附力”。

为了更好地理解作用力平衡体系，可以将成分的色谱分离形象地比喻为在水溶液中的沉浮过程，有的物质浮在溶液（流动相）上，有的则落到了底部（固定相）。其过程中重力相当于“吸附力”，浮力相当于“解吸附力”，如果A沉在底部，B浮在水面，A的重力一定大于B的重力吗？显然是错误的，A 与B哪个沉在底部，哪个浮在水面，与其相对密度有关，即与其重力与浮力的差值直接有关。

12.3 吸附分离形式

一般来讲，吸附分离存在两种形式，一种是在溶剂中成分被吸附剂吸附并采用另一种溶剂解吸附的分离过程，称为“静态吸附分离”；另一种是在一种溶剂中经吸附、解吸附多次累积放大其作用力差异，最终达到分离，称为“吸附色谱分离”。

12.3.1 静态吸附分离

静态吸附也可称为选择性吸附或竞争性吸附，其基本特征是通过成分与吸附剂、溶剂之间作用力的一次平衡实现完全分离，是中药制药中最常见的分离方式。

静态吸附分离可以将吸附剂置于柱内，药液流经分离柱，成分吸附在吸附剂柱床上，再用适当溶剂将成分洗脱下来，这种分离方法只包含吸附-洗脱两个过程，操作简单。目前大孔树脂、聚酰胺、离子交换树脂、活性炭大多数是以静态吸附分离形式进行。

思考题 12-3

一次萃取就能完成分离，与液—液色谱中无数单元的萃取累积分离有什么区别呢？

活性炭脱色或放置在房间内吸附甲醛、活性炭吸附热原、药液通过大孔树脂吸附黄酮、离子交换树脂用于水处理等均属于静态吸附。

生产中也有将其他吸附剂用于静态吸附的，如中药提取物制备注射剂去除鞣质工艺（七叶皂苷注射剂的制备），就可以将其醇溶液经过氧化铝柱，鞣质因与氧化铝形成死吸附不能随醇溶液流出而被去除。

静态吸附的另一种方法是将吸附剂放入药物溶液中，搅拌、静置，让吸附剂与溶液成分充分接触、吸附，如果用吸附剂去除杂质，直接滤除吸附剂即可，如果用吸附剂吸附药物成分，则滤出吸附剂后用适当溶剂洗脱成分即得。如注射剂生产工艺中活性炭去除热原就是采用此方法，由于活性炭柱层析较为困难，为了提高吸附效率，活性炭吸附银杏内酯也可以采用此种方法。

从吸附中的作用力平衡体系来看，静态吸附实际上是指将“吸附力”与“解吸附力”差值较大的两类物质进行分离，一类物质“吸附力”远远小于其“解吸附力”而随溶液流出，另一种是“吸附力”远远大于“解吸附力”而被吸附。静态吸附以形成吸附饱和为度，进一步增加溶质量就会形成成分泄漏。

由于该类吸附属于选择性或竞争性吸附，即在吸附分离过程中与吸附剂作用力强的成分会竞争其他作用力弱的成分而抢占结合位点，如果吸附饱和后，再继续上样会产生顶替色谱的效果，与吸附剂作用力强的物质顶替与吸附剂作用力弱的物质，后者吸附量大大降低而容易泄漏损失。

例如用聚酰胺制备甘草黄酮，当聚酰胺吸附总黄酮饱和后，如果继续上样，含一个酚羟基的甘草苷被含有两个酚羟的甘草素顶替而逐步泄漏，而甘草素仍可以继续被“静态吸附”在聚酰胺柱上。

由于静态吸附物质的吸附力远大于解吸附力，因而被吸附物质在柱床中不随流动相移动。一般认为，静态吸附分离过程与塔板理论无关，因此无需色谱分离那样强调径高比，甚至粗短柱也可以取得很好的分离效果，比如离子交换树脂用于水处理时一般为径高比较大的粗径柱。

以大孔树脂柱为例，在其静态吸附中，大孔树脂粒径较大，加上其多孔结构，如果药液快速流过树脂，溶液中溶质与大孔树脂间无法充分接触，成分就不能够在树脂颗粒内的孔隙间充分渗透、吸附，只有保持吸附剂与成分间的充分接触才能更好地发挥吸附效率，因此药液流过柱脂床的速度不能太快，可以适当放慢药液在树脂床上的移动速度（线速度），利于树脂吸附；当然也要注意药液均匀流过柱床，防止侧漏导致的成分损失。

12.3.2 色谱分离

色谱分离是非常复杂的过程，它是色谱体系热力学过程和动力学过程的综合表现。热力学过程是指在组分体系中分配系数相关的过程，动力学过程是指组分在该体系两相间扩散和传递的过程。组分、流动相和固定相三者的热力学性质使不同组分在流动相和固定相中具有不同的分配系数，分配系数的大小反映了组分在固定相上的溶解-挥发或吸附-解吸的能力。分配系数大的组分在固定相上的溶解或吸附能力强，因此在柱内的移动速度慢；反之，分配系数小的组分在固定相上的溶解或吸附能力弱，在柱内的移动速度快。经过一定时间后，由于分配系数的差别，使各组分在柱内形成差速移行，达到分离的目的。

从吸附中的作用力平衡体系来看，色谱分离实际上是指将“吸附力”与“解吸附力”差值比较小的两类物质进行分离，即两类成分的作用力差异比较小，并且将化合物在体系中调整为“吸附力”与“解吸附力”相当，成分慢慢随流动相流经吸附柱，在吸附剂上不断吸附、解吸附，经反复多次累积，使微小的差异放大，而实现成分间的完全分离。

色谱热力学理论是从相平衡观点来研究分离过程，从而构成塔板理论（Plate theory)。动力学理论是从动力学观点研究各种动力学因素对色谱峰的影响，从而构成速率理论（Rate theory）。

（1）塔板理论

马丁（Martin）和辛格（Synge）在平衡色谱理论的基础上，提出了塔板理论。塔板理论是以色谱柱与蒸馏塔相比拟为出发点的半经验理论，该理论为广大色谱工作者所承认和采用。设想色谱柱中有许多塔板，在每个塔板的间隔内，试样组分在两相间达到分配平衡，经过多次的分配平衡后，分配系数小的先流出色谱柱。由于色谱柱中两块虚拟塔板间的距离很小，每米柱长中的塔板数很多，故分配系数相差微小的组分经过很多次的分配平衡后也可得到分离。同时还引入塔板数和塔板高度作为衡量柱效的指标。

实际上组分在色谱柱中的分离过程是连续的，不存在界限明确而相等的区域，故塔板理论的概念不完全符合色谱分离的真实情况，是一个半经验式的理论。

（2）速率理论

目前已知，塔板理论是一种半经验性的理论，它用热力学观点说明了溶质在色谱柱中移动的情况，解释了流出线的形状，并提出了计算和评价柱效高低的参数。但是，色谱过程不仅受热力学因素的影响，还与分子的扩散、传质等动力学因素有关，因此塔板理论只能定性地给出板高的概念，却不能解释板高受哪些影响，也不能说明为什么在不同的流速下，可以测得不同的理论塔板数，因而它的应用有一定局限性。速率理论把色谱过程看作为一个动态的过程，研究动力学因素对峰展宽（即柱效）的影响，解释了塔板理论所不能说明的问题。

（3）静态吸附与色谱分离的区别

① 静态吸附过程中，吸附剂对溶质的吸附力远大于溶剂对溶质的作用力，成分被吸附后几乎不会在吸附剂和溶剂之间交换移动；而吸附色谱分离过程中吸附力与解吸附力相近，被分离物质需要在吸附剂上经过多次交换才能获得分离，其分离度相对更高。

② 静态吸附要求分离柱较粗，使化合物与吸附剂充分接触、吸附；而吸附色谱分离则要求分离柱细长（通常强调径高比 1：10），以增加塔板数，减少扩散。

12.4 实　例

银杏叶为银杏科植物银杏（*Ginkgo biloba* L.）的干燥叶，具有活血化瘀、通络止痛、敛肺平喘、化浊降脂的功效。现代研究表明，银杏叶中主要活性成分为黄酮类成分（图12–7）和萜内酯类化合物（图12–8）。

本例以银杏叶中主要成分黄酮类、倍半萜、二萜类成分为对象，讨论在各种不同吸附剂及洗脱剂上的作用力类型及大小，以帮助理解复杂中药成分体系中成分的吸附分离过程。

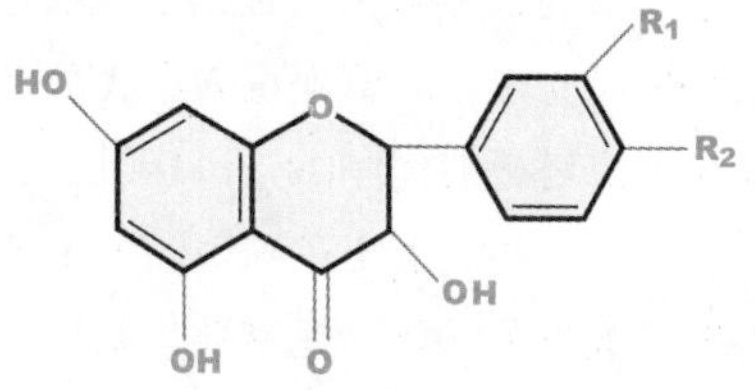

黄酮类成分	R_1	R_2
山奈素	H	OCH_3
槲皮素	OH	OH
异鼠李素	OCH_3	OH

图 12–7　银杏叶提取物中黄酮类成分结构

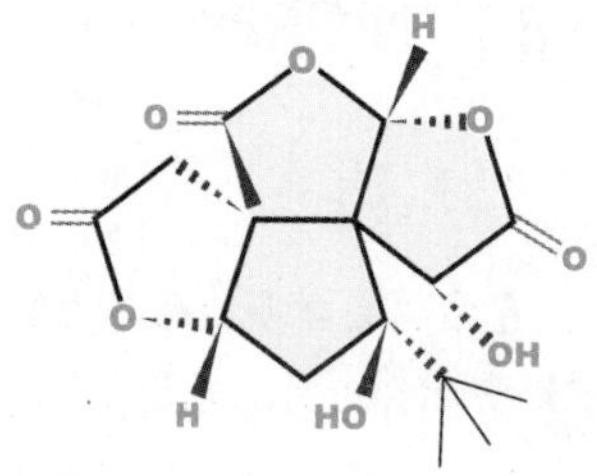

白果内酯（倍半萜）

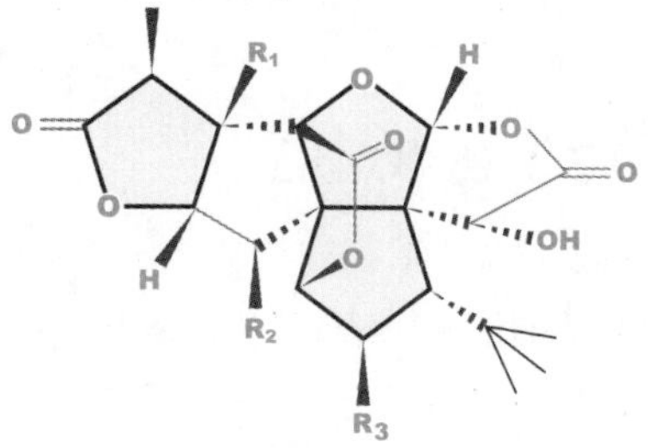

二萜类成分	R_1	R_2	R_3
银杏内脂 A	OH	H	H
银杏内脂 B	OH	OH	H
银杏内脂 C	OH	OH	OH

图 12–8　银杏叶提取物中萜内酯类成分结构

思考题

12-4　将银杏叶提取物（含总黄酮 24%，总内酯 6%）分别用硅胶、氧化铝拌样进行柱层析，分别以乙酸乙酯、乙醇洗脱，在洗脱液中各含有什么成分？

12-5　取银杏叶提取物（含总黄酮 24%，总内酯 6%），用水溶解，分别通过大孔树脂、聚酰胺、活性炭柱，流出液中含有什么成分？柱子分别以乙醇洗脱，在洗脱液中液主要有什么成分？

（1）活性成分与硅胶作用力分析

硅胶吸附力主要包含氢键吸附力，此外还有相对较弱的取向力及色散力，因而可以吸附各种类型的化合物。银杏叶中黄酮苷及苷元类成分与硅胶能形成较强的氢键作用力和相对较弱的色散力及取向力；萜内酯类化合物虽然也能跟硅胶形成氢键，但氢键作用相对较弱，吸附效果不如黄酮类成分。

当使用乙酸乙酯作为洗脱剂时，由于乙酸乙酯色散力强，氢键作用力相对较弱，与中低极性的萜内酯、黄酮苷元类化合物综合作用力强于吸附力，因此能将它们洗脱下来；而用乙醇作为洗脱剂时，由于乙醇的氢键作用力更强，并且加上更强的取向力，因此除能洗脱苷元、倍半萜和二萜类成分外，还能够进一步将黄酮苷洗脱下来（表 12–1）。

表 12–1　银杏叶提取物中不同类型成分在吸附分离中的作用力分析

成分结构	作用力类型	吸附力		解吸附力	
		硅胶	氧化铝	乙酸乙酯	乙醇
黄酮苷元	氢键	+++	+++	+++	++++
	色散力	++	++	+++	++
	取向力	+	+	+	++
	配位离子力	-	+++++	-	-
黄酮苷	氢键	++++	++++	++++	+++++
	色散力	++	++	+++	++
	取向力	++	++	+	++
	配位离子力	-	+++++	-	-
倍半萜	氢键	++	++	++	+++
	色散力	++	++	++	++
	取向力	+	+	+	++
	配位离子力	-	-	-	-
二萜类	氢键	++	++	+++	++++
	色散力	+++	+++	+++	++
	取向力	+	+	+	++
	配位离子力	-	-	-	-

注：表中“+、–”号，只能表示各种作用力的相对强弱，不能理解为量化的作用力大小。

（2）活性成分与氧化铝作用力分析

氧化铝吸附具有一定的氢键作用力，而且氧化铝含孤对电子，易与大π共轭体系形成配位效应；具有酸碱两性，易形成离子键，另外，氧化铝还具有大于硅胶的色散力和取向力。

银杏叶提取物中的黄酮由于具有大π体系，能形成配位作用及离子作用，产生强吸附，同时还能形成氢键，并具有色散力、取向力，所以黄酮类化合物在氧化铝上吸附牢固，乙酸乙酯及乙醇均不能将其洗脱。而萜内酯类化合物与氧化铝主要形成氢键作用力，同时存在一定的色散力及取向力，但吸附力相对黄酮类成分弱，乙酸乙酯及乙醇均能将其洗脱下来。

（3）活性成分与活性炭作用力分析

活性炭吸附一般在水溶液中进行，与溶质之间的作用力主要为色散力和取向力。黄酮苷及苷元类化合物具有大共轭结构，色散力较强，可以被活性炭吸附，但由于黄酮苷与水之间的氢键作用较强，因而在水溶液体系中黄酮苷基本不能被吸附，而黄酮苷元能部分被吸附。相比二萜内酯，倍半萜内酯的极性相对稍大，与水之间的氢键作用力强，在水溶液中不能被活性炭吸附，而二萜内酯在水溶液中可被活性炭吸附。因而，在实际中药制药生产过程中，可以通过这一方式实现银杏叶中的白果内酯和其他二萜内酯类成分的分离。

（4）活性成分与聚酰胺作用力分析

聚酰胺由于酰胺结构的存在可以跟酚羟基形成特殊氢键而产生特异性的强吸附，此外还有较弱的色散力及取向力。因而银杏叶中黄酮苷及苷元均可以与聚酰胺形成特殊氢键，在水溶液系统中被聚酰胺吸附；而萜内酯类化合物没有酚羟基，不存在特殊氢键作用力，只具有较弱的色散力和取向力，由于水分子与萜内酯类成分中的多个氧原子可形成较强的氢键作用力，因而在水溶液体系中萜内酯类成分不能被吸附。当以不同浓度乙醇为溶剂洗脱时，其与黄酮类成分的氢键作用力很强，同时还具有较强的色散力和取向力，因此能把黄酮苷及苷元洗脱，不过洗脱顺序是黄酮苷类成分先于黄酮苷元类成分。

（5）活性成分与大孔树脂的作用力分析

大孔树脂具有苯乙烯结构，色散力较强，对含共轭双键、芳环结构的物质和大分子具有良好的吸附性。银杏叶提取物中黄酮苷及苷元类具有大共轭体系，有很强的色散力，在水溶液体系中可以被大孔树脂很好吸附，而萜内酯类化合物分子结构较大，色散力较强，也可以被大孔树脂吸附。当以乙醇作为溶剂洗脱时，可以将这几类成分洗脱下来（表 12–2）。

表 12–2　银杏叶提取物中不同类型成分在不同树脂吸附分离中的作用力分析

成分结构	作用力类型	吸附力			解吸附力	
		活性炭	聚酰胺	大孔树脂	水	乙醇
黄酮苷元	氢键	-	+++	-	+++++	++++
	色散力	+++	+	+++++	+	++
	取向力	+++	+	+	+	++
	特殊氢键	-	++++	-	-	-
黄酮苷	氢键	-	+++	-	+++++	+++++
	色散力	+++	+	+++++	+	++
	取向力	+++	+	+	+	++
	特殊氢键	-	++++	-	-	-
倍半萜	氢键	-	++	-	++++	++++
	色散力	++++	+	+++++	+	++
	取向力	++	+	+	+	++
二萜类	氢键	-	++	-	+++++	++++
	色散力	+++++	+	+++++	+	++
	取向力	+++	+	+	+	++

本章小结

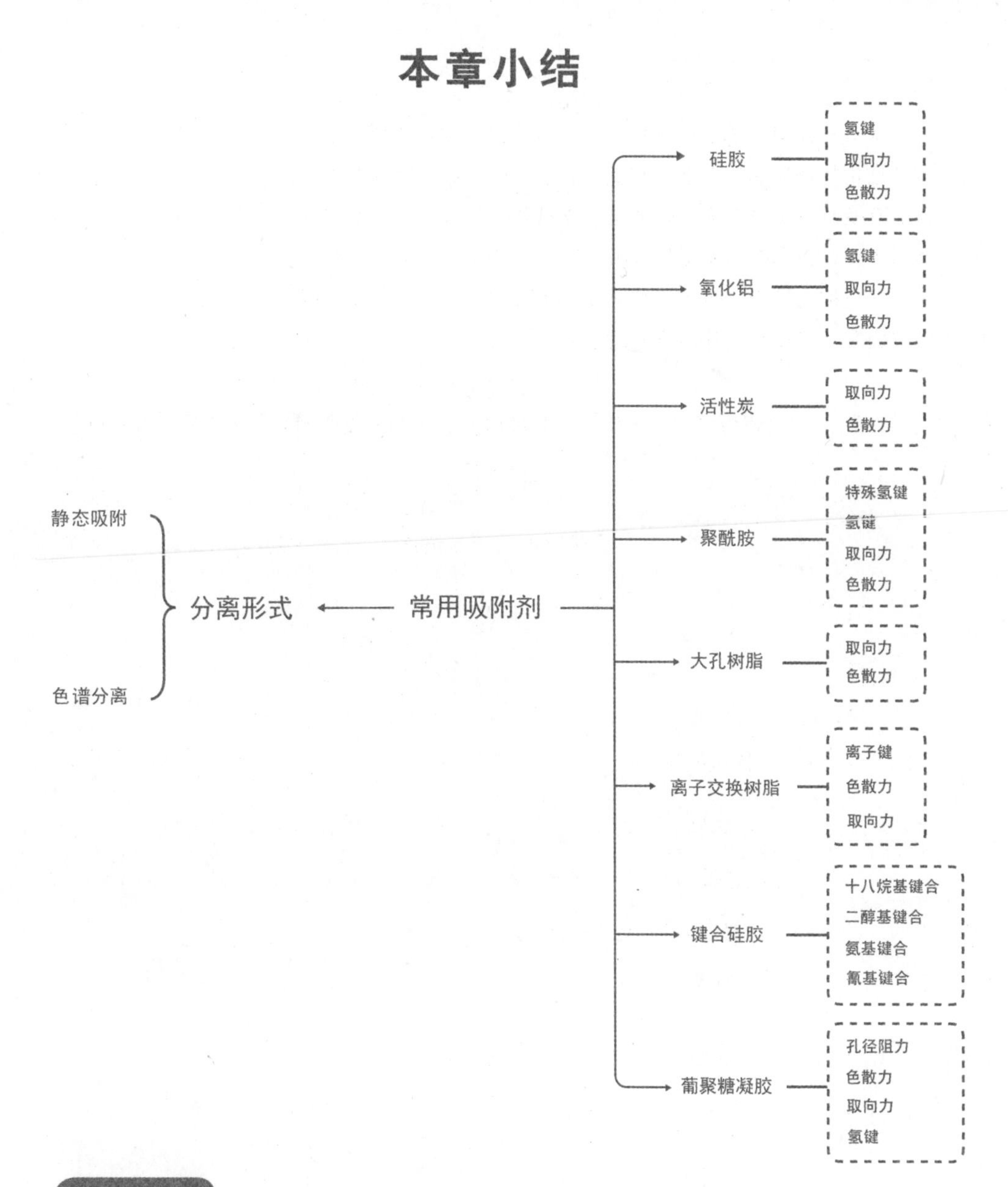

综合题

12-1 甘草中含有黄酮、酸性皂苷，请设计出各类成分的分离方法。

12-2 一味中药中含绿原酸类、水溶性生物碱、中性皂苷及以槲皮素为代表的黄酮类，请设计各类成分的分离方法。

12-3 甜叶菊糖苷是甜味剂，查阅文献，设计其分离方法，并说明其理由。

12-4 查找文献，请设计从银杏叶中提取、分离银杏提取物（含总黄酮与总内酯）、总黄酮、总内酯、总二萜内酯的方法。

习 题 答 案

【思考题】

12-1

不一定，一般无机盐及离子极性化合物（如葡萄糖醛酸盐）与水的作用力特别强，流动力强，会在前沿出峰。

葡聚糖凝胶色谱分析中仍然存在吸附效应，只有同系列化合物才会按分子大小顺序流出。

12-2

离子化合物多为离子作用力，流动力增强，因此葡萄糖醛酸在酸性流动相和近中性流动相中出峰时间不一样，酸性条件下与葡萄糖相近，中性溶液中为离子态，出峰时间会大大缩短，甚至在前沿出峰。

12-3

一次萃取类似于吸附层析中的静态吸附，液-液色谱类似于塔板理论的动态吸附。只有成分在两相间分配常数差异很大时，才会一次萃取就能完成分离；如果成分在两相间分配常数相近，要通过液-液色谱中无数单元的萃取累积才能实现分离。

12-4

硅胶层析：　乙酸乙酯流分：含银杏内酯、黄酮苷元；
　　乙醇流分：含黄酮苷

氧化铝层析：氧化铝吸附力强于硅胶，且对多酚结构易形成死吸附。
　　乙酸乙酯流分：含银杏内酯；
　　乙醇流分：乙酸乙酯未洗脱下来的内酯（可能会有很少量黄酮苷）。

12-5

大孔树脂：　流出液分：泄漏的银杏内酯与黄酮；
　　乙醇流分：总黄酮（苷）、银杏总内酯（银杏二萜内酯及白果内酯）。

聚 酰 胺：　流出液分：泄漏的黄酮，银杏总内酯；
　　乙醇流分：总黄酮（苷）。

活性炭柱：　流出液分：泄漏的黄酮与白果内酯；
　　乙醇流分：银杏二萜内酯。

【综合题】

12-1

药液酸化后先通过聚酰胺吸附，聚酰胺柱水洗再醇洗，醇洗液回收得甘草总黄酮。

流出液通过大孔树脂吸附，树脂柱水洗再醇洗，醇洗液回收得甘草酸性皂苷。

12-2

药液调至中性，使绿原酸类成盐，先通过大孔树脂吸附，中性皂苷及以槲皮素被吸附，用弱碱（如氨水）洗脱，得总黄酮，再用醇洗脱得中性皂苷。

流出液再酸化，先通过大孔树脂吸附，绿原酸类被树脂柱吸附，醇洗得总酸。

树脂流出液经阳离子交换树脂，氨水洗脱得总生物碱。

12-3

甜叶菊糖苷是中性皂苷类甜味剂，可以被大孔树脂吸附。

甜叶菊水煎液通过经大孔树脂吸附，氢氧化钠溶液洗脱去除有机酸及酚性杂质如鞣质，酸洗去除氨基酸及生物碱类杂质，醇洗液回收得中性皂苷，经活性炭脱色，醇溶液析晶得甜叶菊糖苷。

12-4

(1) 银杏叶用水煎煮提取，滤液酸化，分别进行以下操作：

a. 大孔树脂:流出液及水洗液弃去；
乙醇流分：总黄酮与总内酯。

b. 聚 酰 胺：流出液及水洗液制备总内酯；
乙醇流分：总黄酮（苷）。

流出液再用大孔树脂吸附，醇洗液回收得富含内酯的提取物；

流出液再用活性炭柱吸附，醇洗液回收，结晶得总银杏二萜内酯。

(2) 大孔树脂法制备的银杏提取物（含总黄酮与总内酯），再进行以下分离：

a. 干法氧化铝柱，乙酸乙酯洗脱，回收，结晶，得总内酯（含白果内酯）结晶。

b. 水溶解，活性炭柱吸附，醇洗液回收，结晶得总二萜内酯（不含白果内酯）。

13

制剂实例

中药制药的生产过程，从原药材到制剂成药的每步工艺，均与成分的理化性质及化学性质相关。以中药制药化学理论为指导，用典型中药生产中的实例，从成分理化特征如极性、分子大小、酸碱性、挥发性、升华性及其复杂体系中成分存在状态及化学反应特征全面解析中药复杂成分在生产过程中的作用规律，从而进一步把握中药制药的工艺内涵及中药生产中影响质量的要素，从本质上认识中药制药过程，保证产品质量的均一与稳定。

13.1 热毒宁注射液的制备

热毒宁注射液为中药复方注射剂，由金银花、栀子和青蒿三味中药组成。临床上用于外感风热所致感冒、咳嗽，症见高热、微恶风寒、头身疼痛、咳嗽、痰黄；上呼吸道感染、急性支气管炎见上述证候者。金银花中的主要成分为有机酸、环烯醚萜苷、黄酮及挥发油类，其中有机酸的代表成分为绿原酸。青蒿中的有效成分为青蒿素、青蒿酸、东莨菪亭、水杨酸等非挥发性成分及挥发油类成分。栀子中的主要成分为栀子苷、京尼平苷酸、马钱子苷等水溶性成分及胶质、色素等脂溶性成分。

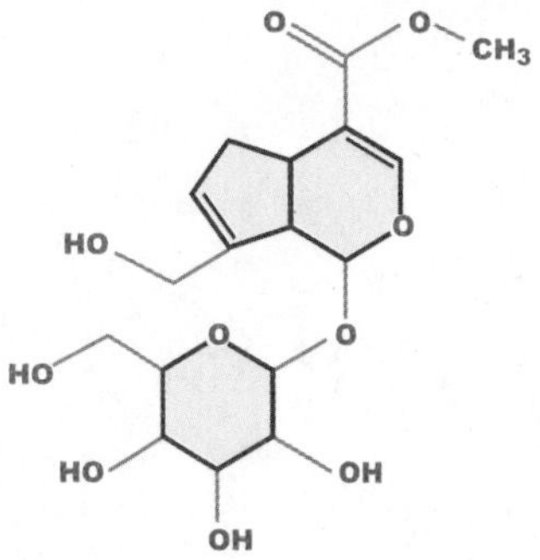

栀子苷

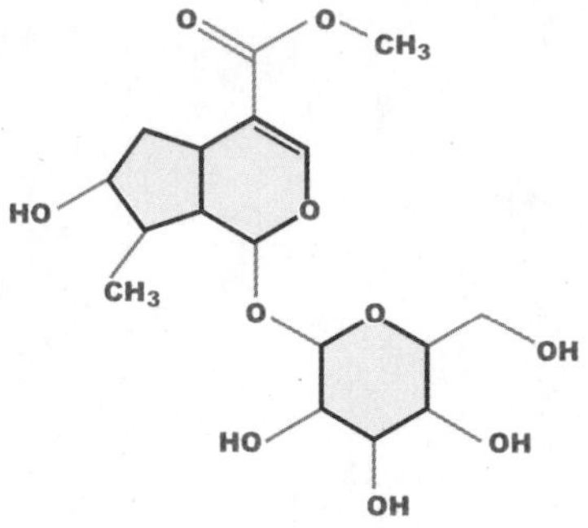

马钱子苷

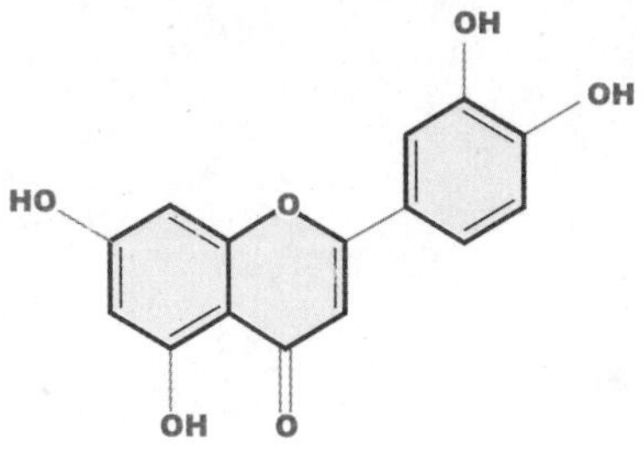

木犀草素

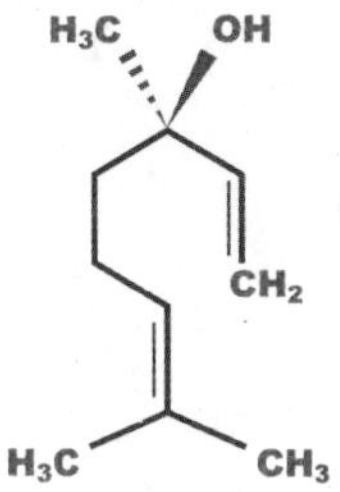

芳樟醇

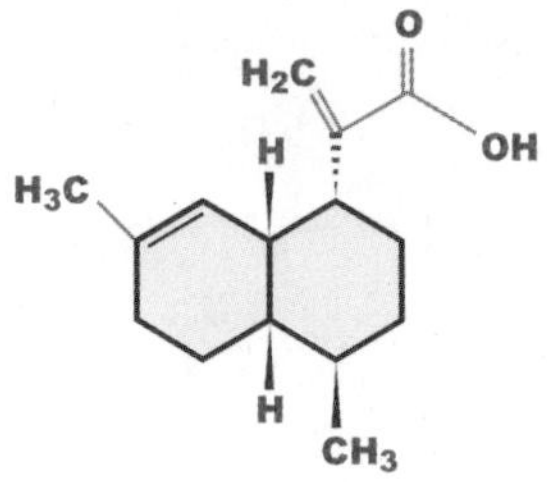

青蒿酸

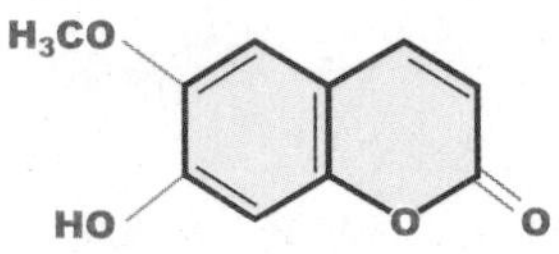

东莨菪亭

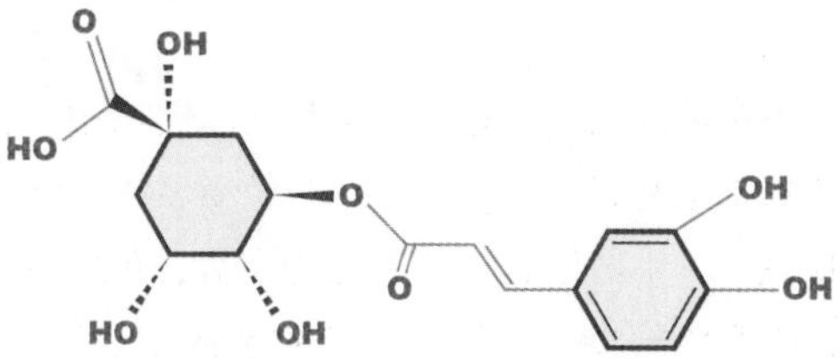

绿原酸

13.1.1 中间体 1 的制备

（1）制备工艺

金银花加水，水蒸气蒸馏提取芳香水，备用；滤出药液，药材加水提取，过滤，合并煎液，浓缩，备用。

青蒿加水，水蒸气蒸馏提取挥发油，备用；滤出药液，药材加水提取，过滤，合并煎液，浓缩，80% 醇沉，静置，取上清液，回收浓缩，与金银花浸膏一起 75% 醇沉，静置，取上清液回收，水溶，调 pH 2 左右，用有机溶剂萃取，取溶剂，溶剂回收得到中间体 1（图 13–1）。

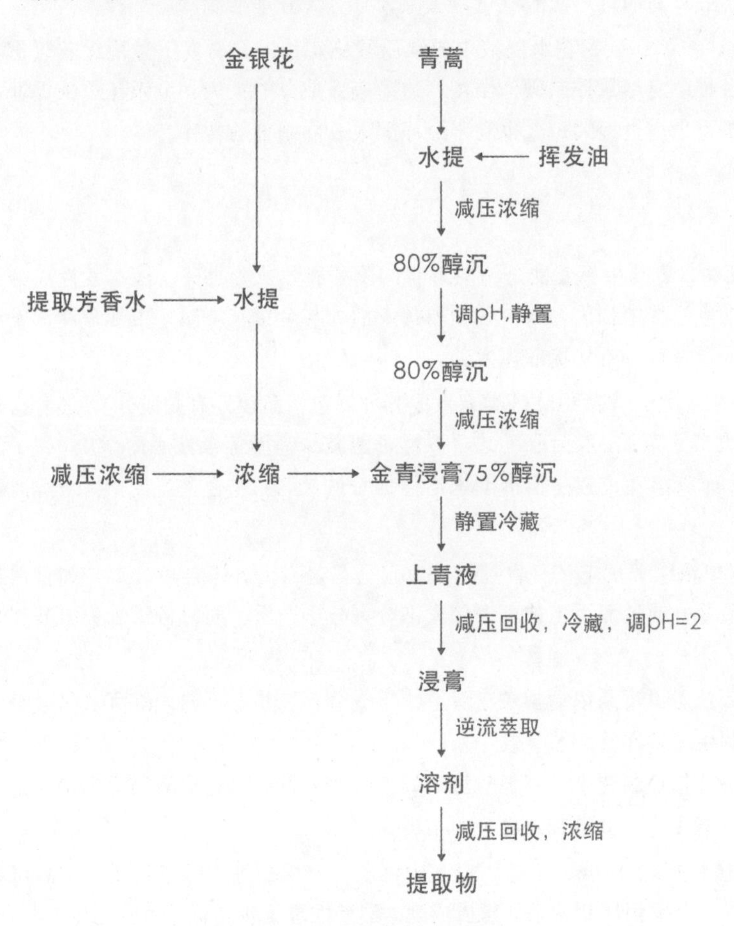

图 13–1 中间体 1 的制备流程

（2）工艺分析

① 金银花

a. 提取芳香水：金银花中挥发油是清热解毒的主要有效成分之一，因挥发性成分会在提取、回收、浓缩等过程中损失，故单独提取挥发油。但是，水蒸气蒸馏提取金银花挥发油时，因为其挥发油的密度和水较为接近，一般以乳浊液混悬在水溶液中，虽然不能很好地使油水分层，但是提取芳香水可以最大限度地保留有效成分。

b. 金银花水提取工艺：金银花中以绿原酸为代表的有机酸为水溶性成分，故以水为提取溶剂，并且有助于药材中其他脂溶性成分的提取率。相比青蒿，金银花水提取物中大分子杂质较少，一般只需通过一次醇沉可以去除大部分大分子杂质。

c. 减压回收、浓缩：金银花水提液中的绿原酸稳定性差，易发生异构化及氧化、水解反应，在生产过程中应尽量控制操作温度，避免有效成分的损失。金银花单独提取、浓缩，药液体积减少、生产过程缩短，也利于绿原酸成分向制剂的转移。

② 青蒿

a. 提取挥发油：青蒿中挥发油是清热解毒的重要有效成分之一，因挥发性成分会在提取、回收、浓缩等过程中损失，故单独提取挥发油。与金银花不同，由于青蒿挥发油能在蒸馏液中油水分层，可以直接提取挥发油。

b. 青蒿水提取工艺：青蒿中除各类有效成分外（包括脂溶性有效成分），还含有较多的水溶性成分及大分子杂质，水提取工艺可以尽可能减少油脂等极性小的杂质，利于注射剂的澄清与稳定，而脂溶性成分主要借助水溶性成分的缔合、复合进行助溶、增溶而提取出来。

c. 青蒿水提取浓缩醇沉工艺：青蒿为全草入药，含有大分子杂质较多，如蛋白质、多糖、大分子鞣质等，通过醇沉工艺可去除大部分大分子杂质，同时可以去除氨基酸、多肽等离子性杂质。

浓缩工艺，要注意温度及浓缩相对密度，由于成分存在状态不同，醇沉效果会有明显差异，应严格控制生产条件及工艺参数。

醇沉工艺应该严格控制速度，避免醇沉时局部醇浓度过高引起溶液局部出现大量析出物并快速凝聚而包裹成分，引起有效成分的损失。

d. 青蒿提取物的醇溶液碱沉工艺：青蒿中鞣质、有机酸等小分子物质，在醇沉时去除不完全，在醇溶液中调 pH8 以上后，鞣质成盐，醇溶性进一步降低，鞣质去除更为彻底。

加碱调 pH 值时，要注意避免局部碱浓度过高引起溶液成分的变化。

此外，金银花不能同样地经过醇碱沉工艺处理，一方面绿原酸盐会损失，另一方面碱液中绿原酸等成分更不稳定。

③ 复方提取物醇沉

通过醇沉工艺可去除金银花中大部分大分子杂质。并进一步去除青蒿中的大分子杂质。

醇沉去除大分子杂质及氨基酸、多肽等离子性杂质，可简化溶液体系中成分存在的状态与形式，减少氨基酸、多肽等表面活性剂样成分的作用，利于有效成分的萃取与溶液分层。

④ 复方药液水沉

通过水沉工艺，特别是低温水沉，可以尽量去除部分因助溶或过饱和溶解的脂溶性成分，增加制剂澄清与稳定性。

水沉工艺应注意工艺参数的一致性，特别是药液浓缩程度，药液浓缩后再用水稀释至一定体积进行水沉。

⑤ 萃取工艺

本复方中没有明确的生物碱类有效成分，但有多种酸性有效成分。在溶液中多数以离子态存在，不能被有机溶剂萃取。当药液调至 pH 值至 2 后，通过离子抵制使有机酸类成分呈游离态，可以用有机溶剂萃取出有效成分。

有机溶剂萃取，可进一步去除大分子杂质及单糖寡糖类杂质，精制有效成分，利于制剂的安全有效。

13.1.2 中间体 2 的制备

（1）制备工艺

栀子加稀醇提取两次，合并醇液，回收，浓缩，水溶，调 pH 酸性，用有机溶剂萃取，溶剂回收、干燥，得到中间体 2（图 13–2）。

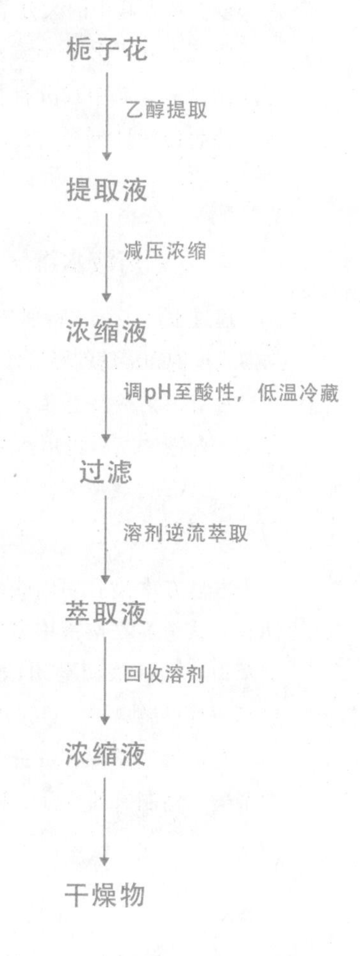

图 13–2 中间体 2 的制备流程

（2）工艺分析

① 乙醇提取工艺

以栀子苷为代表的环烯醚萜苷是栀子药材的主要有效成分，但栀子中果胶、树脂、多糖、蛋白质等大分子物质较多，用乙醇提取一方面可利用乙醇的渗透性比水强而提高有效成分的提取率，另一方面乙醇提取可尽量减少果胶、树脂、多糖、蛋白质等大分子物质的提取。

② 水沉工艺

通过水沉工艺，特别是低温水沉，可以尽量去除部分因助溶或过饱和溶解的脂溶性成分，增加制剂澄清与稳定性。

调 pH 值使有机酸呈游离态而沉淀，利于去除脂肪酸等杂质。

水沉工艺应注意工艺参数的一致性，特别是药液浓缩程度，药液浓缩后再用水稀释至一定体积进行水沉。

③ 萃取工艺

栀子苷等环烯醚萜苷的极性较大，需要用极性较大的有机溶剂进行萃取富集。有机溶剂萃取可进一步去除大分子杂质及单糖寡糖类杂质，精制有效成分。

13.2 丹参注射液及丹参滴注液的制备

丹参注射液及丹参滴注液是我国目前为止临床应用量最大的中药注射液，活血化瘀功效显著，常用于治疗心肌缺血及脑梗塞、脑卒中等疾病。

丹参中主要水溶性有效成分有丹参素、原儿茶醛、丹参酚酸 B、丹参酚酸 D 等，而丹参酮类成分为脂溶性成分，在注射剂中含量极低。

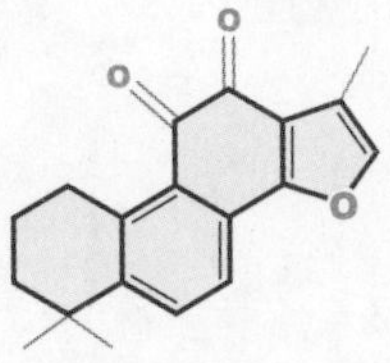

丹参酮ⅡA 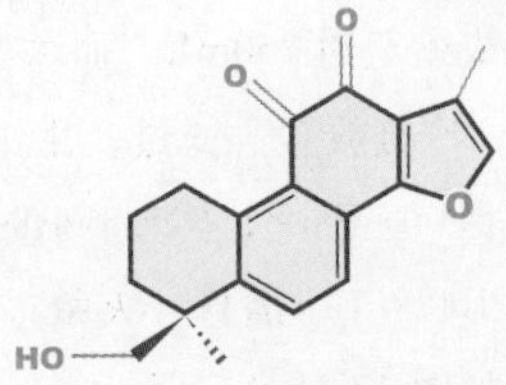　　　　丹参酮ⅡB

丹酚酸 B 是由三分子丹参素与一分子咖啡酸缩合而成，其结构中的酯键可经碱水解，伴随着呋喃环的开环，转化生成丹参素、原儿茶醛、丹酚酸 D 或迷迭香酸。丹酚酸 B 可能的转化途径见图 13-3。

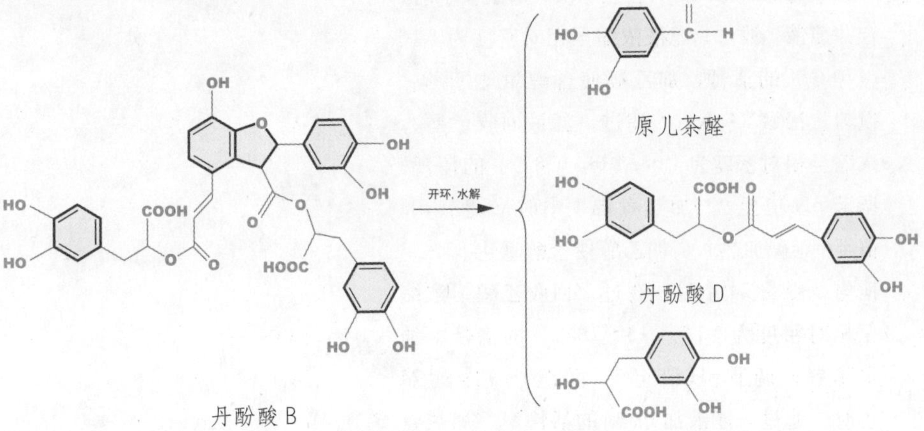

丹酚酸 B　开环，水解　原儿茶醛　丹酚酸 D　丹参素

图 13-3　丹酚酸 B 碱水解主要产物

13.2.1 制备工艺

（1）丹参注射液制备工艺

取丹参1500g，加水煎煮3次，第一次2小时，第二、三次各1.5小时，合并煎液，滤过，滤液减压浓缩至750mL；加乙醇沉淀2次，第一次使用含醇量为75％的乙醇，第二次含醇量为85％，每次均冷藏放置后滤过；滤液回收乙醇，并浓缩至约250mL，加注射用水至400mL，混匀，冷藏放置，滤过，用10％氢氧化钠溶液调节pH值至6.8，煮沸半小时，滤过，加注射用水至1000mL，灌封，灭菌，即得。

具体工艺如图13–4所示。

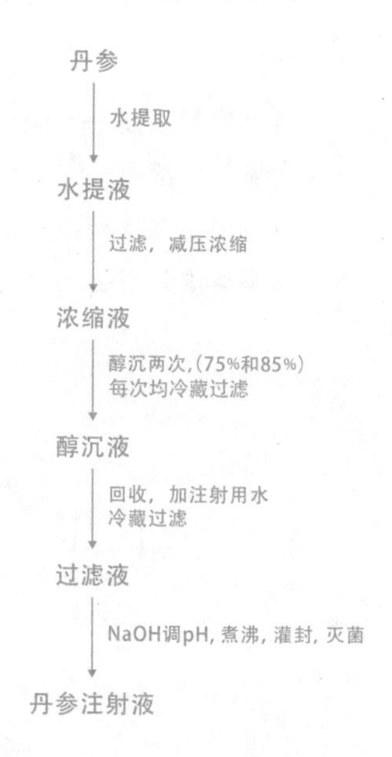

图13–4 丹参注射液的制备流程

（2）丹参滴注液制备工艺

取丹参64g，加水煎煮3次，每次2小时，合并煎液，滤过，滤液浓缩至相对密度为1.16（70℃）的清膏；加乙醇使含醇量达75%，搅匀，冷藏24小时，滤过，滤液回收乙醇，浓缩至相对密度为1.06~1.08（78℃）的清膏，调节pH值至9，加热煮沸1小时，调节pH值至6（碱加热），加乙醇使含醇量达85%，搅匀，冷藏24小时，滤过；回收乙醇，浓缩至相对密度为1.11~1.13（78℃）的清膏，加水稀释，调节pH值至3（酸沉），冷藏72小时，滤过。滤液加0.1%的活性炭，加热煮沸15分钟（活性炭吸附），滤过，滤液备用。取葡萄糖50g，加入煮沸的注射用水中，使成50%~60%的浓溶液，加盐酸适量，同时加入0.1%的活性炭，混匀，加热煮沸15分钟，趁热滤过脱炭，滤液与上述丹参滤液合并，调节pH值至5~6，加注射用水至规定量，滤过，精滤，超滤，灌封，灭菌，即得。

具体工艺如图13–5所示。

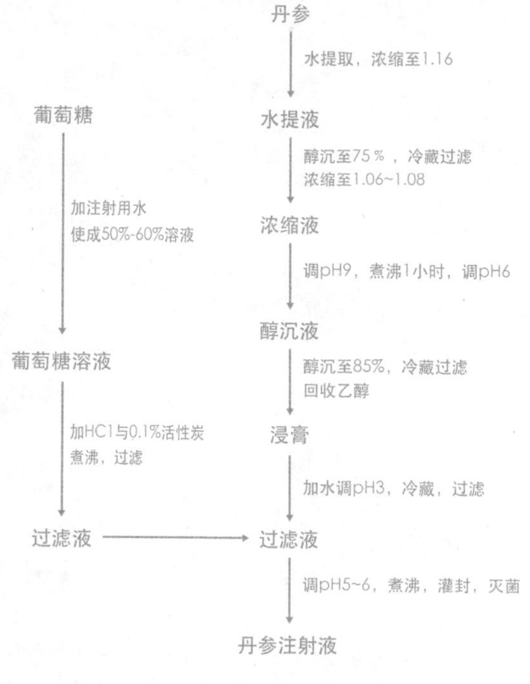

图13–5 丹参滴注液的制备流程

13.2.2 工艺分析

（1）提取

a. 丹参中酚酸类成分是注射液中的主要有效成分，此类成分的水溶性大，活性强。而丹参酮类成分因存在邻二醌结构，色泽深，成分不稳定，水溶性差，不利于注射剂的成型与稳定，因此制剂生产采用水提取的方法。

b. 丹参酚酸类成分不稳定，特别是丹参酚酸 B 在水煎煮的过程中，部分转化成丹参素及原儿茶醛，因此，常常出现丹参素及原儿茶醛成分提取率超过 100% 的情况。

c. 丹参酚酸类成分含有羧基及多个酚羟基，在水煎液中以盐的形式存在，研究表明，丹参酚酸 B 等多以镁盐存在，成盐状态加速提取过程中丹参酚酸 B 等成分的不断转变。

d. 丹参注射液及滴注液提取生产时，一般用注射用水提取，避免水中无机盐离子的带入形成更为复杂的盐类，从而进一步影响成分转变。

e. 水煎煮提取的药液，含有杂质较多，如多糖、蛋白质、多肽、氨基酸、鞣质等；还含有小分子糖类，其中以四糖水苏糖为主，其他还含有单糖、双糖如果糖、葡萄糖等，含很少量三糖。单糖及寡糖是丹参水提液中固含物的主要成分，其他大分子杂质与水溶性有效成分也占固含物的一定比例。

f. 药液浓缩过程中，丹参注射液以丹参酚酸 B 为目标有效成分，应该控制减压条件，在较低温度下进行药液浓缩，以减少丹参酚酸 B 转化。丹参滴注液以丹参素、原儿茶醛为目标有效成分，可以在稍高的温度下回收浓缩，加速成分转化。

（2）醇沉工艺

两种注射液均采用二级醇沉工艺，第一次为 75％乙醇浓度，第二次为 85％乙醇浓度进行醇沉。在醇沉工艺中，要注意：

a. 浓缩药液的相对密度对醇沉工艺效果有明显影响，因为浓缩程度不同（密度越大时影响越大），成分存在状态不同，相同醇浓度醇沉所得到的成分组成有所差异，且醇溶液中固含物量也相差较大。

b. 醇沉过程注意醇沉操作过程控制，避免局部醇浓度过高引起快速沉淀凝聚导致药物成分损失。

c. 醇浓度递增法中，二级醇沉（75%、85%）效果与一级醇沉相比，会使有效成分转移率增加，杂质含量更低，因为药液浓缩状态不同，沉淀效果不同。

d. 一般认为 75% 至 85% 的乙醇浓度醇沉去除的是大分子杂质，实际上溶液中以盐形式存在的多肽、氨基酸等绝大部分被醇沉淀去除，而且分子偏大的多酚酸盐也会沉淀损失，如丹参酚酸 B（有些在生产过程中调 pH 值，pH 值越高则损失越大）会有部分损失。单糖、双糖、寡糖等在醇溶液中溶解度较小，分子量越大溶解度越小，因此 75% 醇沉时四糖以上的糖大部分已沉淀去除，85% 醇沉时单糖、双糖也有一定损失，三糖大部分沉淀去除，四糖基本沉淀完全。

c. 醇沉后醇液长时间冷藏有利于成分醇沉完全，不仅方便生产过滤，也有利于制剂质量稳定。

（3）碱水解工艺

滴注液主要有效成分与注射液有所差别，是以丹参素为主，因此为提高丹参素有效成分含量，可采用碱水解工艺。药液调 pH 值至 9 加热煮沸 1 小时后，绝大部分丹参酚酸 B 转化成丹参素。

（4）水沉工艺

a. 药液浓缩后，加水稀释，再水沉。因为浓缩程度不同，成分存在状态不同，一般情况下浓缩程度越高（相对密度越大），成分间缔合物、复合物越多，水沉效果越好。在生产过程中一定要控制相对密度一致性。

b. 长时间冷藏使药液中水不溶性杂质沉淀更完全；其中滴注液还采用了酸水沉淀工艺，酸水沉淀能进一步使其他脂溶性有机酸杂质去除，利于制剂澄清、稳定；加 0.1% 的活性炭处理，一方面可去除热原，另一方面活性炭脱色及吸附残留脂溶性杂质，使产品质量进一步稳定、提高。

（5）配液灌封工艺

a. 药液均调 pH 值至近中性，利于有机酸类成分的物理稳定性。

b. 大部分注射液及滴注液均采用了超滤工艺，超滤可进一步去除高分子杂质及热原；一般选择 3 万 ~5 万分子量的超滤膜，1 万分子量的超滤膜会使丹酚酸 B 有 30% 以上的损失，从而改变注射剂成分组成，影响疗效。

c. 实际生产过程中，常常采用充氮等灌封工艺，驱赶注射液中的氧气，减少注射液成分在贮存期内氧化、转化，确保质量稳定，制剂澄明。

d. 高温灭菌过程会引起成分变化，最容易出现沉淀或析晶，出现不溶性微粒。

c. 部分生产企业还在在关键步骤采用充氮工艺，防止成分氧化、转化。

13.3 芎菊上清片的制备

芎菊上清片由川芎、菊花、黄芩、栀子、炒蔓荆子、黄连、薄荷、连翘、荆芥穗、羌活、藁本、桔梗、防风、甘草、白芷15味中药组成，具有清热解表、散风止痛功效。用于外感风邪引起的恶风身热、偏正头痛、鼻流清涕、牙疼喉痛。

其中，川芎中的主要成分为挥发性成分、有机酸类、蒽醌类成分，其中代表性挥发性成分为川芎嗪、藁本内酯。菊花中的主要成分为酚酸类、黄酮类成分，其中黄酮类代表性成分为木犀草苷，酚酸类成分为绿原酸。黄芩中的主要成分为黄酮类、挥发性成分，其中黄酮类代表性成分为黄芩苷、黄芩素、汉黄芩素。栀子中的主要成分为环烯醚萜类、有机酸类、黄酮类成分，其中环烯醚萜类成分代表为栀子苷，有机酸类为熊果酸、绿原酸，黄酮类为栀子素。炒蔓荆子中的主要成分为黄酮类、苯丙素类、萜类成分，其中黄酮类代表性成分为蔓荆子黄素，木犀草素。黄连中的主要成分为生物碱类、酚酸类成分，其中生物碱类代表性成分为小檗碱。薄荷中的主要成分为一些挥发性成分，其中代表性成分为薄荷醇、薄荷酮。连翘中的主要成分为木脂素类、苯乙烯类衍生物，其中代表性成分为连翘苷、连翘酯苷。荆芥穗中的主要成分为挥发性成分、黄酮类、有机酸类，其中代表性挥发性成分为胡薄荷酮。羌活中的主要成分为挥发性成分、香豆素类成分，其中代表性挥发性成分为α-侧柏烯、α-蒎烯及β-蒎烯，香豆素类代表性成分为异欧前胡素、羌活醇。藁本中的主要成分为挥发性成分、酚酸类成分，其中代表性挥发性成分为藁本内酯。桔梗中的主要成分为皂苷类、三萜类、黄酮类成分，其中代表性皂苷类成分为桔梗酸，三萜类成分为远志酸。防风中的主要成分为色原酮类、香豆素类、有机酸类成分，其中代表性色原酮类成分为升麻素苷，香豆素类成分为欧前胡素。甘草中的主要成分为皂苷类、黄酮类、三萜类成分，其中代表性皂苷类成分为甘草酸，黄酮类成分为甘草苷，三萜类成分为甘草次酸。白芷中的主要成分为香豆素类、挥发性成分，其中代表性香豆素类成分为欧前胡素。

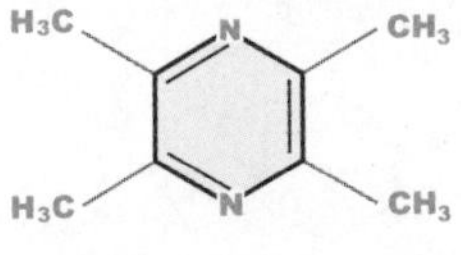

川芎嗪 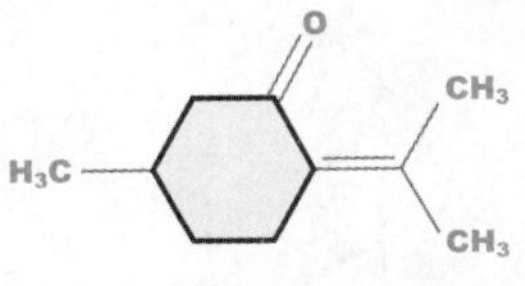　　胡薄荷酮 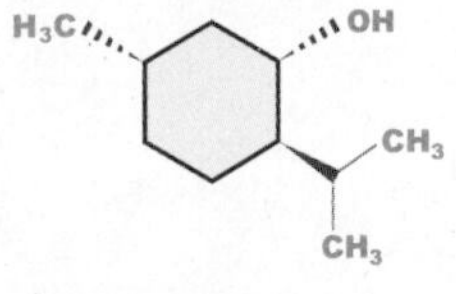　　薄荷醇

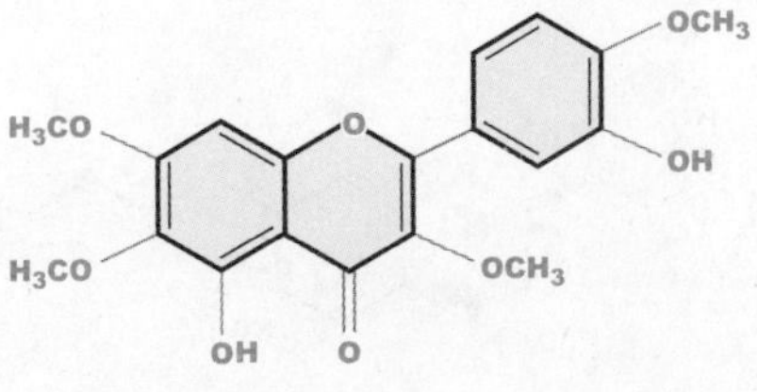

蔓荆子黄素 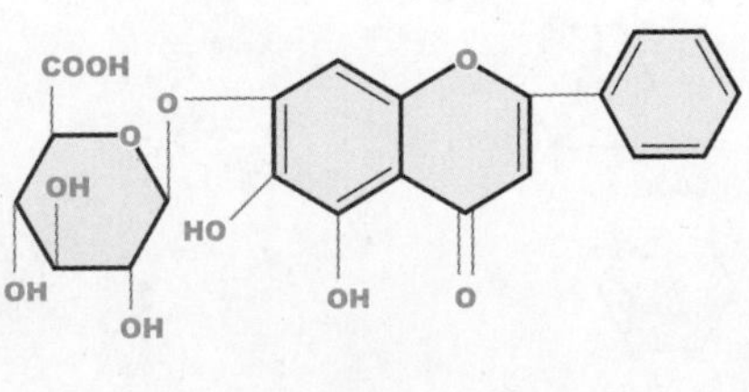　　黄芩苷

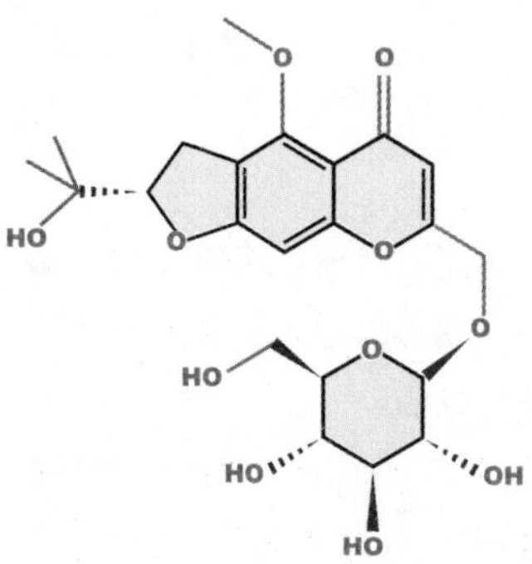

升麻素苷

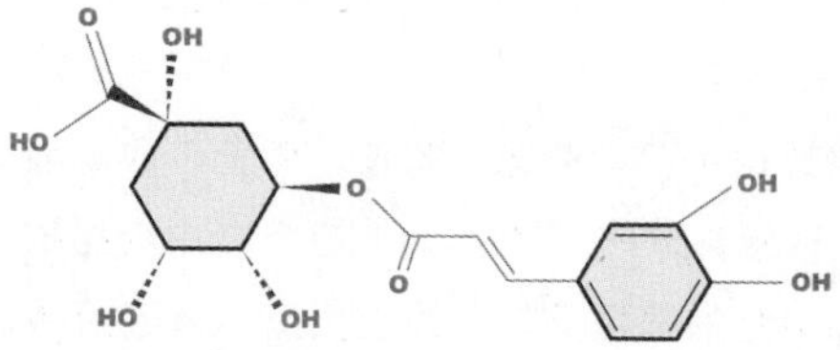

绿原酸

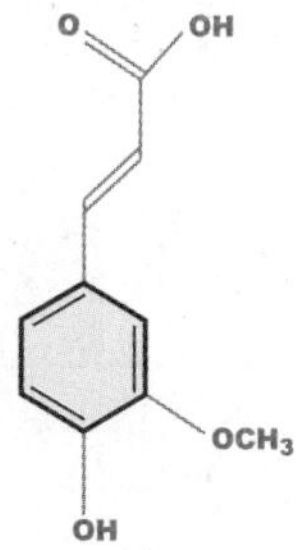

阿魏酸

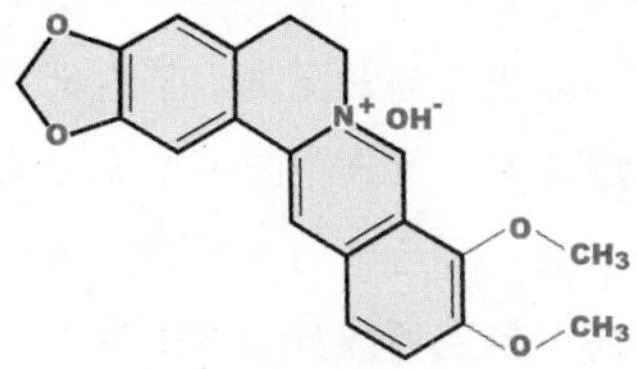

小檗碱

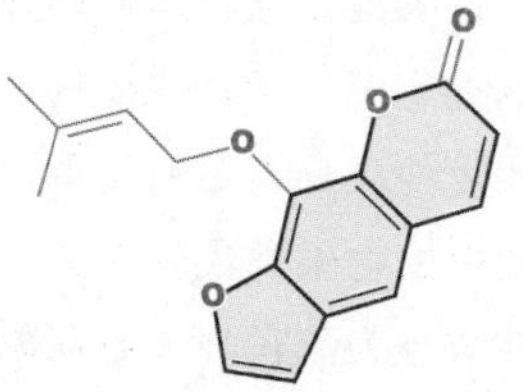

欧前胡素

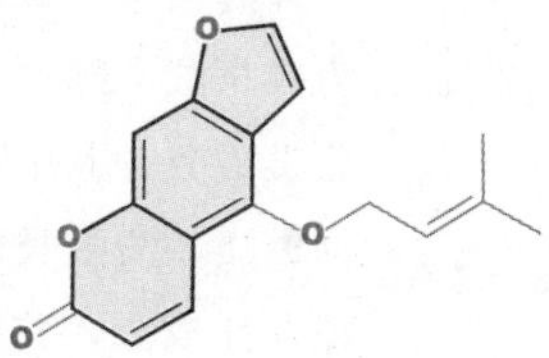

异欧前胡素

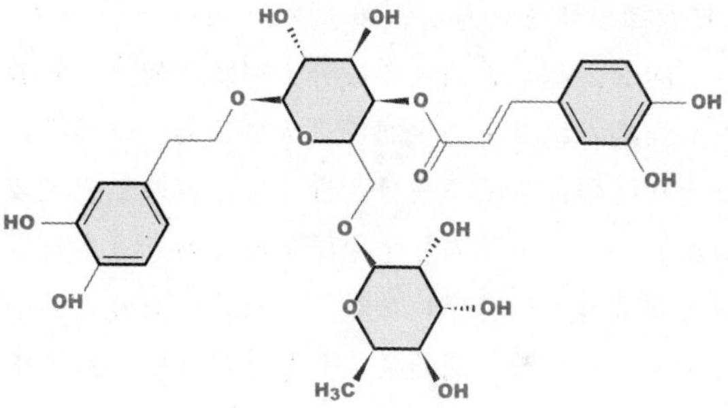

连翘酯苷 A

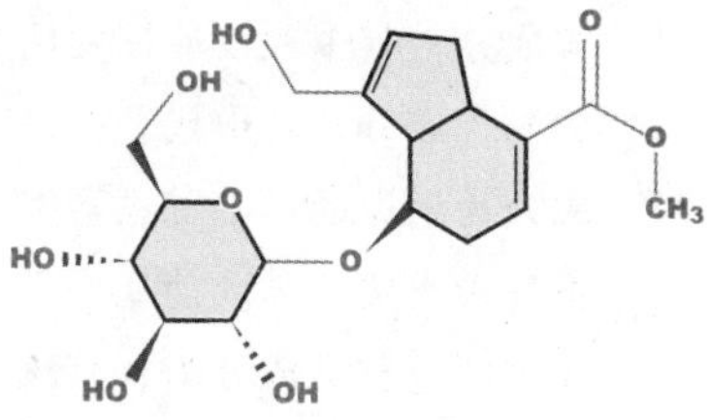

栀子苷

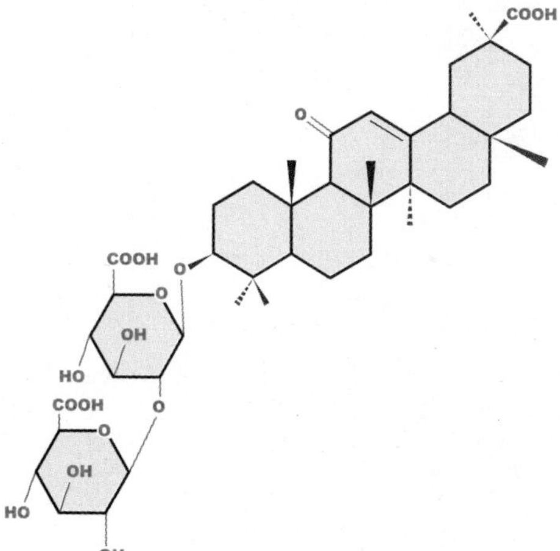

甘草酸

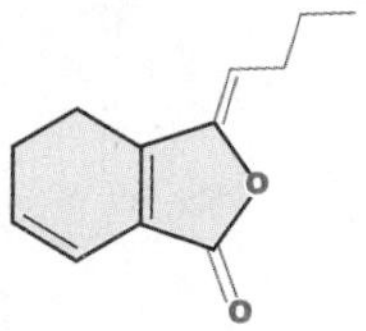

藁苯内酯

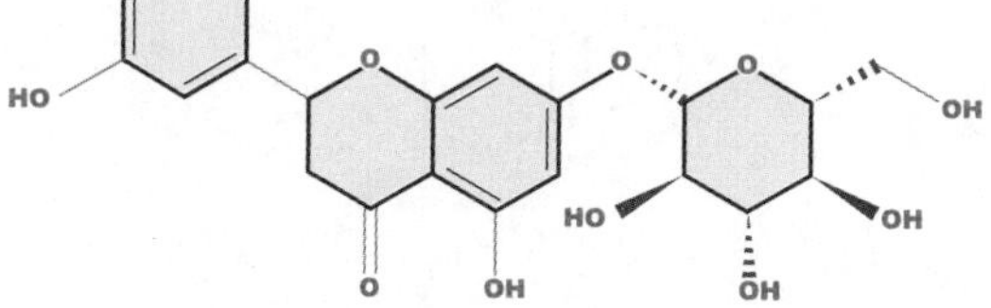

木犀草苷

13.3.1 制备工艺

以上十五味，川芎、黄连粉碎成细粉，过筛；薄荷、连翘、荆芥穗提取挥发油后，药渣加水煎煮2小时，滤过；炒蔓荆子、防风、藁本、桔梗、黄芩、栀子、甘草加水煎煮2次，每次2小时，滤过，合并滤液；白芷、羌活，用70%乙醇作溶剂，进行渗漉，收集渗漉液，回收乙醇；菊花热浸2次，每次2小时，滤过。合并以上各滤液，减压浓缩成稠膏状，加入川芎、黄连细粉及糊精、淀粉适量，混匀，制成颗粒，60℃以下干燥，喷加薄荷、连翘、荆芥穗挥发油，混匀，压制成1000片，包糖衣，即得（图13-6）。

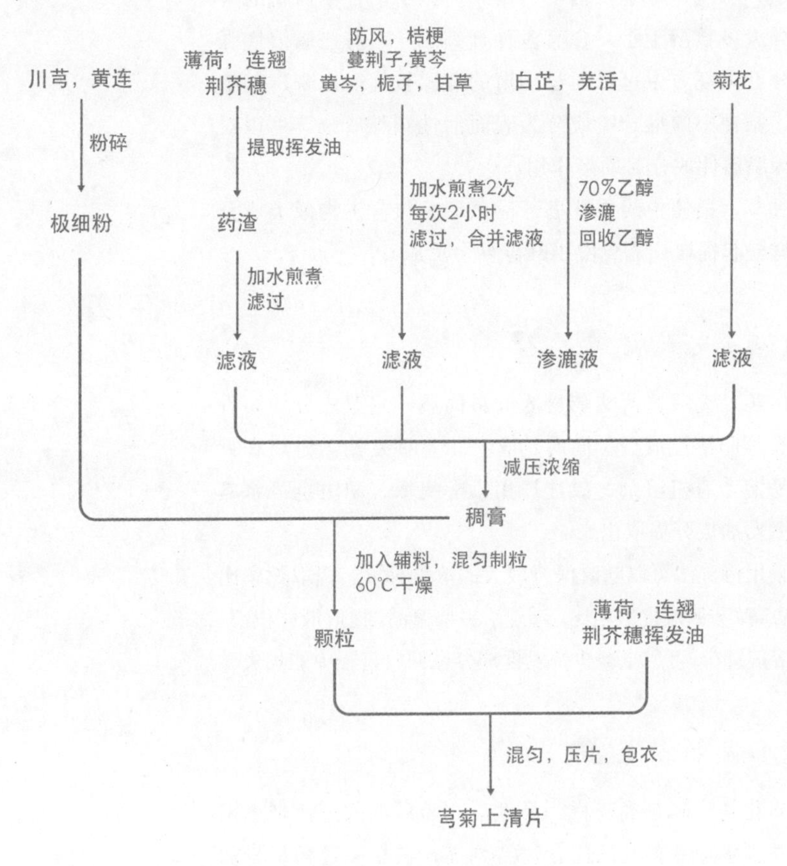

图13-6 芎菊上清片的制备流程

13.3.2 工艺分析

（1）粉碎

川芎中以藁本内酯为代表的挥发性成分无法用水蒸气蒸馏法提取，因为它不能油水分层；且阿魏酸等成分不稳定。黄连的主要成分是小檗碱等生物碱类的成分，若与其他药材共煎会发生酸碱反应形成复合物，导致有效成分流失。因此这二味药选择直接粉碎成细粉，在成型工艺中直接用原粉入药，加入稠膏混匀后制粒压片。

（2）提挥发油及水煎工艺

薄荷、连翘、荆芥穗三味药材含大量挥发油，可用水蒸气蒸馏法提取，提取挥发油后，过滤后的药渣再加水煎煮 1 次，可以提取出水溶性成分。

（3）水煎工艺

水煎是中药汤药最传统的、应用最广泛的提取工艺。蔓荆子、防风、藁本、桔梗、黄芩、栀子、甘草药材的有效成分大多数溶于水，含有多种苷类成分，有些脂溶性强的成分在大复方中可以通过助溶的方式被提取出来。其中甘草、桔梗中的皂苷类成分为表面活性剂类成分，可以对黄酮等脂溶性成分起助溶作用。

甘草、桔梗中的酸性皂苷应该避免与含生物碱类成分的药材一起提取，避免发生酸碱复合反应。

（4）乙醇渗漉工艺

白芷、羌活这两味药材为同科同属，主要成分均为香豆素类等脂溶性成分，同时均含有少量挥发油。游离香豆素类易溶于有机溶剂，故选择用乙醇提取，同时也可将其中的挥发油成分提取出来。

采用渗漉法可以随时保持较大的浓度梯度，提取效率比浸渍法高。与回流提取相比，渗漉法提取率高，提取液体积小，回收溶剂量少，可尽量减少挥发性成分在回收过程中的损失。

（5）热浸工艺

菊花是一味花类药材，易煮烂，为后续的过滤带来困难，并且水煎煮得到的固含物特别高，甚至超过药材量的 50%，不利于后面的制剂成型。热浸法有两个好处，一是有效成分如同泡茶一样提取率高，提取温度相对低很多，特别是菊花含有以绿原酸为代表的酚酸类成分，绿原酸很容易异构化，长时间高温加热过程中会发生位移转化反应，即发生分子内酯基的迁移，生成各种异构体，同时也容易发生氧化及水解反应。二是菊花不会煮烂，提取物固体量低。

（6）成型工艺

各滤液合并，减压浓缩至稠膏状时，醇提取、水提取的脂溶性成分及水溶性成分相互融合在一起，不会相互分层，得到均匀浸膏。加入药材细粉、辅料等制粒，60℃以下干燥，喷加挥发油，混匀，压片，包糖衣，即得。

（7）工艺值得改进之处

本品工艺尚有值得探讨甚至改进之处，主要有：

a. 制剂工艺太复杂，可适当合并，如菊花与醇提药材合并，水提取工艺中的药材与挥发油提取后的药渣合并提取。

b. 挥发油可用环糊精包合等方法提高制剂稳定性。

c. 制粒法可采用低温喷雾一步制粒，减少受热时间，提高有效成分含量。

中药制药化学实验

实验 1 绿原酸的成分转化试验

(1)实验目的

① 掌握绿原酸的结构特征，了解不同条件下绿原酸的化学转化规律。
② 掌握中药成分位移转化反应的特点及影响因素。

(2)仪器与试剂

① 仪器：高效液相色谱仪、万分之一天平、水浴锅、量筒（100mL）、玻璃试管、胶头滴管、玻璃棒、冷凝管、圆底烧瓶（100mL）、电热套（100mL）。
② 试剂：绿原酸对照品、乙腈（色谱纯）、甲醇（色谱纯）、甲酸、纯化水、氢氧化钠、乙酸。
③ 药材：金银花。

(3)实验内容

① 绿原酸溶液配制：精密称取绿原酸对照品 2mg，置 50mL 量瓶中，加水定容至刻度，制成约 40μg/mL 的溶液，即得。
② 金银花提取物溶液的制备：称适量金银花提加 12 倍水煎煮提取，滤取滤液，加水制成 5mg/mL 药材的溶液。
③ 绿原酸在碱性溶液中的稳定性：取上述金银花提取物溶液 10mL，置玻璃试管中，加入 10% 的氢氧化钠 1 滴，摇匀，100℃水浴 30 秒钟，加入醋酸 1 滴，摇匀，取样，过滤，取续滤液，检测。
④ 绿原酸在加热过程中的稳定性：取上述金银花提取物溶液 25mL 至圆底烧瓶中，称重，加热回流 15 分钟，用水补足失重，摇匀，取样，过滤，取续滤液，检测。
⑤ 绿原酸 HPLC 测定

a. 色谱条件：以十八烷基键合硅胶为固定相；以乙腈-0.5% 甲酸水溶液（13∶87）或甲醇-0.5% 甲酸(30∶70)水溶液为流动相; 检测波长为 327nm; 柱温 25℃; 流速 1.0mL/min。

b. 测定法：精密吸取供试品溶液 5μL 或 10μL，注入液相色谱仪，测定，即得。以外标一点法计算药液中绿原酸含量。

比较加热及碱处理前后药液中绿原酸的含量变化，并观察 HPLC 色谱图中色谱峰变化情况。

（4）结果分析与讨论

① 比较碱溶液条件下和加热回流条件下的绿原酸的损失率，并分析原因。

② 分析图谱中色谱峰的变化，解析绿原酸的成分变化规律。

③ 如果用绿原酸对照品进行相同实验，HPLC 色谱图中可能有几个色谱峰，各峰高情况如何？

（5）实验小结及指导性建议

① 实验前应充分预习，查阅相关文献，了解绿原酸的结构及其不稳定基团，并在实验前假设实验可能的结果，与实际实验结果进行对比。

② 绿原酸的称定性较差，本单元仅设计了单因素单水平比较实验。请查阅文献，思考如何设计一个完整的实验来考察绿原酸的稳定性，影响因素包括溶液 pH 值（酸碱性）、温度、光照。

③ 在 HPLC 分析时，发现了成分含量发生了变化，思考如何通过进一步的实验来确定结构转化的过程或规律？并进一步讨论中药提取精制过程中成分转化对药物有效性安全性有何影响？

④ 在进行中药有效成分或部位含量测定时，紫外分光光度（比色法）与 HPLC 法测定有何区别？

拓展

a. 用桑叶替代金银花采用相同实验方法处理，比较两组结果，并分析原因。

b. 用石膏与金银花复方提取，采用相同实验，比较结果，分析原因。

c. 查阅文献，有没有绿原酸结构中咖啡酰向其他结构羟基上位移的实例。

实验 2 复合盐用于甘草、黄连的提取时对有效成分的影响

(1)实验目的

① 掌握甘草、黄连主要有效成分结构及性质，熟悉复合盐的形成对甘草、黄连合并提取效果的影响。

② 掌握中药复合盐形成的条件及原理，了解中药复方中哪些药味需要避免混合煎煮提取。

(2)仪器与试剂

① 仪器及材料：圆底烧瓶、电热套、冷凝管、量筒（1000mL）、烘箱、高效液相色谱仪、分析天平、10mL 容量瓶、玻璃棒、药典筛。

② 试剂：盐酸小檗碱对照品、甘草酸铵对照品、甲醇（色谱纯）、乙腈（色谱纯）、纯化水、甲酸、盐酸、氢氧化钠。

③ 药材：黄连、甘草。

(3)实验内容

① 甘草、黄连单味药材的提取：称取甘草药材 50g，加入 10 倍量水，煎煮 0.5 小时，滤过，备用。称取黄连药材 50g，加入 10 倍量水，煎煮 0.5 小时，滤过，备用。

② 复方甘草、黄连混合提取：称取甘草、黄连药材各 50g，加入 10 倍量水，煎煮 0.5 小时，滤过，备用。

③ 甘草酸 HPLC 含量测定

a. 色谱条件：以十八烷基键合硅胶为固定相；以乙腈-0.1% 三氟乙酸（35∶65）为流动相；检测波长为 254nm；柱温 25℃；流速 1.0mL/min。

b. 对照品溶液的配制：取甘草酸铵对照品适量，精密称定，用甲醇溶解并稀释至 0.15 mg/mL，制成对照品溶液。

c. 供试品溶液的配制：分别取甘草药材提取液与复方甘草黄连提取液 1mL，分别置 10mL 量瓶中，加水稀释至刻度，摇匀，过滤，取续滤液，即得。

d. 测定法：分别精密吸取对照品溶液与供试品溶液各 10μL，注入液相色谱仪，测定，即得。

e. 计算方法：以外标一点法计算药液中甘草酸的含量。

④ 小檗碱 HPLC 含量测定

a. 色谱条件：以十八烷基键合硅胶为固定相，以乙腈-0.1% 三氟乙酸溶液（35 65）为流动相；检测波长为 345nm；柱温 30℃；流速 1.0mL/min。

b. 供试品溶液的配制：分别取黄连药材提取液与复方甘草黄连提取液 1mL，分别置 10mL 量瓶中，加水稀释至刻度，摇匀，过滤，取续滤液，即得。

c. 将对照品溶液的配制：取盐酸小檗碱对照品适量，精密称定，用甲醇溶解并稀释至 0.1mg/mL 的对照品溶液。

释至 0.1mg/mL 的对照品溶液。

d. 测定法：分别精密吸取对照品溶液与供试品溶液各 10μL，注入液相色谱仪，测定，即得。以外标一点法计算药液中小檗碱的含量。

（4）结果分析与讨论

① 甘草单煎、合煎时，有效成分甘草酸的含量如何变化？

② 黄连单煎、合煎时，有效成分盐酸小檗碱的含量如何变化？

③ 中药哪些药材在复方煎煮提取时需要注意复合物的形成？如何防止复合盐的形成对制剂生产过程中有效成分提取率的影响？

（5）实验小结及指导性建议

① 预习甘草和黄连中主要活性成分有哪些，并了解它们的基本结构与性质，含量测定的方法及相应检测条件，在实验中可按文献条件设置检测方法。

② 甘草中主要成分甘草酸为何具有助溶作用？在实验过程中学生可增加甘草与其他药材配伍的共煎煮试验，分析对成分的影响。

③ 请问如何制备甘草酸与小檗碱的酸碱复合物？

④ 请查阅相关文献，对于中药提取过程中容易形成复合物的复方，如何合理设计提取工艺？

拓展

a. 用黄芩替代甘草，采用相同实验方案，比较结果。

b. 甘草酸溶液、苦参碱溶液及甘草酸苦参碱混合液分别用 1KDa 超滤膜超滤，比较实验结果，分析原因。

c. 按人参平肺散处方（人参、知母、地骨皮、桑白皮、橘红等），以芒果苷为指标，进行复方煎煮及知母另煎的比较试验，讨论中药汤药单煎的意义。

实验3 不同工艺过程对芍药中芍药苷的影响

(1) 实验目的

① 掌握芍药苷的结构特征及其理化性质。

② 熟悉不同生产工艺条件下芍药苷的变化规律。

(2) 仪器与试剂

① 仪器：高效液相色谱仪、旋转蒸发仪、电磁炉、煎煮锅（10L）、量筒（1L、250mL、100mL）、离心机、分析天平、烧杯（2L、1L、250mL）、容量瓶（10mL、50mL）。

② 试剂：芍药苷对照品、纯化水、甲醇（色谱纯）、甲酸、乙醇、盐酸、氢氧化钠。

③ 药材：芍药。

(3) 实验内容

① 芍药的提取：每组称取芍药300g，加10倍量水煎煮1小时，滤过，取滤液，即得芍药提取药液。

② 浓缩工艺：取芍药提取液1000mL分别按以下方法进行浓缩。

A组：采用常压浓缩方式浓缩至50~60g清膏，称取重量，留样检测。

B组：采用旋转蒸发仪减压浓缩（80℃~90℃）至50~60g的清膏，称取重量，留样检测。

③ 醇沉工艺：取减压浓缩的清膏，按以下醇沉方法进行。

A组：每组称取浓缩清膏10g，直接加入乙醇100mL混合，放置15分钟，取上层液，即得。

B组：每组称取浓缩清膏10g，一边搅拌一边缓慢加入乙醇100mL（过程约5分钟），放置15分钟，取上层液，即得。

④ 酸碱处理工艺

A组：每组量取提取药液100mL，加入20%氢氧化钠水溶液2mL，混匀，置圆底烧瓶中加热回流15分钟，放冷，即得碱处理液。

B组：每组量取提取药液100mL，加入20%盐酸水溶液2mL，混匀，置圆底烧瓶中加热回流15分钟，放冷，即得酸处理液。

⑤ HPLC检测芍药苷含量

a. 色谱条件：以十八烷基键合硅胶为固定相；以乙腈-0.1%三氟乙酸（18∶82）为流动相；检测波长为230nm；流速为1.0mL/min，柱温30℃。

b. 对照品溶液的制备：取芍药苷对照品适量，精密称定，加甲醇制成每1mL含芍药苷0.5mg的溶液，即得。

c. 供试品溶液的制备

a. 芍药提取液供试品：精密吸取芍药提取液1mL，置10mL量瓶中，加50%乙醇稀释至刻度，摇匀，过滤，取续滤液，离心，即得。

b. 浓缩工艺药液供试品：精密称取芍药浓缩液清膏1g，置50mL量瓶中，加50%

乙醇稀释至刻度，摇匀，过滤，取续滤液，离心，即得。

c. 醇沉工艺药液供试品：精密吸取醇沉工艺药液 1mL，置 10mL 量瓶中，加 50% 乙醇稀释至刻度，摇匀，过滤，取续滤液，离心，即得。

e. 酸碱工艺处理药液供试品：精密吸取酸碱处理工艺药液 1mL，置 10mL 量瓶中，加 50% 乙醇稀释至刻度，摇匀，过滤，取续滤液，离心，即得。

d. 测定法：分别精密吸取对照品溶液与供试品溶液各 10μL，注入液相色谱仪，测定，即得。以外标一点法计算各工艺处理前后芍药苷的含量。

（4）结果分析与讨论

① 比较不同浓缩、醇沉、酸碱处理工艺条件下芍药苷的含量变化？

② 试分析影响芍药苷稳定性的因素，推测芍药苷在不同条件下化学变化的过程？

③ 讨论含有芍药苷的中药制剂生产中需要考虑哪些因素？

④ 可将芍药提取液进一步浓缩后在不同温度下干燥，分析芍药苷在干燥过程中的成分情况。

（5）实验小结及指导性建议

① 实验中可提前将药液提取好，减少提取时间，以留足时间让学生自主设计，考察其他因素对芍药苷的影响。

② 试分析芍药苷的结构与理化性质之间的关系，依据结果来分析其在不同工艺过程对其影响，查阅文献推测实验中不同条件下芍药苷变化之后的可能性产物是什么？并考虑如何设计实验来验证？

③ 分析复方工艺提取芍药时需注意哪些？为什么？如十八反中“诸参辛芍叛藜芦”是什么意思？如何考察芍药加藜芦共煎之后的产物？

拓展

a. 用丹参替代芍药，采用相同实验，对原儿茶醛、丹参酚酸 B 等进行含量检测，比较结果，分析原因。

b. 用红花代芍药，采用相同实验，用指纹图谱法比较红花在提取不同时间及浓缩、干燥过程中成分的变化。

实验 4 蒸馏法与溶剂法提取挥发油的效果对比

（1）实验目的

① 掌握荆芥、石菖蒲、当归挥发油的主要成分组成，了解中药挥发油“轻油”和“重油”的区别。

② 掌握中药挥发油常用的提取方法及原理。

（2）仪器与试剂

① 仪器：电热套（3L）、圆底烧瓶（3L）、分析天平、高效液相色谱仪、气相色谱仪、挥发油提取器（重油、轻油）、冷凝管。

② 试剂：藁本内酯对照品、β-细辛醚对照品、胡薄荷酮对照品、乙酸乙酯。

③ 药材：荆芥、石菖蒲、当归药材。

（3）实验内容

① 水蒸气蒸馏法提取荆芥挥发油：称取荆芥 200g，置于 3L 烧瓶中，加入 7 倍量水，连接挥发油提取器（轻油型）及冷凝管，保持微沸 4 小时后停止加热，将提取物静置，分层，取上层挥发油液，即得，测定挥发油中胡薄荷酮含量。

② 水蒸气蒸馏法提取石菖蒲挥发油：称取石菖蒲约 200g，置于 3L 烧瓶中加入 7 倍量水，连接挥发油提取器（重油型）及冷凝管，保持微沸 4 小时后停止加热，将提取物静置，分层，取下层液，即得，测定挥发油中 β-细辛醚含量。

③ 水蒸气蒸馏法提取当归挥发油：称取当归约 200g，置于 3L 烧瓶中加入 7 倍量水，连接挥发油提取器及冷凝管，保持微沸 4 小时后停止加热，将提取物静置，分层，取上层液，即得，测定浓缩液中藁本内酯含量。

④ 水蒸气蒸馏法提取当归挥发油：称取当归约 200g，置于 3L 烧瓶中加入 7 倍量水，连接挥发油提取器（加入乙酸乙酯 5~10mL）及冷凝管，保持微沸 4 小时，停止加热，分取乙酸乙酯层，挥去溶剂，即得，测定浓缩液中藁本内酯含量。

⑤ 乙醇提取挥发油

a. 荆芥或石菖蒲：称取荆芥或石菖蒲约 200g，置于 3L 烧瓶中，加入 7 倍量 95% 乙醇，回流提取 2 小时后停止加热，提取液过滤，旋转蒸发仪减压回收，即得浓缩液，测定浓缩液中的胡薄荷酮、β-细辛醚含量。

b. 当归：称取当归约 200g，置于 3L 烧瓶中，加入 7 倍量 95% 乙醇，回流提取 2 小时后停止加热，提取液过滤，旋转蒸发仪减压回收，即得浓缩液，检测浓缩液中的藁本内酯含量。

（4）结果分析与讨论

① 查阅相关文献，确定三种挥发油的检测条件。

② 观察三种药材挥发油的提取方式、速度、提取量，并分析原因。

③ 水蒸气蒸馏法（加有机溶剂乙酸乙酯）对提取挥发油的影响，此类方法适用于哪类挥发油的提取。

④ 试分析为什么乙醇提取法可以用于当归挥发油的提取？

⑤ 部分同学可用水蒸气蒸馏法提取当归蒸馏液，观察其药液状态，并将当归蒸馏液通过大孔树脂吸附，分析乳浊液吸附过程中的成分状态变化，并用乙醇洗脱大孔树脂，醇洗液测定其中藁本内酯的含量。

（5）实验小结及指导性建议

① 可以改变实验授课方式，不进行讲解，让学生实验前通过预习及查阅文献，搜集实验相关资料，自主进行实验。

② 实验结束后以小组的形式分别汇报实验结果、实验结果分析、实验操作过程中出现的问题，怎样解决？如怎样提高当归、荆芥挥发油的提取效率？实验中是否需要增加考察因素？

拓 展

a. 上述药材用超临界法提取挥发油，用气相色谱法比较提取方法引起挥发油成分组成的差异。

b. 富含挥发油的药材用不同温度贮藏后分别检测挥发油含量，并用气相色谱法比较挥发油成分组成的差异。